阴永辉　著

中医二十四节气

在甲状腺疾病慢病管理中的应用

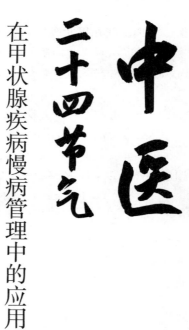
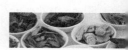
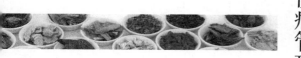

山东大学出版社

SHANDONG UNIVERSITY PRESS

·济南·

图书在版编目（CIP）数据

中医二十四节气在甲状腺疾病慢病管理中的应用/
阴永辉著. —济南：山东大学出版社，2022.8
　　ISBN 978-7-5607-7623-1

　　Ⅰ.①中… Ⅱ.①阴… Ⅲ.①二十四节气－应用－甲
状腺疾病－中医疗法 Ⅳ.①R259.81

　　中国版本图书馆 CIP 数据核字（2022）第 174367 号

策划编辑　徐　翔
责任编辑　李昭辉
封面设计　张　荔

中医二十四节气在甲状腺疾病慢病管理中的应用
ZHONGYI ERSHISIJIEQI ZAI JIAZHUANGXIAN JIBING MANBINGGUANLI ZHONG DE YINGYONG

出版发行　山东大学出版社
社　　址　山东省济南市山大南路 20 号
邮政编码　250100
发行热线　（0531）88363008
经　　销　新华书店
印　　刷　山东和平商务有限公司
规　　格　720 毫米×1000 毫米　1/16
　　　　　17.25 印张　329 千字
版　　次　2022 年 8 月第 1 版
印　　次　2022 年 8 月第 1 次印刷
定　　价　88.00 元

前　言

"春雨惊春清谷天,夏满芒夏暑相连,秋处露秋寒霜降,冬雪雪冬小大寒。"这首歌谣所描述的就是二十四节气。所谓"二十四节气",是指在干支历(太阳历)中表示季节变化的二十四个特定节令,它们指示了自然节律的变化,是中华民族传统文化的重要组成部分。中医整体观念认为,人与自然界是"天人相应""形神合一"的整体,二十四节气与人体健康密切相关。

近年来,随着人们生活方式的改变以及社会上各种精神压力的日渐增加,甲状腺疾病的发病率也越来越高。甲状腺疾病的慢病管理重点在于"养"和"防",这与中医"未病先防,既病防变,瘥后防复"的思想不谋而合。将中医"治未病"思想融入甲状腺疾病的慢病管理中,结合二十四节气,因时、因地、因人制宜,可以最大限度地发挥出中医在疾病管理中的优势。笔者认为,只有了解二十四节气的变化规律、气候特点及其与人体健康的关系,以二十四节气的变化为重点,顺应自然界阴阳消长的规律,调整饮食、运动、起居等,才能真正做到顺应四时、天人合一。顺应二十四节气给予甲状腺疾病患者以合理的饮食、运动、情志调养等慢病管理方案,对甲状腺疾病的"既病防变"具有十分重要的意义。

《中医二十四节气在甲状腺疾病慢病管理中的应用》一书分为上下两篇,上篇为总论,下篇为分论。上篇总论部分从经典的中医古籍和现代科学研究成果出发,引经据典、旁求博考,以通俗易懂的语言、深入浅出的叙述,详细介绍二十四节气、常见的甲状腺疾病、慢病管理这三方面的基本知识,层层递进地阐述三者之间的紧密联系。下篇分论部分从二十四节气出发,针对亚急性甲状腺炎、桥本甲状腺炎、甲状腺功能亢进症、甲状腺功能减退症、甲状腺结节和甲状腺癌术后几种甲状腺疾病患者群体,提出了不同节气的慢病管理方案,包括饮食注意、适宜的茶饮、适宜的药膳、运动疗法、情志调养、足浴药方、中医外治法(如耳穴压豆、经络拍打、穴位按摩、针刺、艾灸)等内容,以期为甲状腺疾病患者提供独具中医特色的慢病管理方案,提升患者的生活质量。

最后,笔者希望在本书有限的篇幅内努力做到医理清晰可循、内容详实丰富,为甲状腺疾病患者乃至全社会传递一种"身体健康无小事,慢病管理需重视"的健康理念,帮助更多的人做到"顺天时,应物候,安身心",做日常生活和人体健康的管理者,从而真正发扬中医智慧,守护万家健康。

阴永辉

2022 年 4 月

目 录

上篇
总论

第一章 二十四节气

第一节 二十四节气的由来

一、二十四节气溯源

二十四节气起源于黄河流域,是我国古代劳动人民智慧的产物,亦是源远流长的灿烂的中华文明所结出的硕果之一。自古以来,我国人民就十分重视人与自然的关系,《易经》中曰:"刚柔交错,天文也;文明以止,人文也。观乎天文,以察时变;观乎人文,以化成天下。"意思是说,通过观察天地的运行规律,从而认识时节的变化。《吕氏春秋》中记载:"天生阴阳、寒暑、燥湿、四时之化、万物之变,莫不为利,莫不为害。圣人察阴阳之宜,辨万物之利以便生,故精神安乎形,而年寿得长焉。"意思是说,遵循自然规律,趋利避害,方可延年益寿。可见,我国古人很早便有"顺应四时变化"的意识。

中华文明是建立在农耕文明基础上的,要想进行高效的农业生产,观察天象是必不可少的环节。勤劳勇敢的古代劳动人民在从事农业生产的过程中,根据自然现象的季节变化划分时间,确定农时。二十四节气的诞生既是他们经验的积累,也是他们智慧的结晶。一般认为,《尚书·尧典》中记载的仲春、仲夏、仲秋、仲冬指的就是春分、夏至、秋分、冬至。2000多年前的《鹖冠子·环流》中云:"斗柄东指,天下皆春;斗柄南指,天下皆夏;斗柄西指,天下皆秋;斗柄北指,天下皆冬。"可见我国古代很早便有了对这四个节气的记载。战国后期的《吕氏春秋》中已经有了对立春、春分、立夏、夏至、立秋、秋分、立冬、冬至这八个节气的划分。系统、完整的二十四个节气名称的出现则要追溯到西汉的《淮南子·天文训》,其中记载:"日行一度,十五日为一节,以生二十四时之变。斗指子,则冬至······加十五日指癸,则小寒······"里面不仅完整阐述了二十四节气,还确定十五日为一节,以北斗星定节气,这是迄今为止发现的我国历史上对于二十四节气最早的记载。

二、二十四节气的继承与发展

汉武帝太初元年,即公元前 104 年,由邓平等制定的《太初历》明确了二十四节气的天文位置,并将其正式订于历法。经过后世不断的传承发展,二十四节气被列入农历中,成为农历的一个重要组成部分,形成了阴阳合历。2006 年 5 月 20 日,"二十四节气"作为民俗项目,经国务院批准列入第一批国家级非物质文化遗产名录。2016 年 11 月 30 日,我国的"二十四节气"被正式列入联合国教科文组织人类非物质文化遗产代表作名录。时至今日,"春雨惊春清谷天,夏满芒夏暑相连。秋处露秋寒霜降,冬雪雪冬小大寒"已成为中国人朗朗上口、妇孺皆知的歌诀。二十四节气不仅是农业生产的"风向标",更是我们灿烂悠久的中华文化的代表。

第二节 二十四节气及物候简释

一、二十四节气与七十二候

二十四节气是指干支历(太阳历)中表示季节变迁的二十四个特定节令,代表了自然节律的变化。"节"指的是一年中的一个节段,"气"则指的是气候,二十四节气是根据"黄经度数法"确立的,即通过太阳在回归黄道上的位置变化而制定的。黄道为三百六十度,划分为二十四等份,太阳在黄道上每运行十五度为一个节气,始于立春,终于大寒,周而复始,每个季节包含六个节气。二十四节气是一个纯正的太阳历,也可以说是一个纯阳历,是一部形象的物候历法。

二十四节气是通过观察太阳周年运动,认知一年中时令、气候、物候等方面的变化规律而形成的知识体系。二十四节气分别是立春、雨水、惊蛰、春分、清明、谷雨、立夏、小满、芒种、夏至、小暑、大暑、立秋、处暑、白露、秋分、寒露、霜降、立冬、小雪、大雪、冬至、小寒、大寒,是以太阳的运行周期性变化为依据来设定的。人们共选取了十三个不同的太阳直射纬度上的二十四个时间点,以阴阳气候与物候的变化特点为依据而命名了节气。其中,立春、立冬同一太阳直射纬度,雨水、霜降同一太阳直射纬度,惊蛰、寒露同一太阳直射纬度,春分、秋分同一太阳直射纬度,清明、白露同一太阳直射纬度,谷雨、处暑同一太阳直射纬度,立夏、立秋同一太阳直射纬度,小满、大暑同一太阳直射纬度,芒种、小暑同一太阳直射纬度,小雪、大寒同一太阳直射纬度,大雪、小寒同一太阳直射纬度,夏至太阳直射点到达最北,冬至太阳直射点到达最南。每个节气又分为三候,五日为一单位,共七十二候。

七十二候是我国古代用来指导农事活动的历法补充。它是根据黄河流域的地理、气候和自然界的一些景象编制而成的,《逸周书·时训解》以五日为一候,三候为一节气,全年分为二十四节气、七十二候。每候都有与其相对应的物候现象,其中植物候应有植物的幼芽萌动、开花、结实等,动物候应有动物的始振、始鸣、交配、迁徙等,非生物候应有始冻、解冻、雷始发声等。七十二候"候应"的依次变化,反映了一年中物候和气候变化的一般情况。七十二候的"候应"大致分为两类:一类是生物候,其中有动物的,如鸿雁来、寒蝉鸣、蚯蚓出等,也有植物的,如桃始华、萍始生、禾乃登等;另一类是非生物候,属于自然现象,如水始冰、雷乃发声、土润溽暑等,内容非常广泛。下面便对每个节气的特点及其相应的物候进行简单的介绍。

二、节气与物候简介

立春,每年公历2月3～5日交节,为二十四节气之首,《群芳谱》中记载:"立,始建也。春气始而建立也。""立"为开始的意思,意为春木之气始至,冬去春来,春回大地,万物复苏,一派欣欣向荣之象。立春分为三候:一候东风解冻,二候蛰虫始振,三候鱼陟负冰,此时节东风送暖,冰雪消融,蛰虫苏醒,鱼儿于冰下竞相浮游。

雨水,每年公历2月18～20日交节,是反映降水现象的节气,《月令七十二候集解》中记载:"正月中,天一生水。春始属木,然生木者必水也,故立春后继之雨水。且东风既解冻,则散而为雨矣。"此时气温回升,冰雪融化,空气湿润,雨水增多。雨水一候獭祭鱼,二候鸿雁来,三候草木萌动,该时节冰面融化,水獭捕鱼,大雁北飞,草木萌芽。

惊蛰,每年公历3月5～7日交节,标志着仲春时节的开始,《月令七十二候集解》中记载:"二月节……万物出乎震,震为雷,故曰惊蛰,是蛰虫惊而出走矣。"此时春雷初鸣,蛰虫惊走,我国部分地区已进入春耕时节。惊蛰一候桃始华,二候仓庚鸣,三候鹰化为鸠,此时节桃花始开,黄鹂鸣春,雄鹰潜藏繁育,斑鸠开始鸣叫求偶。

春分,每年公历3月20～22日交节,其在《礼记》中被称为"日夜分",汉代董仲舒的《春秋繁露·阴阳出入上下》中记载:"至于中春之月,阳在正东,阴在正西,谓之春分。春分者,阴阳相半也,故昼夜均而寒暑平。"春分这一日是昼夜等分的。春分一候玄鸟至,二候雷乃发声,三候始电,此时节燕子到来,筑巢哺育,云层活跃,电闪雷鸣。

清明,每年公历4月4～6日交节,清明兼具自然人文双重属性,不仅仅是节气,也是传统祭祖节日。西汉时期的《淮南子·天文训》中言:"春分后十五日,斗指乙,则清明风至。"《月令七十二候集解》中言:"三月节,……物至此时,皆以洁齐而清明矣。"此时天气明朗,气清景明,草木萌动。清明一候桐始华,二候田鼠化鴽,三候虹始现,此时节白桐花开,田鼠回洞,雨后彩虹显现。

谷雨,每年公历 4 月 19~21 日交节,为春季的最后一个节气,有"雨生百谷"之意。《通纬·孝经援神契》中记载:"清明后十五日,斗指辰,为谷雨,三月中,言雨生百谷清净明洁也。"谷雨前后,天气温和,利于谷物生长。谷雨一候萍始生,二候鸣鸠拂其羽,三候为戴任降于桑,该时节雨水丰沛,浮萍始生,鸠鸟鸣叫,提醒人们播种,可见戴胜鸟落到桑树枝头。

立夏,每年公历 5 月 5~7 日交节,为夏季的第一个节气,标志着夏季开始,万物繁茂。《月令七十二候集解》中记载:"立,建始也,夏,假也,物至此时皆假大也。"此时农作物进入快速生长的阶段。立夏一候蝼蝈鸣,二候蚯蚓出,三候王瓜生,此时节阳气旺盛,蝼蝈鸣叫,蚯蚓出洞,王瓜快速攀爬生长。

小满,每年公历 5 月 20~22 日交节,天气渐热,雨水渐多,《月令七十二候集解》中记载:"四月中,小满者,物致于此小得盈满。"此时麦子等夏熟作物籽粒已开始饱满,但尚未成熟,故称作小满。小满一候苦菜秀,二候靡草死,三候麦秋至,此时节苦菜繁茂,喜阴的植物耐受不了阳气而枯萎至死,麦子到了成熟的时期。

芒种,每年公历 6 月 5~7 日交节,是反映农业物候现象的节气,为播种最繁忙的时节。《月令七十二候集解》中记载:"五月节,谓有芒之种谷可稼种矣。"此时大麦、小麦等有芒作物的种子已经成熟,晚谷、黍、稷等夏播作物正是播种最忙的时候。芒种一候螳螂生,二候鹏始鸣,三候反舌无声,此时节螳螂破壳而出,伯劳鸟感阴而鸣,学各种鸟鸣的反舌鸟感应到阴气,不再作声。

夏至,每年公历 6 月 21~22 日交节,这一天太阳直射北回归线,夏至过后,太阳直射点开始向南移动。《恪遵宪度》(抄本)中记载:"日北至,日长之至,日影短至,故曰夏至。至者,极也。"夏至日是一年之中白昼最长、夜晚最短的一天。夏至一候鹿角解,二候蜩始鸣,三候半夏生,鹿角属阳,阳气盛极而衰,故鹿角开始脱落,雄蝉感受到阴气,鼓翼而鸣,名为"半夏"的草药在夏日之半开始生长。

小暑,每年公历 7 月 6~8 日交节,暑为温热之气,但此时尚未达到最热,故称小暑。《月令七十二候集解》中记载:"暑,热也,就热之中分为大小,月初为小,月中为大,今则热气犹小也。"小暑一候温风至,二候蟋蟀居宇,三候鹰始鸷,该时节温热之风来袭,蟋蟀离开田野,移入庭院避暑,雄鹰开始练习飞行猎食技术,搏击长空。

大暑,每年公历 7 月 22~24 日交节,大暑的炎热程度比小暑更甚,乃一年中最热的节气。《通纬·孝经援神契》中记载："小暑后十五日斗指未为大暑，六月中。小大者，就极热之中，分为大小，初后为小，望后为大也。"大暑一候腐草为萤，二候土润溽暑，三候大雨时行，该时节枯草中的萤火虫卵孵化而出，土壤潮润，暑气蒸腾，常有大雨滂沱。

立秋，每年公历 8 月 7～9 日交节，标志着秋季的开始，炎夏即将离去。《月令七十二候集解》中记载："秋，揪也，物于此而揪敛也。"《四民月令》中记载："朝立秋，冷飕飕；夜立秋，热到头。"立秋一候凉风至，二候白露降，三候寒蝉鸣，该时节凉风习习，温差渐大，水汽凝为露珠，蝉感寒而鸣。

处暑，每年公历 8 月 22～24 日交节，有暑气离开之意，代表着气温由炎热向寒冷过渡。《月令七十二候集解》中记载："处，去也，暑气至此而止矣。"处暑一候鹰乃祭鸟，二候天地始肃，三候禾乃登，该时节雄鹰开始大量捕杀鸟类，天地肃杀之气渐起，万物开始凋零，谷类农作物已经成熟。

白露，每年公历 9 月 7～9 日交节，天气渐凉，昼夜温差大，水汽凝为白色露珠。《月令七十二候集解》中记载："水土湿气凝而为露，秋属金，金色白，白者露之色，而气始寒也。"白露一候鸿雁来，二候玄鸟归，三候群鸟养羞，该时节鸿雁南飞，以避寒冬，燕子北归，群鸟开始储藏食物，为寒冬来临做准备。

秋分，每年公历 9 月 22～24 日交节，这一天太阳直射赤道，昼夜平分，亦有平分秋季之意。《春秋繁露·阴阳出入上下篇》中记载："秋分者，阴阳相伴也，故昼夜均而寒暑平。"秋分一候雷始收声，二候蛰虫坯户，三候水始涸，该时节不再打雷，小虫藏于穴中并用细土封洞以抵御寒气，降雨减少，江河湖泊渐趋干涸。

寒露，每年公历 10 月 8～9 日交节，天气由凉爽向寒冷过渡，"露水先白而后寒"，秋凉成白露，秋冷成寒露。《月令七十二候集解》中记载："九月节，露气寒冷，将凝结也。"寒露一候鸿雁来宾，二候雀入大水为蛤，三候菊有黄华，该时节鸿雁排队南迁，天寒不见鸟雀，蛤类大量繁殖，黄色的菊花普遍盛开。

霜降，每年公历 10 月 23～24 日交节，为秋季的最后一个节气，《月令七十二候集解》中记载："九月中，气肃而凝，露结为霜矣。"《二十四节气解》中记载："气肃而霜降，阴始凝也。"此时空气中的水蒸气凝而为霜。霜降一候豺乃祭兽，二候草木黄落，三候蛰虫咸俯，此时节豺大量捕捉猎物，陈列似祭天，花草树木枯黄凋落，蛰虫垂头，静静地进入冬眠状态。

立冬，每年公历 11 月 7～8 日交节，冬季的第一个节气，标志着冬季的开始。《月令七十二候集解》中记载："冬，终也，万物收藏也。""立，建始也。"此时万物进入收藏状态。立冬一候水始冰，二候地始冻，三候雉入大水为蜃，该时节水面开始结冰，地面也开始冻结变硬，野鸡类的大鸟不见了，外观花纹与野鸡相似的蜃类会大量繁殖。

　　小雪，每年公历 11 月 22～23 日交节，此时气温下降，天气转寒，开始降雪，雪势不大，故称小雪。《孝经纬》云："(立冬)后十五日，斗指亥，为小雪。天地积阴，温则为雨，寒则为雪。时言小者，寒未深而雪未大也。"小雪一候虹藏不见，二候天气上升地气下降，三候闭塞而成冬，此时节彩虹隐匿不见，阳气上升，阴气下降，天地闭塞不通，进入寒冬。

　　大雪，每年公历 12 月 6～8 日交节，降雪概率和降雪量都比小雪更大。《月令七十二候集解》中记载："大雪，十一月节，至此而雪盛也。"大雪一候鹖鴠不鸣，二候虎始交，三候荔挺出，该时节寒号鸟感受到冬季的寒冷而不再鸣叫，阴气盛极而衰，阳气萌动，老虎开始求偶，荔草亦感受到阳气，在雪地中生长挺出。

　　冬至，每年公历 12 月 21～23 日交节，是北半球全年中白昼最短、夜晚最长的一天。《汉书》中记载："冬至阳气起，君道长，故贺。"冬至过后，白昼慢慢变长。冬至一候蚯蚓结，二候麋角解，三候水泉动，该时节蚯蚓蜷缩结团过冬，麋为阴兽，感受到阴气渐退而解角，阳气渐生，泉水开始流动。

　　小寒，每年公历 1 月 5～7 日交节，万物开始感受到冬季的严寒，但还没有达到极点。《月令七十二候集解》中记载："十二月节，月初寒尚小，故云，月半则大矣。"小寒一候雁北乡，二候鹊始巢，三候雉始鸲，该时节大雁北归，飞回故乡，喜鹊开始筑巢，雉感应到阳气生长而鸣叫。

　　大寒，每年公历 1 月 20～21 日交节，是冬季最后一个节气，为一年中最寒冷的时候。《授时通考·天时》引《三礼义宗》云："大寒为中者，上形于小寒，故谓之大……寒气之逆极，故谓大寒。"大寒一候鸡始乳，二候鸷鸟厉疾，三候水泽腹坚，该时节母鸡开始孵育小鸡，鹰隼盘旋天际并捕杀猎物，水域结成坚冰。

第三节　二十四节气与人体生理病理

一、天人合一

　　老子在《道德经》中写道："人法地，地法天，天法道，道法自然。"庄子的《齐物论》中记载："天地与我并生，而万物与我为一。"可见，古人很早便普遍意识到人与自然息息相关。我国传统医学亦认为人是一个有机的整体，人与自然相统一。二十四节气是认知一年中时令、气候、物候等各方面变化规律的知识体系，与人体的生理病理有着密不可分的关系。

　　《黄帝内经》采纳了这种节律分法，有"五日谓之候，三候谓之气，六气谓之时，四时谓之岁"的描述，指出三候为十五天，即为一个节气，并用很多篇章论述了人的生理病理随四时节气而有所改变。《素问·宝命全形论》中言："天覆地载，万物悉备，莫贵于人，人以天地之气生，四时之法成。"其中揭示了人的生命活动规律要受到自然界影响。《素问·四气调神大论》云："生因春，长因夏，收因秋，藏因冬，失常则天地四塞。阴阳之变，其在人者，亦数之可数。"意思是说，人受自然节气变化规律的影响，人体的生长收藏与四季息息相关。《素问·生气通天论》中记载："天地之间，六合之内，其气九州、九窍、五脏、十二节，皆通乎天气。其生五，其气三，数犯此者，则邪气伤人，此寿命之本也。"这里明确指出人体的官窍、五脏、十二节都与天气贯通，若违背阴阳五行变化规律，则容易被邪气所侵犯。

二、二十四节气与五脏、经脉、气血相应

《素问·六节藏象论》中云："心者，生之本，神之变也，其华在面，其充在血脉，为阳中之太阳，通于夏气。肺者，气之本，魄之处也，其华在毛，其充在皮，为阳中之太阴，通于秋气。肾者，主蛰，封藏之本，精之处也，其华在发，其充在骨，为阴中之少阴，通于冬气。肝者，罢极之本，魂之居也，其华在爪，其充在筋，以生血气，其味酸，其色苍，此为阳中之少阳，通于春气。"人的五脏与四时相对应，每个季节都有其相对应的脏器。心主血脉，主神志，五行属火，属阳，有主宰生命活动的作用，与属阳的夏季相通；肺主气，司呼吸，为五脏之华盖，上通鼻窍，外合皮毛，与秋季相应，此时燥气当令，极易耗伤肺之津液；肾藏精，主生殖，为封藏之本，属于阴中之少阴，与冬气相应；肝主疏泄，具有喜条达升发的特性，四季中春季属木，风和日暖，万物开始萌动生长，故肝旺于春，为春季主时之脏。

《素问·六节脏象论》云："春胜长夏，长夏胜冬，冬胜夏，夏胜秋，秋胜春，所谓得五行时之胜，各以气命其脏。"五脏之气随着四时阴阳的变化而有盛有衰，盛于当令之时。而关于脏气之衰，《灵枢·本神》篇进行了说明："心死于冬，肝死于秋，脾死于春，肺死于夏，肾死于长夏。"可见五脏之精气分别在五行所不胜的季节最为虚衰。

不仅仅是脏腑，人的经脉气血也与四时相应，十二经脉的气血随季节变化而变化，正如《灵枢·五乱》云："经脉十二者，以应十二月。十二月者分为四时，四时者，春夏秋冬，其气各异……"春夏秋冬季节轮转影响了气所在的浅深，春气在经脉，夏气在孙络，长夏气在肌肉中，秋气在皮肤，冬气在骨髓。《素问·八正神明论》明确指出："天温日明，则人血库液而卫气浮，故血易玛，气易行；天寒日阴，则人血凝泣而卫气沉。"说明人体气血在不同的气候变化条件下，其分布部位、分布状态及运行状况会有明显的差异，与自然界呈现出同步性的变化。

《素问·四时刺逆从论》云："春者，天气始开，地气始泄，冻解冰释，水行经

通,故人气在脉。夏者,经满气溢,入孙络受血,皮肤充实。长夏者,经络皆盛,内溢肌中。秋者,天气始收,腠理闭塞,皮肤引急。冬者盖藏,血气在中,内着骨髓,通于五藏。是故邪气者,常随四时之气血而入客也。"可见经气运行随季节而发生改变,春夏秋冬,由浅入深。春季天地阳气开始启动,水道通行,所以人气集中在经脉;夏季气血充盛,溢入孙络而充皮肤;长夏经络气血皆盛,所以能充分灌溉肌肉;秋季天气始收,腠理随之闭塞,故人气在皮肤;冬气闭藏,内通于五脏,故人气聚集在骨髓中。

《素问·脉要精微论》有云:"四时之动,脉与之上下,……是故冬至四十五日,阳气微上,阴气微下;夏至四十五日,阴气微上,阳气微下。"人的脉象随四时变化而升降沉浮,不同节气其脉象呈现不同的特点,从脉象的季节性变化可以揭示,许多人体生理活动都与节气息息相关。

三、二十四节气与疾病的发生及转归

不仅人体的生理现象随四时节气而改变,人体的病理现象也与四时节气密不可分。不同的季节时令,人们容易感受的邪气类型与发病特点各有不同。《素问·阴阳应象大论》中有"冬伤于寒,春必温病;春伤于风,夏生飧泄;夏伤于暑,秋必痎疟;秋伤于湿,冬生咳嗽"的说法,说明不同季节的主气不同会影响人体,与某些疾病的发生有着内在的联系。

中医认为,若违背四时节气变化就很容易感受六淫外邪,继而发生一系列疾病,正如《素问·四气调神大论》中曰:"夫阴阳四时者,万物之终始也,死生之本也。逆之则灾害生,从之则苛疾不起。"意思是说,违背四时规律则生灾害。张仲景在《金匮要略》中便以雨水为例,提出了"未至而至,至而不至,至而不去,至而太过"这四种与时令不符的反常气候,认为四时节气的变化要有一定的规律性,四时节气太过或不及都会对机体产生相应的影响,从而导致疾病的产生。

《素问·藏气法时论》系统总结了五脏疾病的四季发展规律:"病在肝,愈于夏,夏不愈,甚于秋,秋不死,持于冬,起于春……病在心,愈在长夏,长夏不愈,甚于冬,冬不死,持于春,起于夏……病在脾,愈在秋,秋不愈,甚于春,春不死,持于夏,起于长夏……病在肺,愈于冬。冬不愈,甚于夏,夏不死,持于长夏,起于秋……病在肾,愈在春,春不愈,甚于长夏,长夏不死,持于秋,起于冬。"这是依据五行生克规律总结而来的,明确指出了疾病发展转归与节气之间的关系。

唐代的瞿昙悉达在《开元占经》中尤为详细地记录了古代二十四节气异常时的常见病,如"立春,当至不至,兵起,麦不行,疟病行;未当至而至,多病燥疾。雨水,当至不至,旱,麦不熟,多病心痛;未当至而至,多病蕨"等,这说明古人根据各种异常的节气导致相应的疾病,总结出了疾病发生的节气性规律。

不仅在古书医籍中有四时节气影响发病的记载,现代很多研究亦表明,诸多疾病与节气密切相关。卜军飞等对 361 例缺血性脑卒中死亡患者的性别、生存时长、死亡时辰及节气进行了回顾性分析,发现相对死亡高峰节气在冬至,冬季是脑卒中死亡率较高的季节。[1] 张炬基于中医天人相应理论,通过对在校大学生六节气下过敏免疫应答指标、外周血 SLFN12 基因 mRNA 及蛋白水平的检测,发现人体过敏免疫应答状态具有季节节律性,多表现为清明、寒露节气高表达,即春、秋季节过敏免疫应答亢进,SLFN12 基因水平与过敏性鼻炎的发病相关,且具有季节变化性特点,多表现为寒露节气高表达,即过敏性鼻炎的发病与秋季密切相关,从基因层面验证了疾病与节气的相关性。[2] 陶源等调查分析了北京市昌平区中医院的电子胃镜检查报告(共计 9659 份),诊断为消化性溃疡的患者有 1070 例,结果显示消化性溃疡患者例数以立冬最多,共 67 例,占 6.26%;其次为小雪 64 例(5.98%),小寒 62 例(5.79%),寒露 59 例(5.51%),春分 53 例(4.95%),大雪 52 例(4.86%),冬至 52 例(4.86%);秋分检出率最少,为 26 例,占 2.43%。消化性溃疡的内镜检出率从春分至小满渐降,再至大暑缓慢增长,秋分降至最低,再明显增长直至立冬,持续到小寒,再逐渐下降直至立春。[3] 诸多现代医学研究结果皆可证实疾病的发生发展与节气有着密切关联,更加印证了中医先贤们的医学思想的正确性与合理性。

第四节 二十四节气养生

中医养生是根据生命发展的规律,以中医学理论为指导,遵循阴阳五行生化收藏的变化规律,运用调神、导引、四时调摄、食养、药养等方法,以颐养生命、增强体质、预防疾病、延年益寿为目的的中国传统保健方法。中医养生学源远流长,中医历来崇尚"不治已病治未病",早在《黄帝内经》时期就已经提出"上工治未病",《格致余论》中亦提出:"与其求疗于有病之后,不若摄养于无疾之先;盖疾成而后药者,徒劳而已。是故已病而不治,所以为医家之怯;未病而先治,所以明摄生之理。"随着后代医家不断丰富和发展中医"治未病"理念,现在形成了较为

① 参见卜军飞,程红亮.基于真实世界的缺血性中风病死亡患者死亡时间分析[J].中医药临床杂志,2021,33(10):1961-1964.

② 参见张炬.节气变化对大学生过敏性鼻炎患者过敏免疫应答及外周血 SLFN12 基因相关水平影响的研究[D].天津中医药大学硕士学位论文,2021.

③ 参见陶源,王博,刘果,等.消化性溃疡内镜检出率与节气关系[J].北京中医药,2020,39(6):606-610.

完整的思想体系,其内涵主要包含三个方面:未病先防、既病防变、瘥后防复。

顺时养生是中医养生"治未病"理论的重要组成部分,《素问·四气调神大论》中云:"夫四时阴阳者,万物之根本也,所以圣人春夏养阳,秋冬养阴,以从其根,故与万物沉浮于生长之门。"其中便蕴含着"顺时养生"的智慧。《素问·上古天真论》中云:"其知道者,法于阴阳,和于术数……故能形与神俱,而尽终其天年,度百岁乃去。"关于"法于阴阳"之含义,《内经》之注家皆有论述,如吴昆认为:"法,则也,阴阳,四时昼夜也。"张志聪认为:"法,取法也,阴阳,天地四时五行六气也。"四时阴阳变化规律是宇宙万物变化规律的一部分,因此顺时养生是"法于阴阳"的体现。

《春秋繁露·循天之道第七十七》中云:"是故春袭葛,夏居密阴,秋避杀风,冬避重漯,就其和也;衣欲常漂,食欲常饥,体欲常劳,而无长佚居多也……四时不同气,气各有所宜,宜之所在,其物代美,视代美而代养之,同时美者杂食之,是皆其所宜也。故荠以冬美,而荼以夏成,此可以见冬夏之所宜服矣。"意思是说,在起居方面,春季穿葛织衣物,夏季居住在阴凉的地方,秋季注意避开肃杀冷风,冬季避开潮湿的环境;饮食方面,食用当令之物才能"有所宜"。

《素问·四气调神大论》中更是对一年四季的养生法则有过详细描述:"春三月,此谓发陈。天地俱生,万物以荣,夜卧早起,广步于庭,被发缓形,以使志生;生而勿杀,予而勿夺,赏而勿罚,此春气之应,养生之道也。逆之则伤肝,夏为寒变,奉长者少。夏三月,此谓蕃秀。天地气交,万物华实,夜卧早起,无厌于日,使志无怒,使华英成秀,使气得泄,若所爱在外,此夏气之应,养长之道也。逆之则伤心,秋为痎疟,奉收者少,冬至重病。秋三月,此谓容平。天气以急,地气以明,早卧早起,与鸡俱兴,使志安宁,以缓秋刑,收敛神气,使秋气平,无外其志,使肺气清,此秋气之应,养收之道也。逆之则伤肺,冬为飧泄,奉藏者少。冬三月,此谓闭藏。水冰地坼,无扰乎阳,早卧晚起,必待日光,使志若伏若匿,若有私意,若已有得,去寒就温,无泄皮肤,使气亟夺,此冬气之应,养藏之道也。逆之则伤肾,春为痿厥,奉生者少。"这段话中明确提出了人们在春夏秋冬四季应该遵循自然规律进行相应的起居锻炼及精神调养,给出了具体的养生方案,并警示人们违背自然节气规律容易导致身体患病。

孙思邈在《千金要方·食治·序论第一》中曰:"春七十二日省酸增甘以养脾气,夏七十二日省苦增辛以养肺气,秋七十二日省辛增酸以养肝气,冬七十二日省咸增苦以养心气,季月各十八日省甘增咸以养肾气。"从而明确提出了春季宜多食甘味滋养脾气,夏季宜多食辛味养护肺气,秋季宜多食酸味以顾护肝气,冬季宜多食苦味以资心气,从饮食角度概括了"顺时养生"的法则。

《礼记·月令》中,则是按照一年十二个月的顺序对起居饮食及作息原则进行了更具体的规定,如"孟春之月,日在营室,昏参中,旦尾中。其日甲乙……其味酸,其臭膻。其祀户,祭先脾。东风解冻,蛰虫始振,鱼上冰,獭祭鱼,鸿雁来。天子居青阳左个。乘鸾路,驾仓龙,载青旗,衣青衣,服仓玉,食麦与羊,其器疏以达。是月也,以立春……天气下降,地气上腾,天地和同,草木萌动。王命布农事,命田舍东郊,皆修封疆,审端经术。善相丘陵阪险原隰土地所宜,五谷所殖,以教道民,必躬亲之。田事既饬,先定准直,农乃不惑"。

二十四节气是对自然界气象、物候变化的概括,人与自然界是统一的整体,人类的生理现象、疾病的发生发展与二十四节气同样紧密相连。二十四节气养生就是从这一原理出发,根据不同节气阐释养生观点,通过精神、饮食、运动调养等达到延年益寿的目的。二十四节气养生是"顺时养生"更为具体化的概括,比季节养生更加详细,在四时养生的基础上将每一个节气作为养生节点,给予调养方案,具有更大的优势。

第五节　二十四节气与甲状腺疾病

甲状腺是人体最重要的内分泌器官之一。目前,甲状腺疾病的患病率呈明显上升趋势,甲状腺疾病正日益成为医疗学术界的研究热点。张明泉等对不同节气健康人群及大鼠进行甲状腺激素检测后发现,健康志愿者在 8 个节气点的 T_3、T_4 含量存在明显波动,表现为冬春高、夏秋低;大鼠在冬夏 2 个不同节气点的血清 T_3、T_4 含量有显著差异。[1] 袁瑞等通过大数据筛选了深圳市中医院 47502 例患者的促甲状腺激素(TSH)检验结果,进行统计学分析发现 TSH 均值最高出现在 4 月,最低出现在 9 月,TSH 值呈现季节性变化趋势,依春季、冬季、夏季、秋季的顺序降低。[2] 陆兴红等采集了新生儿足跟血,发现冬季以及夏季的新生儿足跟血 TSH 的 97% 分位值显著高于秋季新生儿足跟血 TSH 的 97% 分位值,而春季新生儿足跟血 TSH 的 97% 分位值较低,有明显的季节差异性。[3]

甲状腺疾病属于中医学"瘿病"范畴,宋代陈无择的《三因极一病证方论·瘿瘤证治》将瘿病分为五类:"坚硬而不可移者曰石瘿,肉色不变者曰肉瘿,筋脉露

① 参见张明泉,郭霞珍.季节变化对甲状腺激素 T_3、T_4 的影响及其机制探讨[J].北京中医药大学学报,2010,33(7):461-463.

② 参见袁瑞,楚淑芳,余文辉,等.基于大数据建立第三代促甲状腺激素生物参考区间及其与年龄和气候的相关性[J].中华临床医师杂志(电子版),2021,15(7):491-496.

③ 参见陆兴红,何睦.季节因素对新生儿疾病筛查 TSH 结果的影响分析[J].世界最新医学信息文摘,2019,19(97):25-26.

结者曰筋瘿,赤脉交络者曰血瘿,随喜怒而消长者曰气瘿。"而瘿病的一个重要病因便为情志内伤,肝失条达,气机郁滞,《太平圣慧方·治瘿病诸方》中曰:"瘤初结者,由人忧恚气逆,蕴蓄所成也。"忿郁恼怒或忧愁思虑日久,使肝脾之气失于舒畅,气机阻塞,则津液转输不得如常,易于凝滞为痰,气滞痰凝,停涩颈前,形成瘿病。那么,疏肝理气便成为瘿病的一个重要治法,而肝旺于春,顺时养生、调养肝气对于瘿病的防治大有裨益。

无论从西医还是中医的角度都不难发现,甲状腺疾病与四时节气有着密切的联系,顺应二十四节气给予甲状腺疾病患者合理的饮食、运动、情志调养等慢病管理方案,对甲状腺疾病的"已病防变"有十分重要的意义,是中医"治未病"思想的体现。

第二章　甲状腺疾病

纵览古代医家典籍,其中早有对甲状腺疾病的认识,如《说文解字》注曰:"瘿,颈瘤也,从病婴音。""瘤,肿也。从疒,留声。"刘熙《释名》道:"瘿,婴也。谓瘿之病状,有如贝壳编成之圈,佩于颈也。"意思是说颈部有瘀血、痰饮、浊气等病理性产物留结导致颈部肿大,通常为良性赘生物。

《小品方》中首次使用"瘿病"的概念,并对其进行了定义:"瘿病者,始作与瘿核相似。其瘿病喜当颈下,当中央不偏两边也,乃不急然,则是瘿也。"后《诸病源候论·瘿候》对瘿病又有了进一步论述:"初作与瘿核相似,而当颈下,皮宽不急","瘿同婴,婴之义为绕,因其在颈绕喉而生,状如缨侪或缨核而得名。"后世医家多沿用"瘿病"这一病名。

《诸病源候论》还将瘿病区分为血瘿、肉瘿及气瘿三种,这是对瘿病的最早分类。宋代医家陈无择按照瘿病脏腑局部症候的不同特点,将其分为石瘿、肉瘿、气瘿、筋瘿、血瘿五种。明清医家以五瘿分类为基石,提出了相应的处方。

第一节　亚急性甲状腺炎

亚急性甲状腺炎(以下简称"亚甲炎")是由甲状腺病毒感染引起的一种自限性疾病。该病以短暂疼痛的破坏性甲状腺组织损伤伴全身炎症反应为特征,常在病毒感染后1～3周发病,起初患者感觉肌肉疼痛、疲劳、倦怠、咽痛等,体温有不同程度的升高,症状类似于上呼吸道感染,可伴有颈部淋巴结肿大,所以经常会误诊、漏诊;后逐渐伴有甲状腺区疼痛,甲状腺弥漫或不对称轻、中度增大。研究表明,亚甲炎发病具有季节性,春秋季节多见。

一、西医病因及发病机制

亚甲炎的病因及发病机制复杂,尚未有明确定论,目前学术界普遍认为与病毒感染、自身免疫、遗传因素等有关。

（一）病毒感染

亚甲炎患者在发病前常有上呼吸道感染病史,且发病具有季节性,这就提示病毒感染是亚甲炎发病的关键诱因。早在 20 世纪 70 年代,就有研究者提出了病毒感染理论。目前的研究表明,柯萨奇病毒、腮腺炎病毒、流感病毒、乙肝病毒等均与亚甲炎有关。[①] 虽然有许多证据指向亚甲炎和病毒的关系,但仍缺乏理论依据,仍需进一步研究。

（二）自身免疫

目前,自身免疫因素与亚甲炎的发病机制相关已经得到国内外医学界的认可。研究表明,亚甲炎患者在发病过程中,血清中甲状腺过氧化物酶抗体、甲状腺球蛋白抗体的水平明显升高[②],且甲状腺组织中淋巴细胞数量增加,存在自身免疫反应。

（三）遗传因素

亚甲炎的发病有遗传易感性。研究表明,通过对国内外家族性亚甲炎患者的基因检测,发现存在 HLA-B35 基因抗体,并且存在相关基因的显著高表达,提示亚甲炎的发病与遗传因素具有一定的相关性。[③]

二、西医治疗

对于轻至中度亚甲炎患者,以缓解症状为主要治疗原则,可对症应用非甾体抗炎药,如阿司匹林、吲哚美辛、洛索洛芬钠、布洛芬等药物,来达到解热、镇痛、减轻炎症的作用,但不建议长期服用。

对于重度亚甲炎患者,甲状腺肿痛明显,全身炎症反应严重,并伴有高热不退,可根据病情给予相应剂量的糖皮质激素,以快速缓解症状,如醋酸泼尼松片,初始剂量为每天 20～40 mg,一般维持 1～2 周。在治疗过程中,根据患者的症状、体征及血沉等缓慢减少激素用量,服药总疗程至少要持续 6～8 周。

三、中医病因病机

关于亚甲炎的病名,中国古代并没有进行明确定义和系统阐述,但根据其颈

---

① 参见李品,臧凝子,李小娟,等.亚急性甲状腺炎中西医研究进展[J].辽宁中医药大学学报,2020,22(5):126-129.

② JUNG J H, LEE C H, SON S H, et al. High prevalence of thyroid disease and role of salivary gland scintigraphy in patients with xerostomia[J].Nuclear Medicine and Molecular Imaging,2017,51(2):169-177.

③ 参见张会娟,李道明,高冬玲,等.Graves 病异常表达 HLA-DR 抗原的甲状腺上皮细胞与血清 TSAb 的关系[J].中华内分泌代谢杂志,2005,21(6):546-547.

前肿痛及发热的临床表现,现代中医将其归于"瘿痛""瘿毒""痛瘿"等范畴。

《外科真诠》云"瘿瘤多外因六邪,营卫气血凝郁……",指出本病的发生与外感风热之邪有着密不可分的关系;《诸病源候论》曰"诸山水黑土中,出泉流水者……常食令人做瘿病",《名医类案》言"汝州人多病颈瘿,其地饶风沙……饮其水则生瘿",均指出瘿病的发生与饮食水土因素有关;"原因七情劳欲,复被外邪,生痰聚瘀……""劳瘿、忧瘿、气瘿……则本于七情之所感"等古籍中的描述说明,古代医家已经认识到本病是外感之邪、情志以及环境因素等综合作用的结果。

后世医家在系统总结前人理论的基础上,结合临床实践,针对瘿病的病因病机,更深入地提出了许多新观点。魏子孝等认为本病的主要病机是痰、火、气、瘀壅结于颈前[①];衡先培等认为亚甲炎的病机是邪气稽留于颈部,邪气主要包括内外之邪[②];石建华名老中医认为,本病是外因与内因共同作用的结果,情志不畅为本病发生的基础,后复感风热外邪,外邪与痰浊聚于颈部,从而发为本病[③];于世家教授同样认为,本病因肝气郁结而生痰饮、瘀血,加之外感风热,合而为害。[④]

总而言之,纵观历代医家对亚甲炎病因的论述,不外乎外感内伤两方面。外感多为感受风热风温甚至毒邪,内伤多为情志不遂、内外合邪,发为本病。本病的主要病机是气滞、血瘀,痰湿与邪气共同作用,壅结于颈前。

四、中医辨证论治

张兰教授将亚甲炎分为外感风热证、肝经郁热证、阴虚内热证、阳虚痰凝证,分别应用银翘散、小柴胡汤合丹栀逍遥散、天王补心丹合一贯煎、阳和汤加减[⑤];冯建华将亚甲炎分为五型,风温犯表型应用银翘散以疏风清热,热毒炽盛型应用清瘟败毒饮以清热解毒,肝郁化火型应用柴胡清肝汤以疏肝清热,气阴两虚型应用生脉散以益气养阴,脾肾阳虚型应用金匮肾气丸以健脾温肾[⑥];许芝银教授将解毒合营、理气止痛贯穿于疾病的始终,将亚甲炎分为外感风热、肝郁蕴热、瘀热

---

① 参见程相稳,张广德,魏子孝.魏子孝教授辨治亚急性甲状腺炎经验总结[J].中医药导报,2018,24(2):26-29.

② 参见柯娜娜,衡先培.衡先培论治亚急性甲状腺炎临床经验[J].中华中医药杂志,2017,32(7):3033-3035.

③ 参见权沛沛,石建华,王红.石建华名老中医治疗亚急性甲状腺炎的经验总结[J].内蒙古中医药,2019,38(1):40-41.

④ 参见惠娜,于世家.于世家教授治疗亚急性甲状腺炎经验撷菁[J].辽宁中医药大学学报,2012,14(7):214-215.

⑤ 参见林鹏.张兰教授中西医结合治疗亚急性甲状腺炎经验[J].中医研究,2014,27(2):43-45.

⑥ 参见张晓斌.冯建华治疗亚急性甲状腺炎的经验[J].中医杂志,2011,52(24):2086-2087.

互结、气阴两虚共四型。[①]

临床上，也有医家对本病进行分期辨证论治。岳仁宋等提出将亚甲炎分初、中、后三期论治，初期清热解毒，中期扶正祛邪，后期疏肝健脾[②]；肖维佳将亚甲炎分为两期六型，其中包含甲亢、甲减两期，甲亢期分为风热外感、肝胆火旺、气阴两虚、湿热蕴结四型，甲减期分为气阴两虚、脾肾亏虚两型。[③]

笔者治疗亚甲炎的常用临床经验方是小柴胡汤加减。亚甲炎以肝郁气滞、热毒炽盛为主要病机，气郁质与疾病的发生关系密切，脾气较暴躁、易怒，常有情志不畅的人患此病的概率较高。柴胡具有解表退热、疏肝解郁、升举阳气的功效，能调畅人体之气机。自古以来，柴胡一直被用作和解少阳、疏肝解郁的"第一药"，柴胡中的主要成分为柴胡皂苷，其具有退热、抗炎、免疫调节、抗肿瘤生长、保护肝细胞、抗抑郁状态等多种作用。笔者在临床上对亚甲炎患者辨证施治后，运用小柴胡汤加减，临床疗效显著。

第二节　桥本甲状腺炎

桥本甲状腺炎又称"慢性淋巴细胞性甲状腺炎"或"自身免疫性甲状腺炎"，是目前最常见的一种甲状腺自身免疫性疾病，以甲状腺肿大呈弥漫性、实质淋巴细胞浸润、存在甲状腺抗原特异性抗体为特征。桥本甲状腺炎的发病率为1%～2%，男女发病比例达 1：5～1：10，常见于 30～50 岁的女性。[④]

桥本甲状腺炎起病隐匿，进展缓慢，早期的临床表现常不典型，常有咽部不适或轻度吞咽困难，时有颈部压迫感，偶有局部疼痛与触痛。其临床表现多种多样，可根据机体的甲状腺功能情况分为功能正常、亢进（甲亢）和减退（甲减），随着病程延长，大多数患者的甲状腺组织破坏出现甲减。[⑤]

一、西医病因及发病机制

目前，桥本甲状腺炎的发病机制尚未完全阐明，目前大多数学者认为该病与

①　参见郑陆辛.许芝银老师治疗亚急性甲状腺炎五法[J].南京中医学院学报,1990,6(1):30-31.

②　参见周建龙,岳仁宋,刘慧玲,等.从少阳温病论治亚急性甲状腺炎[J].中华中医药杂志,2017,32(9):3940-3942.

③　参见肖维佳,宋薇,蓝柳贵,等.赵玲分期结合分型辨证治疗亚急性甲状腺炎经验[J].山东中医杂志,2020,39(3):289-291+313.

④　参见王迪,梁伟娟,许雷鸣,等.桥本甲状腺炎西药治疗进展[J].医学综述,2021,27(22):4501-4505.

⑤　参见中华医学会内分泌学分会.中国甲状腺疾病诊治指南——甲状腺炎[J].中华内科杂志,2008,47(9):784-785.

免疫紊乱、遗传易感性、碘摄入量等有关。

（一）免疫紊乱

研究指出，桥本甲状腺炎的发生与 T 细胞紊乱密切相关，辅助性 T 细胞过度活跃会抑制 T 淋巴细胞的生成，导致甲状腺免疫功能异常。同时，T 淋巴细胞和 B 淋巴细胞浸润甲状腺可促使甲状腺球蛋白抗体、甲状腺过氧化物酶抗体等大量生成，继而损伤甲状腺上皮细胞，导致甲状腺细胞坏死。研究表明，桥本甲状腺炎患者体内存在多种抗甲状腺抗体，此为桥本甲状腺炎的主要免疫学特点，其中甲状腺过氧化物酶抗体（TPOAb）及甲状腺球蛋白抗体（TgAb）为桥本甲状腺炎最具特异性的自身抗体，是桥本甲状腺炎早期诊断、病程观察、鉴别诊断的特异性指标。[①]

（二）遗传易感性

现代流行病学研究发现，桥本甲状腺炎有家族聚集现象，10％～15％的患者有家族史，即该病具有遗传易感性。[②] 大多数研究认为，本病是多基因遗传因素相互作用的结果，目前可以肯定的是，人类白细胞抗原基因是其主要的遗传易感基因。

（三）碘摄入量

碘作为合成甲状腺激素的必需微量元素，其摄入量与桥本甲状腺炎的发生存在密切联系。尽管其发病机制尚不明确，但很多研究均证实，高碘可增加桥本甲状腺炎的发生概率。[③]

二、西医治疗

对于桥本甲状腺炎，西医一般无药物治疗，治疗原则以随访和对症治疗为主，多提倡低碘饮食。对于没有甲减者，甲状腺激素制剂（L-T$_4$）可能具有减小甲状腺肿的作用，对年轻患者效果明显。对于甲减期患者，则多给予甲状腺激素制剂（L-T$_4$）以行替代治疗。

三、中医病因病机

中医中无桥本甲状腺炎对应的病名，根据临床表现，大多将其归属于"瘿气""瘿肿"等范畴。

---

① 参见朱旭东.桥本甲状腺炎患者血清 TPOAb、TgAb 水平与病情的相关性分析[J].检验医学，2018,33(10):903-906.

② 参见邵迎新，汪虹，周云.桥本甲状腺炎的病因病机探析[J].中医研究，2020,33(7):4-6.

③ 参见张丽丽，钱林学.高碘与桥本甲状腺炎关系的研究进展[J].临床和实验医学杂志，2020,19(14):1567-1569.

《诸病源候论·瘿候》中的"动气增患"一句指出了气滞对此病的影响。明代陈实功的《外科正宗·瘿瘤论》又对气、痰、瘀的互相影响做出了进一步的解释："夫人生瘿瘤之症,非阴阳正气结肿,乃五脏血、浊气、痰滞而成。"《杂病源流犀烛·瘿瘤》中说："瘿瘤者,气血凝滞,年数深远,渐长渐大之症。何谓瘿,其皮宽,有似樱桃,故名瘿,名瘿气,又名影袋。"明确指出了瘿病之发生与气血凝滞有关。古代医家对于本病已经形成了基本理论化的认识,认为本病的发生与外界环境因素及情志内伤、环境饮食等因素密不可分,最终发展为本病。王旭教授认为该病是由于肝失疏泄、脾失健运,致气滞、痰凝、瘀血结于颈前而致病。[①] 李敏等认为,气滞、痰凝、瘀血三种病邪共同作用于颈前而发为本病,其发病与肝、脾、肾三脏功能失常有密不可分的关系。[②]

现代医家对本病的病机论述颇多,但观点大致相同。程益春教授辩证认为本病起于情志内伤和温病邪气侵犯,正邪相争,导致气血失和,阴阳失调,肝失调达,肝郁气滞,郁而化火,发为本病[③];马建教授认为本病病机为肝气郁结,痰凝血瘀,日久脾肾阳虚[④];林兰教授指出本病的发生主要取决于情志与体质两方面,从而指出本病与肝、脾、肾关系密切[⑤];帅优优等认为桥本甲状腺炎的病机根本为肝郁、脾虚、肾虚,气、痰、血瘀壅结颈前为标。[⑥]

四、中医辨证论治

林兰教授将本病分为脾肾阳虚证及肝郁脾虚证,分别应用八味肾气丸合二仙汤温补脾肾、参苓白术散合四逆散疏肝健脾[⑦];程益春教授将本病分为三个证型,阴虚火旺证运用生脉散合柴胡疏肝散滋阴降火,痰凝血瘀证运用当归补血汤活血化瘀,脾肾阳虚证运用肾气丸温补脾肾[⑧];夏仲元教授认为气虚贯穿本病的

① 参见钱橙,王旭.王旭教授辨治桥本甲状腺炎临床经验撷菁[J].上海医药,2020,41(23):43-45.

② 参见李敏,王旭.浅谈从肝脾肾论治桥本甲状腺炎[J].四川中医,2012,30(1):32-34.

③ 参见付露,崔云竹.程益春应用药对治疗桥本甲状腺炎经验[J].山东中医药大学学报,2017,41(5):450-453.

④ 参见刘明慧,马建,王冰梅,等.马建教授诊治桥本甲状腺炎经验总结[J].辽宁中医药大学学报,2014,16(1):193-194.

⑤ 参见王秋虹,魏军平,王师菡.林兰教授中西医结合治疗桥本甲状腺炎经验撷菁[J].环球中医药,2015,8(3):352-354.

⑥ 参见帅优优,李惠林,赵恒侠,等.中医药治疗桥本甲状腺炎用药规律研究[J].现代中药研究与实践,2019,33(2):67-70.

⑦ 参见任志雄,李光善,倪青.林兰论治桥本甲状腺炎的学术思想[J].辽宁中医杂志,2013,40(4):681-682.

⑧ 参见付露,崔云竹.程益春应用药对治疗桥本甲状腺炎经验[J].山东中医药大学学报,2017,41(5):450-453.

始终,自创扶正消瘿方益气消瘿。①

笔者治疗桥本甲状腺炎的常用临床经验方是生脉散合当归芍药散。桥本甲状腺炎在中医领域被归为"瘿病"范畴,《太平圣惠方》指出,瘿病的发生在于气机郁结,肺胃气机失常可使津液聚集在咽喉部位,日久津液郁而化火,炼液为痰,痰阻咽喉而发病。而体质偏阴虚的人容易阳气偏盛,日久痰瘀化火,更加灼伤阴津,伤津耗气,常使病程缠绵难愈。生脉饮具有益气生津、敛阴止汗的功效,是治疗耗气伤阴的常用方,临床上可对治神疲乏力盗汗、咽干口渴欲饮等症;当归芍药散具有养血调肝、健脾渗湿的功效,在临床上可治疗性情急躁、纳呆食少、舌淡苔白腻等症状。笔者将两方合用,共奏益气存阴、理气散结之功,在临床上治疗桥本甲状腺炎效果显著。

第三节　甲状腺功能亢进症

甲状腺功能亢进症简称"甲亢",是临床常见的内分泌疾病,是指甲状腺腺体本身产生甲状腺激素过多而引起的,以神经系统、循环系统、消化系统兴奋性增高和代谢亢进为主要特征的临床综合征,临床表现为怕热多汗、心烦易怒、多食消瘦、乏力失眠,并伴有不同程度的甲状腺肿大、眼突、手颤症状,严重影响患者的生活质量。近年来,甲亢的发病率呈上升趋势,有研究表明,甲亢在中国的发病率约为 2.4%,多发生于中青年,女性发病率一般高于男性。

一、西医病因及发病机制

目前,甲亢的发病机制尚未完全清楚,现普遍认为自身免疫是本病的主要原因,并与遗传因素、环境因素和精神因素等有较密切的关系。

（一）自身免疫

研究表明,甲亢是一种自身免疫性疾病,在甲亢患者的血液中可检测出三种自身抗体,而与甲亢发生关系最密切的是促甲状腺激素受体抗体（TRAb）。TRAb 分为甲状腺刺激性抗体（TSAb）和甲状腺刺激阻断性抗体（TSBAb）。TSAb 可直接与促甲状腺激素受体结合,刺激甲状腺,使甲状腺激素异常分泌。

---

① 参见韩静,刘守尧,夏仲元.中医药干预桥本氏甲状腺炎作用机制的实验研究进展[J].中华中医药杂志,2019,34(9):4207-4209.

另外,甲状腺内有不同程度的淋巴细胞浸润,存在针对甲状腺抗原的 T 细胞。[①]

（二）遗传因素

甲亢的发生与遗传基因密切相关,临床研究表明,约 15％的甲亢患者有明显的遗传影响,且大约一半的甲亢患者亲属的血液中含有甲状腺自身抗体。[②]目前认为,机体中含有 HLAⅡ类抗原的人群在外界某些因素的影响下,可能会诱发甲亢。大量流行病学证据表明,本病有明显的家族聚集性,患者家族成员的患病风险是一般人群的 15 倍。

（三）精神因素

精神因素往往是甲亢发病的诱因,临床上一些甲亢患者有情绪紧张、焦虑等表现。研究表明,精神因素引起甲亢很可能是通过免疫系统发生的[③],也有研究认为甲亢是因为精神受刺激后通过中枢神经系统作用于免疫系统,引起自身免疫性甲状腺疾病。

二、西医治疗

甲亢治疗方面,目前以抗甲状腺药物、放射性碘治疗以及手术治疗为主。

（一）抗甲状腺药物

抗甲状腺药物治疗仍是当前治疗甲亢最基本的方法。抗甲状腺药物包括丙硫氧嘧啶、甲硫氧嘧啶、甲巯咪唑和卡比马唑等。抗甲状腺药物治疗方便、经济、安全,但需要患者长期用药,临床疗效受到患者依从性的影响,若患者未按时按量用药,将影响病情,不利于治疗目标的实现。抗甲状腺药物在治疗过程中易引发多种不良反应,药物不良反应发生率约为 5％,包括白细胞减少、肝功能受损、皮肤反应（皮疹、荨麻疹、瘙痒）等。

（二）放射性碘治疗

放射性碘治疗甲亢历史悠久,是具有循证医学依据的治疗方法。放射性碘治疗适用于:成人格雷夫斯（Graves）甲亢伴甲状腺肿大Ⅱ度以上;抗甲状腺药物治疗失败或过敏;甲亢手术后复发;甲亢性心脏病或甲亢伴其他病因的心脏病;甲亢合并白细胞和（或）血小板减少或全血细胞减少;老年甲亢;甲亢合并糖尿病;毒性多结节性甲状腺肿;自主功能性甲状腺结节合并甲亢。放射性碘治疗的

---

①　参见郭庆玲.炎症小体在自身免疫甲状腺炎发病机制中的作用及机制研究［D］.中国医科大学博士学位论文,2018.

②　参见徐书杭,刘超.从致病因素看自身免疫性甲状腺疾病的防治策略［J］.中国实用内科杂志,2018,38(10);881-884＋887.

③　CHIOVATO L,PINCHERA A.Stressful life events and Graves' disease［J］.European Journal of Endocrinology,1996,134(6);680-682.

特点为治疗方便,无创伤,疗效理想,但治疗后易引起甲状腺功能减退。

（三）手术治疗

随着医学的发展、技术的进步和甲状腺外科等专业科室的快速发展,手术治疗已成为治疗甲亢的一种安全高效的方法。中华医学会内分泌学分会编写的《中国甲状腺疾病诊治指南》中指出,手术治疗的适应证为:中、重度甲亢长期药物治疗无效或效果不佳;停药后复发,甲状腺较大;结节性甲状腺肿伴甲亢;对周围脏器有压迫或胸骨后甲状腺肿;疑似与甲状腺癌并存者;儿童甲亢用抗甲状腺药物治疗效果差者;妊娠期甲亢药物控制不佳者,可以在妊娠中期(第 13～24 周)进行手术治疗。

三、中医病因病机

中医古籍中并无甲状腺功能亢进症的病名记载,根据其临床表现,可将甲亢归纳于"瘿病""瘿瘤""汗证""中消"等范畴。

古代医家认为瘿病由外因及内因合而为病,主要与外邪、情志内伤、环境饮食等有着密切的关系。清代沈金鳌《杂病源流犀烛》中写道:"盖人怒动肝邪,血涸筋挛,又或外邪搏击,故成此二证(瘿瘤)。惟忧恚耗伤心肺,故瘿多着颈项及肩。惟有所劳欲,邪乘经气之虚而住留,故瘤随处皆有。"他认为内伤与外邪共同致病;宋代《三因极一病证方论·瘿瘤证治》云:"此乃因喜怒忧思有所郁而成也。"强调了情志因素的重要性;宋代《圣济总录》云:"石与泥则因山水饮食而得之,忧劳气则本于七情,情之所至,气则随之,或上而不下,或结而不散是也。"这里已经认识到瘿病的发生与地理环境、饮食及情志内伤密切相关。

气滞、痰浊、瘀血是本病的主要病理基础,病机总属本虚标实,长时间的情志不畅,气机郁滞,肝疏泄失司,气、痰、瘀结于颈前而为病。陈俊等认为本病可分为前、中、后三期,病机各有不同,前期多以气、痰、瘀等实证为主,次要病因是阴虚;中期虚实夹杂;后期则是气阴两虚或阴阳两虚。[①] 倪青教授认为甲亢的病机虚实错杂,在疾病的不同阶段有不同的病机,初期以实证为主,以气滞痰凝为多见;中期虚实夹杂,以阳亢为本;后期以虚证为主,以气阴两虚和脾肾两虚为多见,常可兼夹水湿、痰浊、瘀血等病理产物。[②] 周雨等认为在长期的疾病进展中,有一个由实转虚的过程,最终转变为虚实夹杂。[③]

---

① 参见陈俊,肖万泽.甲状腺功能亢进症的病机特点及其证治规律初探[J].湖南中医杂志,2012, 28(2):78-79.

② 参见陈惠,倪青.甲状腺功能亢进症中医病因病机探讨[J].辽宁中医药大学学报,2013,15(3): 76-78.

③ 参见周雨,张智伟.甲状腺功能亢进症病因病机探析[J].河南中医,2017,37(10):1771-1773.

四、中医辨证论治

穆俊平将甲亢分为四型,分别是肝火亢盛型、阴虚火旺型、气郁痰凝型以及气阴两虚型,并分别提出了治法及方药:肝火亢盛型甲亢选用龙胆泻肝汤清肝泄火;阴虚火旺型甲亢选用沈氏滋阴降火汤;气阴两虚型甲亢可以采用益气养阴的治疗方法,当选生脉饮加减;气郁痰凝型甲亢选用经典方药海藻玉壶汤疏肝理气、解郁化痰。[①] 李英杰等认为本病以阴虚为主,所以把养阴作为治病的主要思想,选用自拟甲亢方养阴清热、软坚散结。[②] 张发荣将本病分为三型,根据脏腑虚实将其分为心肝阴虚型、肝火亢盛型、心肾阴虚型,分别选用天王补心丹加减、栀子清肝汤、滋水清肝饮来调理脏腑。[③]

笔者治疗甲亢的常用临床经验方是生脉散合小柴胡汤。本病多因喜怒不节、忧思过度、五志过极而影响脏腑功能,肝脏疏泄功能失司、阳气上逆、郁而化火而发病,也可是患者素体肾阴亏虚而虚火内动,蒸腾上炎以致心烦心悸、五心烦热,脏腑气血亏虚而肾水无以润泽肝木,肝阳上亢、阴阳失衡,脏腑疏泄功能失职而发病。笔者对患者辨证论治,运用生脉散益气补血,滋阴生津,以治疗五心烦热、心悸汗多等症;运用小柴胡汤疏肝解郁,调畅气机,以改善患者喜怒不节而致肝失疏泄等症。笔者创新性地将两方合用,临床效果显著。

第四节　甲状腺功能减退症

甲状腺功能减退症简称"甲减",是由多种原因引起的甲状腺激素分泌减少或甲状腺激素抵抗而引起的全身低代谢综合征,以畏寒、乏力、记忆力减退、少汗、嗜睡、便秘等为主要临床症状。

甲减的分类很多,按照病变部位可分为原发性甲减、中枢性甲减、甲状腺激素抵抗综合征,按照病变原因可分为药物性甲减、手术后甲减、碘131治疗后甲减、特发性甲减、垂体或下丘脑术后甲减等,根据甲状腺功能减低的程度可分为临床甲减和亚临床甲减。

---

① 参见穆俊平.浅谈甲亢的中医辨证治疗[J].内蒙古中医药,2003,22(5):9-10.
② 参见刘春倩,武自力,高福顺.李英杰治疗甲亢经验初探[J].光明中医,2013,28(8):1561-1562.
③ 参见潘怡,王振兴,郭静,等.张发荣用膏方治疗甲状腺功能亢进症的临床经验[J].中华中医药杂志,2019,34(2):644-647.

一、西医病因及发病机制

甲减的病因比较复杂,不同种类和原因导致的甲减其发病机制各不相同,并且还与遗传、免疫、环境等多种因素相关。

（一）原发性甲减

原发性甲减由甲状腺激素水平缺乏所致,主要包括以下几种原因:慢性甲状腺炎(其中以桥本甲状腺炎最为多见)、甲状腺肿或结节等;甲状腺组织破坏,甲状腺手术治疗、碘131治疗等。在碘131治疗过程中,甲状腺受到放射线的直接破坏,有可能会造成永久性甲减。

（二）中枢性甲减

中枢性甲减是因下丘脑、垂体病变导致促甲状腺激素释放激素或者促甲状腺激素减少,进而引起甲状腺激素不足所致。

（三）甲状腺激素抵抗综合征

甲状腺激素抵抗综合征是由于甲状腺激素在外周组织中作用障碍而引起的。

（四）药物性甲减

药物性甲减是因服用抗甲状腺药物等引起的,但药物引起的甲减是暂时性的,暂停使用药物或调整药物剂量后可以逐渐恢复。

二、西医治疗

目前甲减的首选治疗方法是甲状腺激素的替代治疗,要根据患者的实验室指标、年龄等进行个体化治疗,使患者的实验室指标回到正常水平,改善患者的临床症状。

三、中医病因病机

在传统医学中,并没有甲状腺功能减退症的专属病名,但根据肢体水肿、畏寒、出汗减少和四肢无力、表情呆滞等多种临床症状体征,将其归属于"水肿""虚劳""瘿病"等范畴。

《类经附翼》曰:"火衰其本,则阳虚之证叠生。"肾为先天之本,肾火虚衰则不能荣养后天而致脾阳虚衰,日久则脾肾阳虚。现代医家总结古代医家的经验,对甲减病因病机的看法各有不同,但大多数医家认为甲减的关键在于"虚",脾肾阳虚是甲减的基本病机,阳虚不得温煦,从而酿生痰湿,痰气瘀结于颈前。

四、中医辨证论治

邹文芳认为，甲减主要是由于病程日久脾肾相互影响，进而导致机能减退，代谢低下，所以温补脾肾为治疗本病的基本原则，在左甲状腺素钠片的基础上应用温肾健脾汤效果优于单纯应用西药治疗[1]；李靖认为，本病的主要病机是肾阳亏虚，从患者的肾脏为切入点，应用金匮肾气丸治疗温补肾阳[2]；王志刚认为情绪对本病的影响较大，病机总属本虚标实、肝郁脾虚，常用柴胡疏肝散合六君子汤加减疏肝健脾。[3]

笔者治疗甲减的常用临床经验方是生脉散合十全大补汤。甲状腺功能减退属于"瘿病""虚劳"范畴，病位在脾、肾、肝、心，多是由于先天禀赋不足，胞胎失养，或后天情志不遂，烦劳过度所致。本病的发生、进展与气滞肝郁、气虚血瘀、脾肾阳虚相关，笔者治疗此病多主张补气活血、滋阴温阳、疏肝解郁。生脉散合十全大补汤方为：黄芪 30 g，麦冬 30 g，五味子 9 g，党参 15 g，白术 15 g，茯苓 15 g，熟地黄 30 g，白芍 15 g，当归 15 g，川芎 12 g，炙甘草 9 g。

第五节　甲状腺结节

甲状腺结节是一种临床上极为常见的疾病，大多数甲状腺结节早期无任何临床症状，常常是由患者体检或医生查体时，或应用现代医疗设备如颈部超声、颈椎 CT 等时"意外"发现。大部分甲状腺结节为良性结节，但有 5%～10%的为恶性肿瘤。随着医疗技术的发展以及人们对于自身健康的重视程度日渐提高，甲状腺结节的检出率随之升高。

一、西医病因及发病机制

甲状腺结节的病因及发病机制仍然不太明了，现代研究认为，可能与碘摄入异常、激素水平、心理因素、电磁辐射等因素相关。

---

① 参见邹文芳.温肾健脾汤联合左甲状腺素钠治疗甲状腺功能减退脾肾阳虚型临床观察[J].实用中医药杂志,2021,37(11):1889-1890.

② 参见李靖.金匮肾气丸临症加减治疗甲状腺功能减退临床观察[J].中国卫生标准管理,2020,11(8):105-108.

③ 参见张梅菊,马小军,张津怀,等.王志刚主任医师从肝脾论治甲状腺功能减退症经验[J].中医研究,2016,29(5):37-39.

（一）碘摄入异常

有研究表明,碘摄入过多和不足均会导致甲状腺结节的形成。碘是合成甲状腺激素的重要原料,碘摄入不足时甲状腺激素合成减少,导致促甲状腺激素水平升高,长期高水平促甲状腺激素刺激甲状腺滤泡细胞过度生长、细胞反复增生是甲状腺结节形成的病理基础。研究表明,该病患病率与碘摄入密切相关,关系图呈"U"形,即碘摄入过多或过少均能导致甲状腺结节的发生。

（二）激素水平

体内激素水平的波动也会影响甲状腺的结构和功能,尤其是雌激素和孕激素的波动会调节促甲状腺激素水平,促进甲状腺细胞的增生,易引发结节。据流行病学调查显示,相比男性,女性更易患甲状腺结节。雌激素受体 α（ERα）和 β（ERβ）在甲状腺滤泡细胞上表达,保持相对平衡,共同发挥作用促进凋亡;当雌激素水平较高时,平衡被打破,凋亡减少,细胞增殖变得活跃。

（三）心理因素

心理因素是导致甲状腺结节的可能原因之一,压力大、抑郁烦闷等情绪可能导致体内促甲状腺激素水平的升高,引发甲状腺肿大。有研究表明,有焦虑或抑郁等情绪问题的人患甲状腺结节的概率更大。

（四）电磁辐射

有学者认为,长时间处于电磁辐射的环境中,甲状腺的功能会受到微弱影响,也有可能造成甲状腺结节。电离辐射被认为是甲状腺结节发病的危险因素之一,目前虽然还存在一些争议,但针对长期接触电离辐射的人群,还是应加强对甲状腺的保护,定期检测甲状腺功能。

二、西医治疗

在西医治疗方面,大多数良性结节不需要做特殊治疗及处理,仅需定期复查,调畅情志,保持良好的生活习惯即可。但对于恶性程度较高的结节,则可以采用手术切除的治疗方法。

三、中医病因病机

中医对甲状腺结节的病名并没有明确记载。在三国时期,古代医家曾探索应用手术治疗瘿病,《医方集宜》记载"南星散,治瘿气结核,或大或小,不疼不痒",《医学纲目》记载"治瘿气结核,累累肿硬"方,由此可见,中医古籍中早有"瘿气结核"的记载,与现代医学的甲状腺结节相似,可简称甲状腺结节为"瘿结"或"结瘿"病。

稽叔夜《养生论》有云:"颈如险而瘿,水土之使然也。"提示了地理环境对于疾病的影响。情志因素是诱发疾病的较重要的因素,《医学入门·瘿瘤》有云:"瘿,由忧患气结所生,故又曰瘿气,今之所谓影囊是也。"《圣济总录·瘿瘤门》记载:"妇人多有之,缘忧郁有甚于男子也。"可见古人已经发现在甲状腺疾患中,女性发病率高于男性,主要是因为女子以肝为先天,相较于男性来说,情绪状态更易发生波动,也进一步说明了情绪对本病影响巨大。

《外科正宗·瘿瘤论》曰:"夫人生瘿瘤之症,非阴阳正气结肿,乃五脏瘀血、浊气、痰滞而成。"从而明确提出本病的基本病机为气、痰、瘀等病理产物结于颈前。段富津教授将本病分为前、中、后三个时期,前期主要是以肝郁为主;中期以实证偏多,气滞、痰凝、血瘀为疾病的主要病机;后期由实转虚,虚实夹杂。① 王旭教授则从体质入手,认为气郁、气虚、血瘀、阴虚体质的人更易患本病。② 陈如泉教授认为本病属于本虚标实,正虚为本,气滞、痰凝、瘀血为实。③

四、中医辨证论治

国医大师张震常用自拟"疏调气机方"治疗甲状腺结节,他认为治疗疾病的根本是调畅气机、扶助正气,气机调畅才能推动津液、血液正常运行,使痰凝血瘀消散。④ 陈如泉教授则结合现代医疗技术,认为痰瘀互结贯穿疾病始终,确立了疏风散结、解毒散结、化痰散结、理气散结、活血散结、温阳散结、养阴散结、益气散结、利水散结的治疗大法,在治疗过程中灵活结合运用。⑤ 衡先培教授将本病分为气郁痰阻、风寒湿阻、痰瘀互结、肝肾不足四型,分别选用结甲方、结甲宣痹方、结节痰瘀方、补肾通痹方治疗。⑥

中医外治法在甲状腺结节的治疗中发挥了巨大作用,高树中教授取膻中、太冲(左)、阳陵泉(右)、人迎(双)、丰隆(双)、照海(双)、商丘(双)、列缺(双)、足三里(双)等穴来治疗甲状腺结节,起到了"通关、疏肝、理气、化瘀"的作用;蔡冬通过针刺照海、肺俞联合西药的治疗效果优于单纯使用西药治疗;李志娟应用六寸金针透刺疗法,曲池透刺臂臑,达到行气、活血、化瘀的作用;徐颖运用针灸围刺

---

① 参见回雪颖,姜北,刘玉岩,等.国医大师段富津教授治疗亚急性甲状腺炎验案[J].中医药学报,2018,46(3):62-64.

② 参见张擎,姚文强,王旭.王旭辨治甲状腺结节的临床经验[J].辽宁中医杂志,2021,48(6):40-43.

③ 参见赵勇,徐文华,陈继东,等.陈如泉教授治疗甲状腺结节的用药经验[J].世界中西医结合杂志,2014,9(1):20-22+36.

④ 参见普文静.国医大师张震治疗甲状腺结节经验[J].云南中医中药杂志,2018,39(12):1-4.

⑤ 参见赵勇,徐文华,陈继东,等.陈如泉教授治疗甲状腺结节的用药经验[J].世界中西医结合杂志,2014,9(1):20-22+36.

⑥ 参见丁香,衡先培.衡先培论治甲状腺良性结节临床经验[J].中华中医药杂志,2018,33(7):2917-2919.

法,有效抑制了甲状腺结节的增大;袁青取天突、扶突、水突三穴,配合艾灸四神、定神两穴,能够活血化瘀,调和阴阳。外敷法也是治疗甲状腺结节常用的方法,穴位与药物的配合简便验廉,既可以达到消肿散结的效果,也可以缓解患者的害怕心理。

笔者根据多年临床经验与知识总结,在治疗甲状腺结节方面自拟"疏肝散结方",获得了众多疗效良好的积极反响。笔者在总结基本病机的基础上,结合中药药理学与多年临床经验,总结出了"疏肝散结方",本方肝脾同治、气血并调,健脾行水以化痰,疏肝行气以解郁,活血化瘀以散结,气畅血行,阴阳调和,其病则向好发展。《明医指掌·瘿瘤证》中云:"若人之亢气循环周流,脉络清顺流通,焉有瘿瘤之患也。"本方以柴胡为君药疏肝理气,臣以郁金、香附理气散结,浙贝、山慈姑、猫爪草、夏枯草化痰散结消肿,桃仁、赤白芍、丹皮、当归、红花活血逐瘀,白术、茯苓健脾化湿,佐以桂枝通阳化气,薄荷清热消肿,以甘草为使,清热解毒,调和诸药。

第六节　甲状腺癌术后

甲状腺癌是内分泌系统最常见的恶性肿瘤,分为分化型甲状腺癌和未分化型甲状腺癌,分化型甲状腺癌包括甲状腺乳头状癌和甲状腺滤泡状癌,占全部甲状腺癌的 90% 以上。分化型甲状腺癌早期预后较好;未分化型甲状腺癌侵袭性强,治疗反应及预后极差。甲状腺癌的发病率正以每年 4.6%～5.4% 的增长率增加,甲状腺癌也已成为发病率增长速度最快的恶性肿瘤之一。[①] 虽然甲状腺癌的发病率越来越高,但是相较于其他恶性肿瘤,甲状腺癌进展缓慢且治愈率高、手术治疗效果良好,所以死亡率处于较为稳定的低水平。

一、西医病因及发病机制

甲状腺癌的具体发病原因目前尚不清楚,但近年的研究认为,与甲状腺癌相关的诱发危险因素有辐射、雌激素水平、基因突变、碘摄入量以及一些其他因素。

（一）辐射

大量研究表明,辐射与甲状腺癌的存在或发生有着密切的相关性。辐射暴露的主要来源除了核电站或核武器放出的核物质、医疗放射性检查及放疗,还有手机辐射这个常常被忽视的重要因素。甲状腺处于身体表浅部位,容易受到辐

① 参见万会娜,张国玉,段飞,等.甲状腺癌术后中西医治疗[J].中医药学报,2022,50(2):5-9.

射的伤害,辐射往往在潜移默化之中就改变了甲状腺的形态,降低了甲状腺的功能。在对日本福岛县居民进行的甲状腺超声检查中,发现甲状腺癌的发生率与辐射污染高度相关。国外有研究表明,对于长期暴露在低剂量辐射中的医护人员,甲状腺乳头状癌的发病风险升高。

（二）雌激素水平

分化型甲状腺癌是一种常见的、以女性发病为主的恶性肿瘤。流行病学研究表明,国内外甲状腺癌患者中,女性与男性的发病率之比为 3∶1。[①] 在分化型甲状腺癌肿瘤组织物中可以检测到雌激素受体（ER）,提示甲状腺癌是一种雌激素依赖性肿瘤。ERα、ERβ 与甲状腺癌细胞的繁殖、生长和凋亡有密切联系,ERα 和 ERβ 平衡失调可能是导致甲状腺癌的重要发病机制。[②]

（三）基因突变

基因突变与甲状腺癌的发病也有一定的关系。BRAF 是甲状腺乳头状癌发生发展的相关基因[③],该基因的突变会导致细胞过度增殖、分化,最终产生甲状腺细胞的恶性转化。

（四）碘摄入量

碘过量或缺乏与甲状腺疾病都有密切联系,呈"U"形曲线分布。碘过量或缺乏导致甲状腺激素紊乱,刺激甲状腺,诱发一系列甲状腺疾患。研究资料表明,碘缺乏与滤泡癌相关,碘过量与乳头状癌有关联。

（五）其他因素

除了上述因素外,家族史（甲状腺疾病家族史）、年龄、肥胖、熬夜等因素与甲状腺癌的发病也存在关联。

二、西医治疗

手术治疗为甲状腺癌的主要治疗手段,根据患者的不同情况,选用不同的甲状腺切除及淋巴结清扫术,在尽量清除甲状腺肿瘤的同时,也要尽量保全更多的甲状腺组织。《甲状腺结节和分化型甲状腺癌诊治指南（2012 年版）》[④]中提出的甲状腺癌的手术方式包括:全/近全甲状腺切除术和甲状腺腺叶＋峡部切除术

① 参见欧阳鑫,谢婉莹,秦春宏.甲状腺癌的流行病学特征及其危险因素[J].实用医药杂志,2015,32(4):312-315.

② 参见金东岭,李联祥,刘现军,等.雌激素受体 ERα、ERβ 亚型与 Ki-67 在不同甲状腺病变组织中的表达及其意义[J].解放军医学杂志,2008,33(9):1109-1112.

③ ERICKSON L A,CHEN B.Papillary thyroid carcinoma BRAF immunopositivity[J].Mayo Clinic Proceedings,2021,96(1):267-268.

④ 参见中华医学会内分泌学分会.甲状腺结节和分化型甲状腺癌诊治指南[J].中华内分泌代谢杂志,2012,28(10):779-797.

等,且术后主要使用左甲状腺素进行治疗,血清促甲状腺激素水平控制得越理想,甲状腺癌术后复发及转移的可能性就越低。

三、中医病因病机

中医将甲状腺癌归属于"瘿病""瘿瘤""石瘿"等范畴,且癌毒病程漫长,正气亏虚,术后气、血、津液受损,正气难以恢复,所以将甲状腺癌术后归于"虚劳"范畴。

《严氏济生方·瘿瘤论治》云:"夫瘿瘤者,多由喜怒不节,忧思过度,而成斯疾焉。"长期的忧思郁闷导致肝失调畅、气机失司,气血运行不畅,情绪因素与瘿病的发生密切相关。"山居多瘿颈,处险而瘿也",战国时期《吕氏春秋·尽数篇》中说:"轻水者,多秃与瘿病。"《小品方》也提出:"长安及襄阳蛮人,其饮沙水。"说明古人已经观察到瘿病与地理环境、饮食密切相关。《素问·评热病论》中说:"邪之所凑,其气必虚。"当人体正气虚弱,邪气侵袭机体,正气无力抗邪,就会导致疾病的发生。

现代医家对甲状腺癌的病因病机进行了更为详细的阐述。周仲瑛教授认为癌毒是甲状腺癌发生发展的关键因素[1];许芝银教授认为,情志不畅、肝郁脾虚等诸多因素导致气滞、痰凝、血瘀,有形之邪结于颈前,日久形成有形肿块[2];周维顺将甲状腺癌概括为"气、痰、瘀、毒、虚"五个字[3];方邦江教授认为,本病的发生是由于正气虚弱,脏腑功能失调,邪毒乘虚而入,进一步使机体阴阳失调,相交于颈前,形成肿瘤。[4] 综上,由于情志、地理环境、饮食、癌毒等各种因素导致气机阻滞,气、痰、瘀交结于颈前,瘀久成毒,日久正气亏虚,脏腑功能失调,总属本虚标实。

甲状腺癌术后的病因病机是在甲状腺癌的基础上发展而来,甲状腺癌的患者本就气机阻滞,而术后情绪不稳,常处于焦虑状态,燕树勋教授提出甲状腺癌术后的主要病机是肝郁、气滞、痰凝,晚期则多见气血阴阳俱虚。[5]

四、中医辨证论治

许芝银教授将甲状腺癌术后分为脾肾阳虚证、气阴两虚证、肝郁气滞证、痰

① 参见陈四清.周仲瑛教授从癌毒辨治肿瘤经验[J].新中医,2004,36(2):7-9.

② 参见费宗奇,马朝群.许芝银调治甲状腺癌术后经验[J].山东中医杂志,2019,38(4):358-361.

③ 参见吴敏华,陈亚男,刘艳清.周维顺主任医师治疗甲状腺癌经验[J].河南中医,2007(2):22.

④ 参见闫诏,屠亦文,方邦江.方邦江教授治疗甲状腺癌术后经验总结[J].现代中西医结合志,2019,28(4):437-439.

⑤ 参见邵灿灿,吕久省,潘研,等.燕树勋教授从痰气论治甲状腺癌术后经验探析[J].世界中西医结合杂志,2017,12(12):1676-1679.

瘀互结证,分别应用右归丸、生脉散、柴胡疏肝散、活血消瘿汤加减[①];林兰教授认为气阴两虚、阴阳两虚证是甲状腺癌术后、药物治疗及放射性碘治疗后的主要证型,常选天王补心丹加减以益气滋阴[②],当左甲状腺素钠片未达到必要剂量时,可选用金匮肾气丸温补肾阳来缓解某些甲减的症状,而当左甲状腺素钠片服用过量时,治疗上就配伍地龙、磁石等以平肝潜阳;蔡炳勤教授把驱邪匡正作为治疗瘿病的总原则,初期治疗上应用牛蒡解肌汤配伍疏风清热化痰之药,围手术期以扶正为先,并且要注意预防术后并发症。[③]

　　笔者根据多年的临床经验,常用"逍遥散合八珍汤"进行甲状腺癌的术后调理。甲状腺癌归属于中医"石瘿"的范畴,《诸病源候论》曰:"瘿病,由忧恚气结所生。"长期情志不畅乃是石瘿形成的主要病因,而患者经手术或放/化疗,导致津液亏损、气血两伤,故虚证明显增加。本方采用逍遥散疏肝理气,调肝养胃,并以八珍汤补助正气、温养气血,合方共奏肝胃调和、气血渐充之功,有助于术后的身体康复。

　　①　参见李元英,许芝银.许芝银教授对甲状腺癌的诊断及辨证治疗经验[J].云南中医中药杂志,2019,40(2):4-7.

　　②　参见袁怡.林兰扶正祛邪法治疗甲状腺癌术后经验[J].中医药临床杂志,2020,32(11):2088-2091.

　　③　参见黄学阳,刘大晟,林鸿国,等.从病因病机探析瘿病的中医防治[J].中国中医基础医学杂志,2020,26(4):460-462.

第三章　慢病管理

第一节　慢病管理的国内外现状

慢性非传染性疾病（chronic non-communicable diseases，NCDs）又称"慢病"，是指发病隐匿、潜伏期长、病情迁延不愈且受多种因素影响的疾病的总称。慢病管理（chronic disease management，CDM）是指组织慢病专业医生及护理人员，为慢病患者提供全面、连续、主动的管理，以促进健康、延缓慢病进程、减少并发症、降低伤残率、延长寿命、提高生活质量并降低医药费用的一种科学管理模式。[①] 近年来，随着医疗条件的提高、人口老龄化加剧以及社会生活压力的加大，导致我国慢病患病人数持续增多且呈现年轻化趋势，慢病管理已经成为当今社会关注的热点问题。

一、国内慢病管理现状

2015 年颁布的《中国疾病预防控制工作进展》指出，中国因慢病导致的死亡人数占全国总死亡人数的 86.6％，慢病负担约占总疾病负担的 70％。[②] 2020 年国务院新闻办公室发布的《中国居民营养与慢性病状况报告（2020）》的数据显示，2019 年我国居民因慢病而导致的死亡人数占我国总死亡人数的 88.5％，其中因慢性呼吸系统疾病、癌症和心脑血管疾病而死亡的人数占我国总死亡人数的 80.7％，这也是我国居民死亡的主要原因。2019 年，我国 18 岁及以上居民慢病患病率较 2015 年公布的数据有上升趋势。世界卫生组织预测，到 2030 年中国慢病负担至少会增加 40％。

统计数据显示，慢病相关危险因素流行水平总体上呈不断上升的趋势。人

---

① 参见梁长秀.慢病管理中健康管理的应用[J].中国社区医师(医学专业),2011,13(4):211-212.
② 参见王雅琴,朱玲.慢病健康管理新共识新实践[J].健康中国观察,2020,(8):53-55.

口老龄化、不良的生活习惯、吸烟、饮酒、不合理饮食、缺乏运动以及遗传因素等都已被证实是导致慢病发生的高危因素。[①] 我国总体烟民规模呈持续扩大趋势,成年男性的吸烟率高达 51.8%,非吸烟者二手烟暴露率为 68.1%;不合理的膳食结构普遍存在,家庭人均食盐摄入量超过 6 g 的比例为 66.4%,且农村明显高于城市(60.5%);人均食用油量为 43.2 g,大大超过推荐的人均食用油量标准(25~30 g);饮酒人群中,每日饮酒者的比例达到 21.0%。

国内慢病管理的相关研究与探索虽然起步较晚,但是发展迅速。在慢病管理方面,我国坚持政府主导、部门合作、社会参与,坚持突出重点、分类指导、注重效果,坚持预防为主、防治结合、重心下沉。

2009 年召开的国务院常务会议通过了《关于深化医药卫生体制改革的意见》,提出要加强慢病的监测与预防控制,并加快慢病管理的公共服务体系建设。2010 年公布的《医药卫生体制五项重点改革 2010 年度主要工作安排》将慢病管理等基本公共卫生服务项目列为主要工作目标。2012 年公布的《中国慢性病防治工作规划(2012—2015 年)》是我国政府针对慢病制定的第一个国家级综合防治规划,通过明确我国的慢病管理规划,提出了"将健康融入所有政策"的理念,即要从大健康、大卫生的角度出发,建立多部门参与和协调一致的有效机制,并将慢病管理与医疗体制改革的推行及健康产业的发展等改革动向紧密结合,促进公众健康。十八届五中全会提出了"健康中国"战略,打造"健康中国"首先要求针对重点人群和重大疾病开展健康行动,尤其是对重点传染病的防控和对重点慢性病的防控、伤害监测及干预;重点支持基层医疗卫生服务体系建设,以社区医疗为基础,对疾病(尤其是慢病)进行防控和管理。这标志着我国的慢病管理工作步入了"健康中国"时代。2016 年公布的《"健康中国 2030"规划纲要》重点提到了对慢病的综合防控。国务院颁布的《中国防治慢性病中长期规划(2017—2025 年)》中,强调了"健康中国"的重中之重在于对慢病的有效防控,而慢病有效防控的重中之重又在于慢病健康管理。《中国国民和社会发展"十三五"规划纲要》中明确提出,实施慢病综合防控战略,要有效防控心脑血管疾病、糖尿病、恶性肿瘤、呼吸系统疾病等慢病和精神疾病。

二、国外慢病管理现状

全球范围内,慢病的流行趋势也日益严重。针对慢病高发病率、高致死率、低痊愈率等现状,为了减轻社会、经济和卫生负担,改善全人类的生存环境,全球

---

① 参见汪顺澄,黎月银,林培森,等.社区家庭责任医生签约模式在慢性非传染性疾病中的应用效果[J].中国社区医师,2016,32(8):176-177.

多个国家和地区因地制宜,采取了不同的防控策略与管理措施。

　　世界上很多国家的慢病管理起步较早,已形成较为稳定的慢病管理体系。在美国,慢病管理的规划和目标均由卫生部门和公众服务部门共同制定,国家和地方各级均设有预防和控制慢病的机构。日本因心血管疾病、糖尿病、慢性阻塞性肺病和癌症等慢病所引起的过早死亡的概率仅为 9%,远低于全球水平。刘晓莉在日本预防控制慢病新型健康管理模式的研究中提到,日本的两次国民健康运动计划、"黄金计划""新黄金计划""日本健康 21 计划"等均有效促进了全体人群参与慢病防控工作的积极性。① 芬兰更是早在 1972 年就开展了历时 25 年的慢病防控工作——北卡项目。有研究发现,芬兰慢病防控模型结合了健康环境的创建、不良行为生活方式的变化以及发挥基层医疗机构的防控能力来进行慢病预防与控制。② 泰国健康促进基金会在泰国政府的支持下,积极开展了针对慢病危险因素的各种预防活动,使泰国在慢病管理方面取得了卓越的成效。③由此可见,一些国家在慢病管理方面的防控是比较成功的,专家分析,这些成果的取得离不开法律法规的保障、居民的健康教育以及医疗信息网络系统的完善。④

第二节　慢病管理的重要性

　　慢病的一大特点是病程漫长,迁延不愈,因此其治疗不能完全依靠卫生部门及医护人员,也需要患者自身的健康管理,由此产生了慢病管理。慢病管理的管理环节包括对危险因素的监测与筛查、疾病监测、健康促进与管理、临床治疗等。慢病管理的关键因素包括管理的主体、管理对象、管理方式,其中管理主体包括各级医疗卫生机构(如综合/专科医院、乡镇卫生院/社区卫生服务中心等)、专业的公共卫生机构、多学科管理团队(包括专科医师、全科医师、临床药师、健康管理师/营养师、护士等)等;管理对象包括慢病患者、高危人群、疾病相关危险因素(饮食习惯、运动习惯、心理因素、环境因素等)等;管理方式按照管理活动发生的

　　① 参见刘晓莉.日本预防控制慢性病新型健康管理模式的研究及启示[D].重庆医科大学硕士学位论文,2010.

　　② PEKKA P,ERKKI V,AULIKKI N,et al.Background, principles, implementation, and general experiences of the north karelia project[J].Global Heart,2016,11(2):173-178.

　　③ 参见王佳.北京市朝阳区国家慢病综合防控示范区近期效果评价[D].郑州大学硕士学位论文,2017.

　　④ 参见李雪梅,夏雅娟.国内外慢性病防控策略[J].公共卫生与预防医学,2021,32(3):117-121.

场所,可分为社区管理、医院(临床)管理、患者(居家)自我管理。慢病管理的目的在于从生物-心理-社会医学模式出发,全方位、多维度地为慢病患者提供健康服务,积极干预各种危险因素,传播卫生健康知识,为慢病患者提供科学合理的健康教育、用药指导以及人文关怀。

随着中国经济迅速发展带来的社会压力增大以及人口老龄化加重等问题,慢病患者群体正逐渐扩大且呈现出越来越年轻化的趋势,公共医疗卫生的财政负担也越来越大。出于经济社会发展的需要和人民追求幸福生活的需要,慢病管理就显得尤为重要。据研究测算,我国 2000 年的慢病治疗费用高达 1215 亿元,2030 年将达到 148947 亿元,年均递增 17.4%。按这样的增长速度来计算,能否做好慢病的防治和管理工作关系到中国未来的经济发展方向。[①]

慢病管理是一种系统性的医疗管理策略,它针对不同患者的病情,提供不同的医疗服务;同时它也是一项在政府协助下,全民参与的防治任务。全民健康生活方式膳食行动中倡导的"三减三健",即"减盐、减油、减糖,健康口腔、健康体重、健康骨骼"中,每一项都与慢病防控存在着紧密的联系。慢病因为有发病率高、迁延时间长、治愈率低等特殊性,所以患者的配合在疾病的防控与治疗方面十分重要。加强对患者的教育和引导能够在一定程度上降低慢病各发展阶段的风险,让患者形成良好的生活习惯,改善患者的身体健康状况。通过对患者进行慢病管理,可以调动患者的积极性,加强患者对疾病的认识和理解,患者由原来的被动接受变为主动管理,形成认知-管理-获益交流的良性循环。

第三节　慢病管理在甲状腺疾病中的应用

甲状腺疾病是包括甲状腺功能亢进症、甲状腺功能减退症、亚甲炎、桥本甲状腺炎、甲状腺结节、甲状腺癌术后等在内的一大组疾病,是临床常见病、多发病。全国的调查数据显示,我国 18 岁以上成年人的甲状腺疾病总体患病率高达 50%,甲状腺功能异常[甲状腺功能亢进症(甲亢)、亚临床甲亢、甲状腺功能减退症(甲减)、亚临床甲减]的患病率达 15.17%,其中亚临床甲减的患病率最高,为 12.93%;甲状腺自身抗体阳性率为 14.19%;甲状腺结节的患病率为 20.43%;甲状腺肿大的患病率为 1.17%。

随着人类疾病谱的改变,慢病已经成为人类健康的主要威胁。人类社会的

---

① 参见中国疾病预防控制中心慢性非传染性疾病预防控制中心.全国高血压糖尿病社区综合防治师资培训教材[Z].2006.

医学模式正由对疾病（尤其是疾病后期）的治疗为主，转变成对疾病的预防和健康促进为主。目前临床治疗甲状腺疾病主要以药物治疗、手术治疗为主，但慢病管理在甲状腺疾病的预防及治愈方面扮演着重要角色，若忽视慢病管理的作用，不仅会影响药物干预的效果，甚至会加重病情，导致病情迁延不愈。

一、饮食指导

碘是参与合成甲状腺激素的原料，碘过量和碘缺乏均可以引起甲状腺形态和功能的改变。大多数甲状腺疾病与碘摄入量呈"U"形曲线关系。丹麦的一项研究发现，补碘后人群的甲状腺过氧化物酶抗体阳性率由14.3％升至23.8％，与此同时，甲状腺功能减退症的发病率由每年 38.3/10000 增加至每年47.2/10000。[①] 在轻、中度缺碘地区实施补碘政策后，甲状腺功能亢进症的发生率持续增加，且年龄超过 60 岁、存在甲状腺结节的人群更易受累。根据居民的碘营养状况，我国食盐的平均加碘量为 20～30 mg/kg，且针对不同的地区实行灵活的食盐加碘政策，因地制宜、分类指导，允许各地区自主选择加碘水平，实施科学补碘的防控策略。[②] 除此以外，有研究发现，经常食用腌制或熏制食物也是甲状腺疾病发生的危险因素。[③]

肥胖在一定程度上会增加发生甲状腺疾病的风险。根据 2017 年世界卫生组织公布的数据，全球有超过 1 亿儿童和 6 亿成年人肥胖，肥胖的总体患病率分别为 5.0％和 12.0％。根据《中国居民营养与慢性病状况报告（2015 年）》，我国18 岁以上成年人的肥胖患病率为 11.9％，超重患病率为 30.1％。超重或肥胖人群的甲状腺结节患病率（21.99％）显著高于体重正常者（19.43％）。肥胖也与亚临床甲减密切相关，血清促甲状腺激素水平升高不仅可以导致肥胖，肥胖也能导致血清促甲状腺激素水平升高，而减重后促甲状腺激素水平则可下降。

饮食教育在甲状腺疾病患者的病情防控和治愈中发挥着重要作用。通过医院、社区组织科普讲座，微信公众号推送科普文章或制作发放饮食小手册等方式，加强对慢病患者及其家属的健康饮食教育，使其掌握各种常见食物的含碘量，合理适量地摄入碘，有助于减少碘过量或者碘缺乏引起的甲状腺疾病。对甲

① PEDERSEN I B,KNUDSEN N,CARLÉ A,et al.A cautious iodization programme bringing iodine intake to a low recommended level is associated with an increase in the prevalence of thyroid autoantibodies in the population[J].Clinical Endocrinology,2011,75(1):120-126.

② 参见肖邦忠，刘守军，吴成果，等.重庆市食盐加碘浓度下调的正确性[J].中国地方病防治杂志，2017,32(1):1-4.

③ 参见郭丝锦，黄美玲，王春晓，等.现代生活方式与甲状腺疾病[J].现代肿瘤医学，2018,26(11):1685-1688.

状腺癌术后患者来说,病情不同、治疗方式不同以及术后出现的并发症不同,都要求采取个性化的饮食指导,帮助患者掌握适合自身的饮食知识,合理进食,促进术后康复。

二、生活习惯管理

当今社会发展迅速,尤其是当代年轻人生活及精神压力过大,生物钟紊乱,长期熬夜、夜间工作、吸烟、情绪起伏过大等,都会导致机体激素水平紊乱,从而引起甲状腺疾病。任宏义等统计发现,从事脑力劳动、自我感觉工作压力大以及不运动或少运动者,甲状腺结节的患病率明显增高。[①] 解寒冰等研究发现,吸烟是甲状腺结节的高危因素,并认为吸烟导致甲状腺结节患病率升高可能与对人体促甲状腺激素水平的影响及吸烟本身对甲状腺造成损害有关,吸烟对甲状腺的影响是长期综合作用产生的。[②] 现代人群流行病学调查结果显示,吸烟频率高以及累计吸烟量的增多是甲状腺结节发生的危险因素。过量的酒精可使甲状腺细胞对促甲状腺激素的敏感性增高;另外,酒精还可抑制甲状腺细胞增殖,直接对甲状腺产生毒性作用。陶雅辉等通过对唐山市不同职业人群的甲状腺疾病筛查,发现职业压力是影响甲状腺疾病发病的危险因素。[③] 调查研究显示,脑力劳动者的甲状腺结节检出率是体力劳动者的 1.31 倍,究其原因,从事脑力劳动的人竞争性强、压力较大,过度的精神紧张使机体长期处于一种应激状态,甲状腺激素的正常分泌受到干扰,从而出现机体内分泌紊乱,激素分泌失衡,诱发甲状腺疾病。

在生活习惯管理方面,应指导甲状腺疾病患者禁烟戒酒、劳逸结合和保证充足的睡眠。甲状腺疾病患者应保证有充足的睡眠,因为人体内的各种激素具有分泌节律,如促甲状腺激素就在晚上 11 点时分泌最多,良好的生活习惯、充足的睡眠符合神经内分泌系统的周期性节律变化,是防治甲状腺疾病的重要因素。

三、心理指导

过于持久或强烈的精神应激是引起甲状腺疾病的重要因素。甲状腺功能与

---

① 参见任宏义,吴光耀,郑齐超,等.12240 例健康体检人群甲状腺结节流行病学调查[J].世界最新医学信息文摘,2015,15(58):13-14+16.

② 参见解寒冰,夏云展,薛建锋,等.郑州社区居民甲状腺结节患病及影响因素[J].中国公共卫生,2014,30(8):1022-1025.

③ 参见陶雅辉,毕菲菲,刘阁玲.唐山市职业人群甲状腺结节的患病情况[J].职业与健康,2015,31(3):398-399.

精神活动密切相关。甲状腺功能活动的程度依靠中枢神经系统的调控,而甲状腺激素对调节中枢神经系统起着重要的作用。情志不畅是甲状腺疾病发病的重要因素,情绪的好坏对甲状腺疾病的发生、发展及转归具有重要影响。甲状腺功能亢进症患者往往会出现精神神经兴奋症状,表现为焦虑、急躁、情绪起伏大,多伴失眠、多梦、记忆力下降,严重者可出现精神分裂症及狂躁型精神病;甲状腺功能减退症患者会出现认知能力减退,记忆力和理解力下降,疲乏,嗜睡,言语和动作迟钝,情绪抑郁,部分患者伴发抑郁症。甲亢或甲减患者都有一定的心理压力,特别是伴有突眼和甲状腺肿大等外貌特征时,心理压力更大。

由于精神和情绪压力会对内分泌系统造成影响,从而加重甲状腺疾病患者的病情,所以社会对甲状腺疾病患者表现出来的负面情绪要保持宽容,同时运用适当的心理学技巧帮助患者调整心态,使其能够以乐观的态度和稳定的情绪面对疾病。

第四节　中医介入慢病管理的优势

慢病管理的重点在于"养""防",这与中医"未病先防,既病防变,瘥后防复"的思想不谋而合。将中医思想融入慢病管理的应用中,有利于提高干预效果,更好地改善患者的生存质量。中医学的整体观念认为,人与自然是一个统一整体,结合二十四节气,因时、因地、因人制宜,可以最大限度地发挥慢病管理的优势,减少患者的痛苦,将中医养生融入日常生活中,有利于更好地控制疾病。

一、中医"治未病"思想在慢病管理中的应用

"治未病"这一思想理论始见于《黄帝内经》,《素问·四气调神大论》曰:"是故圣人不治已病治未病,不治已乱治未乱,此之谓也。夫病已成而后药之,乱已成而后治之,譬犹渴而穿井,斗而铸锥,不亦晚乎?"从而明确提出了"治未病"的概念,强调"未病先防,既病防变,瘥后防复"。《素问·刺热篇》说:"肝热病者左颊先赤,心热病者颜先赤,脾热病者鼻先赤,肺热病者右颊先赤,肾热病者颐先赤。病虽未发,见赤色者刺之,名曰治未病。"认为医者应该善于观察疾病的预发之兆,在其未发之时就果断采取干预措施,四诊合参,针刺并用,最终取得临床疗效。《难经》云:"所谓治未病者,见肝之病,应知肝当传于脾,故先实其脾气,无令得受肝之邪,故曰治未病焉。"提出了要根据五行相乘或相侮的规律辨别内脏疾病有可能会传变的脏腑,采取相应的治疗,以防传变。孙思邈在《备急千金要方》和《千金翼方》中提出"上工治未病,中工治欲病,下工治已病",将疾病分为

"未病""欲病""已病"三个层次,要求医生"消未起之患,治未病之疾,医之于无事之前"。

中医"治未病"的主要特点是根据人体健康状况和生命信息,把握疾病的动态变化,达到有效维护健康、防止疾病发生发展的目的,它主要涉及三个方面的内容:未病先防、既病防变、瘥后防复。未病先防即在未病之前,对潜在的致病因素采取针对性措施,以预防疾病的发生。未病先防包括养生以增强正气,防止病邪侵害,正所谓"正气存内,邪不可干"。既病防变即在疾病发生之后,把握疾病的传变规律,调整阴阳,扶正祛邪,防止疾病的传变,做到早发现、早治疗,提高机体的抗病能力。瘥后防复即在疾病控制的稳定期或疾病发作的间歇期,应提前采取巩固性治疗或预防性措施,有效防止疾病的复发。"治未病"思想是中医学的特色和精髓,在亚健康人群的早期防治,已病人群的早期治疗、择时而治、治未盛、治未传等方面发挥着重要作用。将中医"治未病"思想作为理论指导,运用中医结构体系中的诸多有力武器,结合现代医学知识和技术,积极开展慢性疾病的防治工作,在我国的慢病管理工作中具有重要的现实意义。

在"无病"和"欲病"时,应通过运用调养生息、调理饮食、调节情志等手段,对慢病患者进行防控管理,实现早预测、早预防、早干预。饮食上应三餐定时定量,采取低盐、低脂、低糖、适碘饮食,增加蔬菜、水果、鱼类、粗粮的摄入,同时减少热量摄入,尽量控制反式脂肪、精细碳水化合物、加工肉类、腌制食品和含糖饮料的摄入。科学、有规律的运动疗法对促进身体健康和疾病预防有积极的作用,可以减少体质指数(BMI)、改善血脂、降低血压和减少血糖波动。每周可进行3~5次慢跑、散步、骑自行车等运动项目,减少久坐,以次日不感疲劳为度,避免剧烈运动。在情志上,应培养积极、乐观、向上的情绪,并积极参加户外活动和社会交往,减少抑郁情绪的产生。

在中医"治未病"思想的指导下,可以充分发挥中医思想在慢病中的预防、维护及健康管理等功能,减少慢病的发病率和致死率,延缓发病周期,增强慢病患者的自主防控意识,提高生活质量,减轻家庭负担,减少医院工作量和医疗费用支出,减轻整个社会的负担。

二、中医整体观念在慢病管理中的应用

中医整体观念是在中国古代朴素唯物主义和辩证法影响下形成的独特的中医学思想方法,是中医学理论体系的基本特点。中医整体观念认为,人体是一个以心为主宰,以五脏为中心,通过经络系统联系脏、腑、体、华、窍等全身组织器官而成的有机整体,并通过精、气、血、津液的作用,完成机体统一的机能活动。中医认为躯体状况和精神活动密切相关,强调"形神一体",各系统、各器官之间在生理功能上互相联系,病理状态下相互影响。同时,整体观念重视人与外界环境的整体性,强调生命过程随时受到社会和自然的影响,人体从形体结构到功能活动都必须适应自然环境和社会环境的变化,即符合"天人相应"的规律。整体观念认为,人体是一个有机整体,而且人与自然、人与社会也是一个统一体,因此中医学在讨论生命、健康、疾病等重大医学问题时,不仅着眼于人体自身,同时更重视人与自然环境和社会环境的相互联系,即天、地、人是一个统一的整体,彼此不可分割。在慢病防治过程中,要求医师应该"上知天文,下知地理,中知人事",既要顺应自然规律,因时因地制宜,又要注意调整患者因社会因素导致的精神情志和生理功能的异常,提高其社会适应能力。

中医学理论在治病时注重人与自然的和谐,强调"整体观念,天人合一,三因制宜"。《素问·上古天真论》中提到"上古之人,其知道者,法于阴阳,和于术数……度百岁乃去",强调根据天地时令之道合理地调整生活起居对保持长寿的重要性。《素问·六元正纪大论》中曾记载:"用寒远寒,用凉远凉,用温远温,用热远热,食宜同法。"中医自古至今讲究"因时制宜",慢病病情的发生发展又与气候变化有着十分密切的联系,王嘉玲等以二十四节气理论与六气理论为切入点,阐述了慢阻肺随气候变化的规律,从而用来指导慢阻肺的中医慢病管理。[①] 除此之外,不同地域地势,气候不同,水土性质各异,以及饮食习惯与作息方式的差异,导致疾病的发生、发展情况亦不尽相同,故不少学者在慢病管理中也运用了"因地制宜"的理念。

中医整体观念强调以人为本、审病求因、防病求本,针对整个疾病过程中的多个环节,因时、因地、因人制宜,进行全生命周期干预,注重个体的养生保健,同时也注重医助干预和社会保障相结合。中医介入慢病管理是以中医整体观念为指导,通过精神调养、饮食调理、形体锻炼、寒温将息等方法,对人体进行科学调养,从而达到防治疾病、促进身心健康、延年益寿的整体目标。

第五节　慢病管理面对的机遇及挑战

在国家政策的大力支持下,慢病管理将成为我国"十四五"科技规划的重点领域和重点发展方向。借助现代信息技术,慢病管理将从大医院走向社区、家庭,实现线上线下融合发展,家庭、社区重点推进的格局。

---

① 参见王嘉玲,刘雯雯,郑燕婵,等.二十四节气理论在慢性阻塞性肺疾病慢病管理中的应用[J].中国医药导报,2018,15(15):143-146.

目前,我国的慢病管理体系与发达国家相比仍有很大的差距。我国的慢病管理长期以来存在"重治疗轻预防""重药物轻管理"的问题,慢病管理效率较低、效果较差,管理资源总体少于社会需求总量,不能满足居民多样化的健康需求;社会慢病管理水平和管理意识较低,社会基层组织机构的慢病管理服务提供不足,社会居民普遍缺乏慢病管理意识。我国的慢病治疗与医保衔接不连续,慢病患者仅限于门诊"特种疾病"报销且额度有限,没有真正做到普及惠众。

我国的慢病管理目前主要存在以下挑战:

一、慢病管理分级诊疗体系不健全

当前,国家出台了一系列方案及政策,强调慢病防控管理在国家及社会发展中的重要性,提出慢病防控管理是一项需要全社会参与的系统工程。然而,目前我国的慢病分级诊疗体系并未部署到位,大多数患者对基层卫生机构缺乏信任,直接选择到上级医院就医,社区卫生机构未发挥作用,浪费了大量医疗资源。我国的慢病管理在社区与医院之间的协同合作不衔接,上级医院与社区卫生服务机构之间的双向转诊制度尚不完善,转诊条件、转诊程序等不明确,因此难以对慢病进行规范的防治和管理,以真正建成"小病进社区,大病到医院,康复回社区"的动态转诊体系。同时,我国各级疾病预防控制中心的慢病管理职能相对弱化,其对下级疾控机构、基层医疗卫生机构和医院慢病防控工作的技术指导和培训也在减少。

对此,我们要重视医疗机构的慢病管理作用,落实分级诊疗。医疗机构是慢病防治管理的主力军,目前医疗机构普遍重视对疾病的治疗而轻视对疾病的管理,尤其是慢病管理在基层社区卫生服务机构中的作用发挥不足,利用率较低。慢病管理体系应形成政府主导、卫生先行、全民参与的整体慢病管理体系。慢病防控管理应关口前移、重心下沉,健康宣教和疾病筛查要下沉到基层卫生机构,积极推行慢病分级诊疗及双向转诊。社区以常见病、多发病首诊为主,大型医院以科研和诊治疑难杂症、危重病症为导向,畅通转诊通道,以合理分配就医流向,对疾病的随访再回到基层,形成有效的良性循环。医院、社区、家庭要协调合作,做到小病不出社区、大病入住医院、没病自我管理,合理利用医疗资源,减轻社会的经济和卫生负担。

二、慢病管理缺乏强有力的政策及资金支持

尽管国家针对慢病防控相继出台了多个政策文件,如《中国慢性病防治工作规划(2012—2015年)》《关于印发国家慢性病综合防控示范区建设管理办法的通知》《中国防治慢性病中长期规划(2017—2025年)》等,但由于缺乏相关配套政策的支持和保障,如医保政策和财政政策,导致慢病管理项目的实施状况和规划存在一定的脱节①,具体政策要求落实不到位。国家下发的文件不具有明显的法律约束力,导致对诱发慢病的相关危险因素及行为进行干预控制缺乏权威的法律保障,慢病防治工作的随意性较强。在慢病防控管理方面,相关工作的开展主要依据卫生部门制定的条例、办法和规划,医院、社区、个人参与度不强,各部门之间的职责任务模糊不清,慢病防控管理体系的各个分支无法协同发力,使得慢病管理体系无法发挥最大的作用。我国慢病防治的公共卫生资金投入不足,且在城乡之间、大医院和基层医疗服务机构之间呈现出明显的结构失衡现象。根据我国的慢病费用测算数据,超过八成的费用发生在临床治疗上,只有近两成的资金投向了慢病预防。②

对此,各级政府职能部门需颁布关于慢病管理的法律法规,使慢病防控管理工作有法可依、有章可循,从根本上解决我国慢病管理工作中现存的一系列问题。加强国家对各级医疗机构慢病管理体系的建设投入,可通过强化医防合作,鼓励优质资源向基层倾斜,完善医保在不同级别医疗机构中的差异化支付;同时完善基本药物目录,并强化上级医院与基层的用药衔接,减少不必要的医疗支出。各级财政应综合考虑本地区的慢病流行状况及其基层卫生机构服务能力,合理规划慢病管理经费在卫生经费中的比例。应规范经费使用,并赋予卫生机构一定的自主权,充分发挥财政经费对机构和人员的激励作用。

三、重治轻防,对慢病防治认识不足

目前,我国大部分居民的健康素养仍处于较低水平。2015 年国家卫计委在健康数据发布会上发布的信息显示,目前我国全国居民中,具备健康素养的仅为9.48%,其中慢病相关的健康素养水平更为低下。大众对慢病管理的认识不足,缺乏自我管理的知识和技能,甚至很多人不明白什么叫"自我管理",自身的慢病管理全部依赖医院。由于对慢病认知不足,导致人们逐渐养成了不良生活习惯,致使慢病发病率不断升高,严重情况下甚至会诱发其他并发症。

对此,我们要加大对慢病管理知识的宣传力度和广度,用生动、有趣的形式向大众进行健康宣教,借助新媒体的多种传播形式,可以采用公众号发送科普知识,建微信群解答慢病患者的疑惑,开展慢病管理的宣教讲座等方式,根据不同年龄、不同疾病、不同职业等特点,展开具有针对性的健康素养教育及慢病管理

---

① 参见吕兰婷,邓思兰.我国慢性病管理现状、问题及发展建议[J].中国卫生政策研究,2016,9(7):1-7.

② 参见张学本,战浩.健康中国战略视角下我国社区慢病防治的优化策略[J].行政与法,2018,(8):69-78.

干预。要充分发挥家庭成员在患者慢病管理中的作用,鼓励慢病患者的家庭成员学习疾病管理相关知识,督促患者改变生活习惯及行为方式,在减轻社区医护人员负担的同时,也为慢病治疗患者构建了良好的家庭支持环境。良好的健康素养能帮助居民及时对健康信息做出正确的判断和处理,并切实改变自身行为,从源头上远离疾病困扰,预防和减少民众慢病的发生。

四、慢病管理模式亟待创新

我国的慢病管理模式目前主要为慢病信息监测系统模式、慢病自我管理模式、社区慢病健康管理模式和社区慢病临床路径管理模式等。现阶段,为提高我国居民的健康水平和健康素养,满足人民群众不断增长的健康需求,国家制定了相关政策,采取了一系列措施来大力推进慢病防控管理体系的构建,其最终目的是降低慢病人群的发病率和死亡率,提高生命和生活质量。相比于传统医疗模式,慢病管理模式更注重医患之间的沟通,改变患者的不良生活方式,提高患者对自我症状的认知,注重治疗方案,调整患者适应生理和心理社会变化的能力。在"治未病"思想的指导下,运用现代医学信息技术手段,完善慢病防控管理体系,更好地推动人们健康水平的提升。借助现代信息技术,将现有的慢病管理模式逐渐转化为远程互联网教育、慢病系统监控、大数据信息管理等模式。依托医疗系统内的大数据,自主设计开发慢病管理系统,实现体检中心数据与互联网医院系统的信息对接、线上医生诊疗、科普宣教,实现健康数据同步、信息互动等多种功能,慢病患者也可在客户端上传实时健康监测数据(如血压、血糖等),医护人员每周有针对性地提供干预措施,如用药指导、运动指导、健康宣教等,从而实现从线上到线下、从前端到后端的"闭环式"医疗服务。

五、慢性病防治工作人力资源不足

我国目前的国情现状是基层专业慢病管理人员数量不足,素质参差不齐且人员流动性大,不能给患者提供及时有效的服务。要做好慢病管理,不仅仅是记录健康档案和定期体检等就可以彻底解决的,慢病涉及的病种广泛,对医护人员的要求也较高,慢病管理相关的医师既要求具备全科医生的专业素质,有雄厚的临床医学、流行病学、预防医学、卫生统计、卫生管理等医学和公共卫生知识的基础,同时也要具备适当的社会心理学、计算机信息技术等方面的知识。而目前这样的高素质专业人员还很缺乏,这也是制约我国慢病管理效率和水平提高的一个重要方面。社区医疗服务机构是慢病管理的主要执行者,应承担起慢病预防、保健、医疗、康复、健康教育等多项工作,但由于基层存在社会保障低、工作繁杂等问题,导致社区公共卫生专职人员配备不足,社区中具备专业知识和管理技能的人才不足，缺乏慢病防治技能方面的培训等。社区卫生服务中心等基层医疗卫生机构的作用不能得到充分发挥，不利于我国慢病管理工作的开展；服务人力资源的缺失使其不能够对慢病患者进行规律、充分的回访，对患者并发症和病情的了解有延迟，慢病管理工作难以惠及每一个人。

针对目前很多基层卫生机构缺少慢病管理专业技术人员这一问题，地方卫生部门可通过对现有卫生人员进行转岗培训等措施，充分利用已有的卫生人力资源；同时通过政策扶持、社会资源倾斜等措施，加大对优质卫生人才的引进，充实管理队伍。

慢病管理的新机遇方面，现代信息技术的快速发展给慢病管理带来了新的机遇和发展方向。医疗信息化的不断建设与大数据技术的快速发展，可以帮助我们建立一体化的信息系统，将患者、社区、医院的三方数据共享，消除不同医院、不同系统间的数据壁垒，改善数据"孤岛"效应，实现对患者信息的数据共享。慢病管理的核心是有效的患者教育和依从性管理，借助现代信息技术，可以为慢病管理提供新的服务模式，使慢病管理不再局限于需要大量医疗人力资源的传统管理模式，这样既可以提高医疗质量，降低医疗成本，又能够充分利用医疗资源，显著提升患者的自我管理能力。

下篇

分 论

第四章 亚甲炎

第一节 亚甲炎概述

亚甲炎是常见的甲状腺疾病之一,多由甲状腺受病毒感染引起,以短暂疼痛的破坏性甲状腺组织损伤伴全身炎症反应为特征。

该病常在病毒感染后1～3周发病,起病形式及病情程度不一。上呼吸道感染前驱症状有肌肉疼痛、疲劳、倦怠、咽痛等,体温不同程度升高,起病3～4天达高峰,可伴有颈部淋巴结肿大;甲状腺区的特征性疼痛逐渐或突然发生,程度不等,转颈、吞咽动作时可加重,常放射到同侧耳、咽喉、下颌角、颏、枕、胸背部等处;少数患者声音嘶哑、吞咽困难;甲状腺肿大弥漫或呈不对称轻、中度增大,多数伴结节,质地较硬,触痛明显,无震颤及杂音。甲状腺肿痛常先累及一叶,后扩展到另一叶。

与甲状腺功能变化相关的临床表现可以分为三个阶段:第一阶段为甲状腺毒症阶段,50%～75%的患者在发病初期有体重减轻、怕热、心动过速等表现,历时3～8周;第二阶段为甲减阶段,约25%的患者在甲状腺激素合成功能尚未恢复之前进入甲状腺功能减退阶段,出现水肿、怕冷、便秘等症状;第三阶段为甲状腺功能恢复阶段,多数患者短时间(数周至数月)恢复正常功能,仅少数成为永久性甲减。整个病程持续6～12个月。有些病例反复加重,持续数月至2年不等。有2%～4%的患者复发,极少数反复发作。

实验室检查方面,红细胞沉降率(ESR)在病程早期增快,超过50 mm/h时对诊断为本病是有利的支持;ESR不增快也不能除外本病。甲状腺毒症期呈现血清T_3、T_4浓度升高,甲状腺摄碘率降低(常低于2%)的双向分离现象,血清T_3/T_4比值常小于20。随着甲状腺滤泡上皮细胞破坏加重,储存的激素消耗殆尽,出现一过性甲减,T_4、T_3浓度降低,促甲状腺激素水平升高;而当炎症消退时,甲状腺滤泡上皮细胞恢复,甲状腺激素水平和甲状腺摄碘率逐渐恢复正常。

甲状腺细针穿刺和细胞学(FNAC)检查早期,典型的细胞学涂片可见多核巨细胞、片状上皮样细胞和不同程度的炎性细胞浸润,晚期往往见不到典型表现;FNAC 检查不作为诊断本病的常规检查。甲状腺核素扫描(Tc)方面,早期甲状腺无摄取或摄取低下对诊断有帮助,其他方面可见早期白细胞增高。甲状腺过氧化物酶抗体(TPOAb)、甲状腺球蛋白抗体(TgAb)阴性或水平很低。以上这些均不作为本病的诊断指标。血清甲状腺球蛋白(Tg)水平明显增高,与甲状腺破坏程度相一致且恢复很慢,但 Tg 也不作为诊断的必备指标。

根据急性起病、发热等全身症状及甲状腺疼痛、肿大且质硬,结合 ESR 显著增快、血清甲状腺激素浓度升高与甲状腺摄碘率降低的双向分离现象,可诊断本病。

西医治疗方面,早期治疗以减轻炎症反应及缓解疼痛为目的。轻症可用阿司匹林(1～3 g/d,分次口服)、非甾体消炎药(如吲哚美辛 75～150 mg/d,分次口服)或环氧酶-2 抑制剂。糖皮质激素适用于疼痛剧烈、体温持续显著升高、水杨酸或其他非甾体消炎药治疗无效者,可迅速缓解疼痛,减轻甲状腺毒症症状。初始可用泼尼松 20～40 mg/d,维持 1～2 周,根据症状、体征及 ESR 的变化缓慢减少剂量,总疗程 6～8 周以上。过快减量、过早停药可使病情反复,应注意避免。停药或减量过程中出现反复者,仍可使用糖皮质激素,同样可获得较好效果。甲状腺毒症明显者可以使用 β-受体阻滞剂。由于本病并无甲状腺激素过量生成,故不使用抗甲状腺药物治疗。甲状腺激素用于甲减明显、持续时间久者,但由于促甲状腺激素降低不利于甲状腺细胞的恢复,故宜短期、少量使用,永久性甲减者需长期替代治疗。

第二节　中医二十四节气在亚甲炎慢病管理中的应用

一、立春,四时之始,万象更新

(一)饮食注意

立春的食膳应以"升补"为主,宜食辛甘发散之品,如大枣、豆豉、香菜等,不宜食用酸涩之品。同时,亚甲炎患者不宜多吃辛辣刺激油腻之品,发散之品中葱、蒜、辣椒等不可多食,忌煎炸、生冷、肥腻食物,忌咖啡、饮酒、浓茶。

(二)适宜的茶饮——蓝丹枸杞茶

原料:车前子 5 g,丹参 5 g,枸杞 5 g。

方法:将上述三味茶材分别用清水洗净,然后放入茶杯中,加适量沸水冲泡。

盖盖浸泡半小时后,代茶饮用。

功效:清热祛湿,养阴调肝。

(三)适宜的药膳——竹叶鸡肉牛奶汤

原料:鸡肉脯 50 g,豌豆 50 g,番茄 1 个,鸡蛋 1 个,牛奶 25 g,水淀粉 25 g,竹叶 10 g,料酒、盐、味精、高汤各适量。

方法:鸡肉剔筋洗净,剁成细泥。用牛奶搅拌 5 g 淀粉,鸡蛋打开去黄留清,并把这三样食材放在同一个碗内,搅成鸡肉泥待用。番茄洗净,放入沸水中,然后捞出去皮,切成小丁,豌豆洗净备用。炒锅放在大火上倒入高汤,放竹叶、盐、料酒,烧开后下豌豆、西红柿丁,等再次烧开后改小火,把鸡肉泥用筷子或小勺拨成珍珠大小的圆形小丸子,下入锅内。下完后把火开大,待汤煮沸后加入水淀粉,烧开后将味精入锅即成。

功效:温中益气,清热解毒。

(四)运动疗法

立春时节,万物复苏,这时候可以与大自然亲密接触,进行室外运动,如跑步、跳舞、爬山等运动,这些运动都有利于身体的放松和身心健康状态的保持。在经历了一个寒冬的休息后,身体各脏腑组织都处于一种休息的状态,关节肌肉也比较僵硬,所以运动时要遵循适度原则。

(五)情志调养

立春之时要忌暴怒和忧郁,保持心胸开阔、乐观向上和心境的恬淡愉悦。同时要充分利用、珍惜春季大自然"发陈"之时,借助阳气上升之时、人体代谢旺盛之机,通过适当地调摄,使阳气得以宣达,代谢机能正常运行,心情得以更加开阔明朗。

(六)足浴药方

原料:丹参 15 g,玄参 25 g,射干 20 g,牛蒡子 25 g。

方法:将所有药材放入锅中,加水煎煮 30 min,去渣取汁,将汁液倒入浴盆中,再加入适量开水,先熏蒸后浴足,熏泡,后待水温合适后(40 ℃左右)进行脚部按摩。每晚睡前泡脚半小时左右。

注意事项:时间不能太长,以身上微微汗出为宜;饭后半小时内不宜泡脚,以免影响胃的消化吸收;泡脚用具最好能让双脚舒服地平放,水位以浸泡到小腿为宜;皮肤有外伤者忌用此方法;患有严重疾病者请在医生的指导下应用。

(七)中医外治法

1.耳穴压豆

取穴:肝俞穴、神门穴、心俞穴、内分泌俞穴。

方法:耳郭常规消毒后,将胶布剪成 0.8 cm×0.8 cm 大小,放 1 粒王不留行籽粘上,随即贴压在所选耳穴上,由轻到重按压数十下。患者每日自己按压耳贴

3～5 次,每次每穴按压 1～2 min。

疗程:每隔 1～2 d 换贴压另一侧耳穴,10 次为一个疗程,休息 10～15 d 再做下一疗程治疗。

2.经络拍打——足厥阴肝经

足厥阴肝经是联系肝脏与其他脏腑的重要通路,通过拍打足厥阴肝经,可以起到疏肝理气、补益肝脏、调节体质的作用。

具体方法:可平坐亦可站立,手握空拳,以掌根自头顶沿着头两侧至两胁,再向下沿着大腿内侧至内踝,以上为一次拍打。每天循经拍打左右经脉各 100 次,力度要适中,可随时随地进行操作,不必拘泥。

3.针刺

取穴:曲池穴、膈俞穴、太冲穴、合谷穴。

方法:各穴均用平补平泻法,以泻法为主,针下得气后,捻转角度要大,操作时间要长,拇指向后,食指向前,针刺每次留针 30 min,每日一次。此法有泻火的作用。

二、雨水,乍暖还寒,雨水始降

(一)饮食注意

雨水之时,人们应多食新鲜蔬菜,可选择香椿、百合、豌豆苗、春笋、山药、藕、芋头、萝卜、甘蔗等。戒烟酒,忌食生冷肥甘及粗糙、过硬、酸、辛辣等刺激性食物,避免暴饮暴食或饥饱失调、饮食不规律等不良习惯。过于苦寒的药物如龙胆草、苦参、黄连等也要慎服。

(二)适宜的茶饮——连翘菊花茶

原料:菊花 5 g,连翘 5 g。

方法:将上述两味茶材分别用清水洗净,然后放入茶杯中,加适量沸水冲泡。盖盖浸泡半小时后,代茶饮用。

功效:清火解毒。

(三)适宜的药膳——枸杞蒸母鸡

原料:子母鸡 1 只,枸杞 1 大匙,葱 1 根,姜数片。

方法:将子母鸡宰杀洗净,放入锅内,用沸水氽透,捞出冲洗干净,将枸杞装入鸡腹内,再将鸡腹部朝上放入盆里,加入葱、姜、清汤、食盐、料酒、胡椒面,上笼蒸 2 h。拣去姜片、葱段,再放入味精即成。

功效:滋阴养肝,益气明目。

(四)运动疗法

雨水时节,做一做"闭气发汗功"可以放松身体,有利于疾病康复,其具体方法是:端坐于椅子上,两脚分开,与肩同宽,大腿与小腿呈90°角,躯干伸直,全身放松,下颌向内微收。排除心中杂念,双眼轻闭,用鼻子做深长匀细的吸气,吸满后闭气,尽量闭到最大限度,再慢慢地呼出,呼吸至出汗为度。

（五）情志调养

雨水之时,需保持心气平和,使肝气不横逆,脾胃维持正常的运化功能。对于春天的天气多变,一定要保持心境的平和和心情的愉悦。静心养气既不会扰乱心血,也不会损耗心气,反而会使心气盈和,肝气舒畅,脾胃功能正常。

（六）足浴药方

原料:金银花15 g,蒲公英25 g,柴胡20 g。

方法及注意事项同前文所述。

注意事项:时间不能太长,以身上微微汗出为宜;饭后半小时内不宜泡脚,以免影响胃的消化吸收;泡脚用具最好能让双脚舒服地平放,水位以浸泡到小腿为宜;皮肤有外伤者忌用此方法;患有严重疾病者请在医生的指导下应用。

（七）中医外治法

1.耳穴压豆

取穴:肝俞穴、脾俞穴、心俞穴、内分泌俞穴。

方法及疗程同前文所述。

2.经络拍打——足太阴脾经

足太阴脾经从脾系,脾主运化,为后天之本,对于维持消化功能及将食物化为气血起着重要的作用。若脾经出现问题,会出现腹胀、便溏、下痢、胃脘痛、嗳气、身重无力等。若脾经气血通畅,经气旺盛,可以使人脏气通顺,运化如常,利于疾病的康复。

具体方法:采取坐位,将一只脚的脚踝压在另一条大腿上,手握空拳,以掌根自足大趾内侧端开始拍打,然后沿小腿内侧正中线上行,再进入大腿内侧前缘,最后进入腹部。拍打时要用力适中,双侧都要拍打,每侧拍打10 min。

3.穴位按摩——水分穴

取穴方法:水分穴位于人体的中腹部,肚脐上一指宽处(拇指的宽度)。可采用仰卧的姿势,以便准确地找到穴位和顺利地实施相应的按摩手法。

操作方法:可使用左掌或右掌的大鱼际根部,来回施以顺时针揉法揉20 min左右,令该部位有热感即可。

三、惊蛰,春雷乍动,蛰虫复苏

（一）饮食注意

每到惊蛰时节,很多人都会觉得咽喉干、痒痛、音哑,这是因为在天气明显变暖的背后,偶尔还会乍暖还寒,再加上气候比较干燥,嗓子"冒火"也就成了必然。对此,我国民间素有"惊蛰吃梨"的习俗。亚甲炎患者平时宜食用性味平和的食物,如新鲜的蔬菜和水果、谷类、豆类等。

(二)适宜的茶饮——陈菊蜂蜜茶

原料:陈皮 5 g,菊花 3 g,蜂蜜适量。

方法:将陈皮、菊花放入杯中,冲入适量沸水,1 min 后倒掉,再次加入沸水,焖置 30 min,待水温热时加入蜂蜜搅拌。

功效:滋阴润肺,健脾疏肝。

(三)适宜的药膳——猪肝菠菜汤

原料:猪肝 100 g,菠菜 100 g,盐等调味品适量。

方法:将猪肝洗净切成薄片,加入适量淀粉及少许盐等调味品腌一下;将菠菜洗净切段。锅中加水煮开后放入腌好的猪肝,大火煮开后再放入菠菜,再煮开后加入适量调味品即可。

功效:滋阴润燥,益气养血。

(四)运动疗法

惊蛰时节不宜过激活动,着重调养肝肾,打太极拳是较为合适的运动项目。同时要多做有益于心脏、血脉的活动,如跳交谊舞、保健按摩等能使身体各部都活跃起来,且有助于气血运行的运动项目。

(五)情志调养

惊蛰时节,培养乐观情绪至关重要。精神愉快则气血和畅,经络气血得以正常运行,这样有利于身体的健康。反之,苦闷、忧郁会给身体带来疾病隐患,加重原有疾病。

(六)足浴药方

原料:金银花 20 g,红花 25 g,桃仁 30 g。

方法及注意事项同前文所述。

(七)中医外治法

1.耳穴压豆

取穴:脾俞穴、神门穴、肺俞穴、内分泌俞穴。

方法及疗程同前文所述。

2.经络拍打——手太阴肺经

手太阴肺经从肺系,肺主肃降,通调水道,输布津液于皮毛,滋润皮肤,还能促进卫气抵御外邪。亚甲炎常常起病于毒邪侵袭,肺经气血通畅,经气旺盛,可以有效避免外邪侵袭,有利于疾病的康复。

具体方法:可平坐亦可站立,手握空拳,以掌根自肩膀前侧开始,向下沿手臂内侧外缘拍打,过肘横纹桡侧,继续向下直至手掌大鱼际,以上为一次拍打。每天循经拍打左右手臂各 100 次,力度要适中,可随时随地进行操作,不必拘泥。

3.刮痧

取穴:肺俞穴、脾俞穴、肝俞穴、肾俞穴。

操作方法:取卧位,刮肺俞穴、脾俞穴、肝俞穴、肾俞穴,以皮肤潮红为度。刮痧采用平补平泻法,刮至皮肤微有热感或皮肤微微发红即可,不必刻意追求出痧。刮痧后嘱患者多饮白开水,当天勿洗浴,注意保暖。

四、春分,仲春之月,昼夜均分

(一)饮食注意

春分时节讲求机体阴阳平衡,在饮食上也需要根据食物的寒热属性做出合适的选择,尽量避免食用过寒、过热的食物,如食用鱼、虾、蟹等寒性食物,食后有损脾胃而引起脘腹不舒之弊。可以在食用韭菜、木瓜等助阳类食物时配以滋阴之品(如蛋类),以达到阴阳互补之目的。

(二)适宜的茶饮——银花枯草茶

原料:金银花 5 g,夏枯草 5 g。

方法:将上述两味茶材分别用清水洗净,然后放入茶杯中,加适量沸水冲泡。盖盖浸泡半小时后,代茶饮用。

功效:清热散结。

(三)适宜的药膳——香菇油菜

原料:小油菜 100 g,香菇 60 g,盐、酱油、白糖、水淀粉、味精各适量。

方法:小油菜择洗干净,控水备用;香菇用温水泡发,去蒂,挤干水分,切成小丁备用。炒锅烧热,倒入油烧热,放入小油菜,加一点儿盐,炒熟后盛出。炒锅再次烧热,放入油烧至五成热,放入香菇丁,勤翻炒,加盐、酱油、白糖,翻炒至熟,闻到香菇特有的香气后,加入水淀粉勾芡,再放入味精调味。

功效:解毒消肿,活血化瘀。

(四)运动疗法

春日环境优美,一派生机。此时应多去室外活动,进行一些适合自己的体育锻炼,如慢跑、快走、踢毽子等,可使人体呼吸代谢功能增强,加快机体对需氧量要求较高的调适。同时,阳光照射人体后,可使全身温暖,加快血液循环,有利于氧气和营养物质的吸收及二氧化碳和废物的排出,增强人体免疫力。

(五)情志调养

由于春分节气平分了昼夜、寒暑,人们在保健养生时应注意保持人体的阴阳平衡状态。在精神调摄方面,应保持心境的平和和身心的轻松状态。

（六）足浴药方

原料：夏枯草 20 g，玄参 15 g，金银花 25 g。

方法及注意事项同前文所述。

（七）中医外治法

1.耳穴压豆

取穴：三焦穴、神门穴、心俞穴、内分泌俞穴。

方法及疗程同前文所述。

2.经络拍打——足少阴肾经

通过拍打足少阴肾经，促进气血运行通畅，可以起到固肾藏精、滋阴泻火、调节体质的作用。

具体方法：平坐，手握空拳，以掌根从足底向上，沿着大腿内侧至前腹部拍打，以上为一次。每天循经拍打双下肢各 100 次，力度要适中，可随时随地进行操作，不必拘泥。

3.刮痧

取穴：夹脊穴。

方法：在脊柱两侧涂以刮痧油并均匀涂抹开，用手温热刮痧板，将刮痧板侧立，自上而下沿脊柱两侧缓慢刮拭夹脊穴区，操作时动作要连续，力度要逐渐由轻至重，动作柔和，切忌用力刮拭。刮痧采用平补平泻法，刮至皮肤微有热感或皮肤微微发红即可，不必刻意追求出痧。刮痧后嘱患者多饮白开水，当天勿洗浴，注意保暖。

4.穴位贴敷

药物：蒲公英 3 g，夏枯草 2 g，半夏 2 g，紫花地丁 2 g，黄连 2 g。

穴位：天突穴。

方法：将药物研成细末，加入适量凡士林调成糊状，外敷于穴位上，外盖纱布，胶布固定。每次贴 3～6 h，每周贴一次。

五、清明，气清景明，草木始发

（一）饮食注意

唐代名医孙思邈说："春日宜省酸，增甘，以养脾气。"清明时节，在饮食调养方面须定时定量，不暴饮暴食；同样还需要饮食清淡，多食瓜果蔬菜，少食辛辣刺激油腻之物，忌咖啡、饮酒、浓茶，合并甲状腺功能亢进的患者应食用高热量、高蛋白、营养丰富的食物。

（二）适宜的茶饮——栀子麦冬茶

原料：栀子 5 g，麦冬 5 g。

方法：将上述两味茶材分别用清水洗净，然后放入茶杯中，加适量沸水冲泡。盖盖浸泡半小时后，代茶饮用。

功效：清热泻火，滋阴生津。

（三）适宜的药膳——香椿煎豆腐

原料：香椿芽 100 g，豆腐 2 块，味精、油、酱油、黄酒适量。

方法：将豆腐切成小块，用沸水烫一下捞出，炒锅放油后置于火上，当油温至五成热时，将豆腐一片片放入，用小火煎至两面麦黄时，倒入黄酒烹调片刻，再加酱油、味精、鲜汤和香椿段，用中火收干汤汁即可装盘。

功效：清热解毒，理气健脾。

（四）运动疗法

清明节气"春瘟"容易流行，但也不可闭门不出，更不可在家坐卧太久。中医认为"久视伤血，久卧伤气，久立伤骨，久行伤筋，久坐伤肉"。应该保持乐观的心情，经常出去到树林、河边散步，多呼吸新鲜空气，并进行适当的体育运动。

（五）情志调养

清明时节易产生忧思情绪，这时可以走出家门观赏春色，散散步，与亲朋好友聊聊天，这些活动都有助于不良情绪的好转。要保持心胸开阔，注意时时调节自己的不良情绪。

（六）足浴药方

原料：牛蒡子 20 g，红花 25 g，蒲公英 15 g。

方法及注意事项同前文所述。

（七）中医外治法

1.耳穴压豆

取穴：肝俞穴、脾俞穴、心俞穴、内分泌俞穴。

方法及疗程同前文所述。

2.经络拍打——手少阴心经

拍打手少阴心经可以调节情志，疏通经络，促进全身血液循环，有利于疾病的痊愈。

具体方法：手少阴心经就是从心脏处开始，经过腋窝，沿手臂内侧至手小指末端的循经。拍打顺序是先拍打手肘窝，然后沿着经络的走向（补拍）或者逆着经络的走向（泄拍）拍打。每天一次，每次不超过 5 min 为宜，力度以拍打时感到舒适为宜。

3.刮痧

取穴：内关穴、三阴交穴、阴陵泉穴、太溪穴。

操作方法：刮内关穴、三阴交穴、阴陵泉穴、太溪穴，以皮肤潮红为度。在穴位处及周边涂以刮痧油并均匀涂抹开,用手温热刮痧板,将刮痧板侧立刮相应穴位,操作时动作要连续、柔和,力度要逐渐由轻至重,切忌用力刮拭。刮痧采用平补平泻法,刮至皮肤微有热感或皮肤微微发红即可,不必刻意追求出痧。刮痧后嘱患者多饮白开水,当天勿洗浴,注意保暖。

4.穴位贴敷

药物:三棱 3 g,莪术 2 g,半夏 2 g,丹参 2 g,大黄 2 g。

穴位:人迎穴。

方法:将药物研成细末,加入适量凡士林调成糊状,外敷于穴位上,外盖纱布,胶布固定。每次贴 3～6 h,每周贴一次。

六、谷雨,雨生百谷,滋养万物

(一)饮食注意

谷雨之时,天气渐热,亚甲炎患者通常邪气内伏郁于少阴、少阳化热,久而蕴积成热毒,在饮食方面可以选择用天然食品取代精加工食物,新鲜水果如菠萝、木瓜、奇异果、梨等都是不错的选择。

(二)适宜的茶饮——牛蒡子竹叶茶

原料:牛蒡子 5 g,竹叶 5 g。

方法:将上述两味茶材分别用清水洗净,然后放入茶杯中,加适量沸水冲泡。盖盖浸泡半小时后,代茶饮用。

功效:泻火解毒。

(三)适宜的药膳——绿豆银花粥

原料:绿豆 50 g,金银花 15 g,大米 50 g。

方法:将大米、绿豆煮烂以后,放入金银花,煮 3～5 min 后作为稀粥食用。

功效:清热解毒,滋阴益气。

(四)运动疗法

患者可以根据自己的体质来选择户外锻炼项目,如打太极拳、舞太极剑、体操、慢跑、散步、郊游、登山乃至放风筝、荡秋千等民间健身项目。进行这些锻炼可以使身体在春光中最大限度地吸取大自然的活力,采纳真气以化精血,充养腑脏。

(五)情志调养

国医大师邓铁涛提出"养生必重养心,心宽方能体健"。我们在闲暇时刻种种花草,每天呵护植物的生长也可以使心情愉悦,这体现了顺应自然、天人合一的养生方法。

（六）足浴药方

原料：苦参 20 g，红花 30 g，栀子 15 g。

方法及注意事项同上文所述。

（七）中医外治法

1.耳穴压豆

取穴：脾俞穴、神门穴、心俞穴、三焦俞穴。

方法及疗程同前文所述。

2.穴位按摩——太白穴

取穴方法：太白穴在足内侧，第 1 跖指关节近端赤白肉际凹陷中。

操作方法：按摩时要注意力道适中，以穴位处微微感到胀痛为度，每天坚持按揉 4～5 min，谷雨节气降水多，湿气较重，湿气易困脾，此时应遵循自然节气的变化，按揉太白穴以助脾气运化。

3.穴位贴敷

药物：细辛 2 g，芒硝 2 g，吴茱萸 2 g，大黄 2 g，黄连 2 g。

穴位：涌泉穴。

方法：将药物研成细末，加入适量酒调成糊状，外敷于穴位上，外盖纱布，胶布固定。每次贴 3～6 h，隔一周贴一次。

七、立夏，夏之初始，万物旺盛

（一）饮食注意

在饮食上应注重排毒祛火、调养脾胃，以低脂、低盐、多维生素、清淡食物为主，如粳米、绿豆、赤小豆、鹌鹑、鸡肉、泥鳅、豆腐、丝瓜、百合、莴笋、鱼腥草、菠菜、佛手瓜、扁豆、草莓、樱桃、牛奶、蜂蜜、枇杷、茉莉花、绿茶等。应注意忌食性热升发的食物，以免耗气伤津；同时也不宜过早食用生冷食物，以免损伤脾胃。

（二）适宜的茶饮——乌梅茶

原料：乌梅 15 g，五味子 6 g，红枣 3 枚，茶叶 3 g，水适量。

方法：将上述四味茶材分别用清水洗净，然后放入茶杯中，加适量沸水冲泡。盖盖浸泡半小时后，代茶饮用。

功效：生津止渴，涩肠止泻，敛肺止咳。

（三）适宜的药膳——鱼腥草拌莴笋

原料：鱼腥草 60 g，莴笋 300 g，大蒜、葱各 15 g，姜、食盐、味精、香油、酱油、醋各适量。

方法：鱼腥草摘去杂质老根，洗净切段，用沸水焯后捞出，加食盐搅拌腌渍待用。莴笋削皮去叶，冲洗干净，切成 1 寸长粗丝，用盐腌渍，沥水待用。葱、姜、蒜洗后切成葱花、姜末、蒜末待用。将莴笋丝、鱼腥草放在盘内,加入酱油、葱花、姜末、味精、醋、蒜末搅拌均匀,淋上香油即成。

功效:清热解毒,利湿祛痰。

（四）运动疗法

立夏后,随着气温升高,人们容易出汗。"汗"为心之液,立夏时节要注意不可过度出汗,运动后要适当饮温水,补充体液。运动不要过于剧烈,可选择相对平和的运动方式,如打太极拳、舞太极剑、散步、慢跑等。

（五）情志调养

关于立夏养生,要特别强调"静养",其实这也是各个季节养生所要强调的重点。立夏后,人们容易感到烦躁不安,养生要做到"戒怒戒躁",切忌大喜大怒,要保持心情舒畅、安闲自乐、笑口常开。

（六）足浴药方

原料:鱼腥草 20 g,金银花 30 g,香薷 20 g。

方法及注意事项同前文所述。

（七）中医外治法

1.耳穴压豆

取穴:神门穴、肝俞穴、脾俞穴、肾俞穴。

方法及疗程同前文所述。

2.穴位按摩——攒竹穴

取穴方法:当眉头陷中,眶上切迹处,也就是眉毛内侧,眉头的位置。

操作方法:取坐位,双肘放于桌上,双手拇指指尖立起,闭目低头,用力点压攒竹穴。由于指尖受力面很窄,所以局部很容易就会有明显的酸胀感,类似"掐"的效果,坚持 10 s,可轻轻放松一下,反复掐按至少 5 次。

3.艾灸

取穴:神阙穴。

方法:可隔姜灸,也可隔盐灸,每次 3～5 壮,每日一次,10 d 为一个疗程。每次感到局部温热舒适,稍有红晕为度。

八、小满,雨水丰沛,谷趋盈满

（一）饮食注意

在小满节气,饮食调养宜以清爽清淡的素食为主,常吃具有清利湿热作用的食物,如薏米、丝瓜、黄瓜、绿豆、冬瓜、黄花菜、莲藕、胡萝卜、番茄、水芹、黑木耳、西瓜、山药、草鱼、鸭肉、鲫鱼等;忌食膏粱厚味、甘肥滋腻等生湿助湿的食物,如动物脂肪、海腥鱼类;酸涩辛辣、性属温热的助火之品及油煎熏烤之物也宜少吃,如生葱、生蒜、芥末、胡椒、辣椒、生姜、茴香、桂皮、韭菜、海鱼、虾、蟹、鹅肉、牛肉、羊肉等。

（二）适宜的茶饮——三花茶

原料：金银花 20 g，茉莉花 15 g，菊花 10 g，冰糖适量，水适量。

方法：将上述三味茶材分别用清水洗净，然后放入茶杯中，加适量沸水冲泡。盖盖浸泡半小时后，代茶饮用。

功效：清热解毒，降火宁心。

（三）适宜的药膳——清炒丝瓜

原料：丝瓜 2 根，红椒半个，蒜、植物油、鸡精、姜、盐各适量。

方法：将丝瓜洗净去皮，切成滚刀块，红椒切小块，姜切丝，蒜切片。锅里倒入适量植物油，烧至五成热时放姜和蒜爆香，加丝瓜煸炒；丝瓜熟透时放红椒块和少许盐调味，翻炒几下后加鸡精炒均匀即可。

功效：清凉利尿，活血通经。

（四）运动疗法

慢跑对心脏和血液循环系统都有很大的好处，每天保证一定时间的锻炼，会有利于身体健康。最好的方式是跑走结合。慢跑时，全身肌肉要放松，呼吸要深长，缓缓而有节奏，可两步一呼、两步一吸，亦可三步一呼、三步一吸，宜用腹部深呼吸，吸气时鼓腹，呼气时收腹。慢跑时步伐要轻快，双臂自然摆动。慢跑的运动量以每天跑 20～30 min 为宜，长期坚持方能奏效。

（五）情志调养

小满时，天气渐渐变热，人的心火也偏旺，使人容易脾气暴躁、易怒。而心理、情绪与人体内的神经、内分泌和免疫系统关系密切。当人受到负面情绪影响时，身体的免疫力会下降，容易患上各种疾病。尤其对于老年人而言，情绪剧烈波动后气血上逆，可引发高血压、脑血管意外等心脑血管病，危害更甚。因此，小满节气要注意保持心情舒畅，不要生气，尤其忌大怒。

（六）足浴药方

原料：败酱草 15 g，连翘 30 g，藿香 30 g。

方法及注意事项同前文所述。

（七）中医外治法

1.耳穴压豆

取穴：肝俞穴、脾俞穴、胃俞穴、内分泌俞穴。

方法及疗程同前文所述。

2.经络拍打——手厥阴心包经

根据中医理论，小满节气与人体的手厥阴心包经相对应。手厥阴心包经沿人体手臂前缘的正中线循行,小满时可通过拍打手厥阴心包经来养生。

具体方法:沿着手厥阴心包经的循行路线,也就是沿着上肢的内侧,从手腕部拍打至腋窝部,拍打过程中需要注意力量适中,也可以加用按揉内关穴、大陵穴、间使穴等穴位,这样效果会更好。

3.穴位按摩——神门穴、大陵穴

取穴方法:神门穴位于腕部,腕掌侧横纹尺侧端,尺侧腕屈肌腱的桡侧凹陷处;大陵穴在腕掌横纹的中点处,掌长肌腱与桡侧腕屈肌腱之间。

操作方法:将一手拇指立起,用指尖点按另一手腕掌侧横纹处的神门穴和大陵穴,每穴各按1 min,左右手交替治疗各3次(即左右手两侧的神门与大陵4个穴位,每穴交替治疗共3 min)。

九、芒种,有芒之谷,种植之时

(一)饮食注意

芒种节气天气炎热,人们出汗多、饮水多,所以食欲会受到影响,消化功能减弱,出现食欲缺乏的症状。此节气饮食应以清淡、质软、易消化为主。饮食调养方面宜减酸增苦、调理胃气,即不要多吃酸味的食物,而应该多吃带有一点苦味的食物。

(二)适宜的茶饮——茉莉荷叶茶

原料:茉莉花5 g,荷叶1张,绿茶10 g,水适量。

方法:将上述三味茶材分别用清水洗净,然后放入茶杯中,加适量沸水冲泡。盖盖浸泡半小时后,代茶饮用。

功效:疏肝行气清热。

(三)适宜的药膳——芹菜拌苦瓜

原料:芹菜250 g,苦瓜1个,盐、味精、香油、香醋各适量。

方法:芹菜洗净,放入沸水锅中焯一下后取出,切段,码进盘内。苦瓜洗净,剖开去籽,切成薄片,放入沸水锅中焯一下,捞出控干,码放在芹菜段上。再取一空碗,放入盐、味精、香油、香醋,拌匀后浇在苦瓜及芹菜上即可。

功效:清热解毒,生津止渴。

(四)运动疗法——毛孔调息功

毛孔调息功的方法非常简单,但还是要持之以恒才能收效:自然站立,双脚分开与肩同宽,双臂自然下垂,掌心朝内侧,中指指尖紧贴风市穴,舌抵上腭,提肛,最主要的是要清除心中杂念。全身放松,两眼微闭或两眼平视,但要视而不见,两膝盖微屈,思想集中,呼吸绵绵,呼气时意念想全身毛孔都张开,向外排气,使一切病气、浊气都排出去;吸气时意念想全身毛孔都在采气,内脏各器官也与宇宙之气同呼吸。每次 20 min,以达到治疗目的。

(五)情志调养

天气炎热时,人们往往极容易受天气影响导致心理困扰而产生消极情绪,此时如果能抛开心理困扰,有意识地丰富自己的业余爱好,比如去读一本自己早就想读的好书,或者从事绘画和书法,甚至雕刻等手工小制作,都可以增加生活的乐趣,甚至可以从中感悟到人生的真谛。这对于摆脱心理困扰,转移消极情绪,无疑是很有好处的。

(六)足浴药方

原料:蒲公英 30 g,大血藤 20 g,玄参 20 g。

方法及注意事项如前文所述。

(七)中医外治法

1.耳穴压豆

取穴:神门穴、肾俞穴、肺俞穴、肝俞穴。

方法及疗程同前文所述。

2.穴位按摩——百虫窝穴

取穴方法:在股前区,髌底内侧端上 3 寸,脾经血海穴上 1 寸处取之,左右计两穴。

操作方法:屈膝,在大腿内侧、髌骨的内上缘向上约一掌(四指并拢为一掌)处找到该穴。人们经常形容痒的感觉就像小虫子在身上爬一样,该穴顾名思义是"一百条虫子的窝",用力点按此穴可以止痒。

3.艾灸

取穴:气海穴。

方法:将艾条点燃置于穴位上距皮肤 2～3 cm 处,平行往复地回旋熏灸,以皮肤稍有温热感为佳,使穴区均匀发热,热力逐渐渗透至体内。孕妇忌用。

十、夏至,日长之至,阳极阴生

(一)饮食注意

根据阴阳消长变化,夏至是一年当中阳气最旺的时节,中医理论强调夏季养生要顺应夏季"阳盛于外"的特点。在饮食方面,最好适当吃点"苦",如苦瓜、莲子心等都是清热祛暑的佳品,忌食过于燥热的食物,如羊肉等,以免上火。夏至尽管天气炎热,但阴气已开始生成,夏至前后饮食宜清淡。

(二)适宜的茶饮——山楂麦芽茶

原料:山楂 20 g,生麦芽 40 g,太子参 20 g,竹叶 15 g,水适量。

方法:将上述四味茶材分别用清水洗净,然后放入茶杯中,加适量沸水冲泡。

盖盖浸泡半小时后,代茶饮用。

功效:益气清心,健脾消食。

(三)适宜的药膳——奶油冬瓜球

原料:炼乳30 g,冬瓜600 g,熟火腿12 g,鲜汤、香油、精盐、淀粉、味精各适量。

方法:冬瓜去皮洗净,削成圆形小球,放沸水中略煮后,倒入冷水中冷却备用;火腿切末备用。取一大碗,放入冬瓜球,加盐、味精、鲜汤,上笼用武火蒸30 min取出。蒸好的冬瓜球复入盆中,汤倒入锅中,加炼乳煮沸后,用水淀粉勾芡,冬瓜球入锅内,淋上香油,撒上火腿末即可。

功效:清热解毒,生津除烦,补虚损,益脾胃。

(四)运动疗法

夏至时,最好选择在清晨或傍晚天气较凉爽时进行运动,场地宜选择在河湖水边、公园庭院等空气新鲜的地方,有条件的人可以到森林、海滨地区去疗养、度假。锻炼的项目以散步、慢跑、打太极拳、做广播操为好,不宜做过分剧烈的活动;若运动过激,可导致大汗淋漓,汗泄太多,不但伤阴气,也会损阳气。

(五)情志调养

嵇康在《养生论》中说:"更宜调息静心,常如冰雪在心,炎热亦于吾心少减,不可以热为热,更生热矣。"即心静自然凉,意念中想象心中有冰雪,便不会感到天气极其炎热了,必能安然度过炎夏。

(六)足浴药方

原料:淡竹叶20 g,牛蒡子15 g,茯苓20 g。

方法及注意事项同前文所述。

(七)中医外治法

1.耳穴压豆

取穴:肾俞穴、肝俞穴、脾俞穴、内分泌俞穴。

方法及疗程同前文所述。

2.穴位按摩——大椎穴

取穴方法:大椎穴位于第7颈椎棘突下凹陷中。低头时,在脖子和背部交接的地方有一块突起比较明显的骨头,即第7颈椎。

操作方法:深呼吸,在气止时用食指缓缓用力按压穴位,缓缓吐气,持续数秒再慢慢放手,如此反复操作。

3.艾灸

取穴:关元穴。

方法:温和灸,每次2～3 min,或艾炷灸3～5壮。孕妇忌用。

十一、小暑,出梅入伏,夏雷阵阵

（一）饮食注意

小暑节气天气炎热,暑湿愈重,所以饮食应以清淡为主,少食辛辣油腻之品。俗话说"热在三伏",小暑节气恰在初伏前后,因此在饮食上应注意清热祛暑,有条件可多食用荷叶、茯苓、扁豆、薏米、猪苓、泽泻等材料煲成的汤或粥,多食西瓜、黄瓜、丝瓜、冬瓜等清热利湿的蔬菜和水果。

（二）适宜的茶饮——菊花罗汉果茶

原料:菊花 3 朵,罗汉果半颗,水适量。

方法:将上述两味茶材分别用清水洗净,然后放入茶杯中,加适量沸水冲泡。盖盖浸泡半小时后,代茶饮用。

功效:清热润肺,清肝明目。

（三）适宜的药膳——赤小豆鸡内金荷叶粥

原料:赤小豆 40 g,鸡内金 15 g,砂仁 6 g,鲜荷叶 1 张,粳米 200 g。

方法:将鲜荷叶洗净,切碎,连同鸡内金一同放入砂锅,加入清水 1200 mL,大火浇沸,小火熬煮 20 min,放入砂仁后再煮 10 min,去渣取汁。将淘洗干净的粳米、赤小豆放入药汁中,添加适量清水,大火煮沸后以小火熬煮成粥即可。

功效:健脾利湿,清热消暑。

（四）运动疗法

从中医理论讲,小暑节气人体阳气旺盛,阳气具有护卫体表、抵御外邪的功能。只有保护好自身的阳气,人体才能健康无恙。小暑时气候炎热,人体能量消耗较大,此时宜遵循"少动多静"的原则,以免阳气外泄太过。每天要保持规律的作息时间,除要保证充足的睡眠外,还要注意劳逸结合,运动时一定要掌握好强度,避免强度过大。

（五）情志调养

小暑节气气候炎热,人容易烦躁不安,在情志方面要注意保持"心静"。遇到任何事情都要戒躁戒怒,保持心气平和,做到"心静自然凉"。要学会倾听,倾听会使对方意识到别人对他的观点感兴趣,这样不仅稳定了自己的情绪,同时有利于削弱和避开对方的情绪,能够有效地避免发怒。

（六）足浴药方

原料:金银花 30 g,当归 20 g,佩兰 10 g。

方法及注意事项同前文所述。

（七）中医外治法

1.耳穴压豆

取穴：神门穴、交感穴、心俞穴、大肠俞穴。

方法及疗程同前文所述。

2.穴位按摩——内关穴

取穴方法：位于前臂正中，腕横纹上2寸，在桡侧腕屈肌腱与掌长肌腱之间。

操作方法：将拇指指尖立起，放在腕后2寸两筋之间的内关穴上，拇指向下用力，原地点按。此穴擅长和胃降逆、宽胸理气、调畅气机，是治疗眩晕胸闷、恶心呕吐症状的重要穴位。

3.艾灸

取穴：中脘穴。

方法：将艾条燃着端悬于中脘部位上方距皮肤2～3 cm处，平行往复地回旋熏灸，皮肤有温热感而不至于灼痛，使穴区均匀发热，热力逐渐渗透至体内。

十二、大暑，炎热至极，湿热交蒸

（一）饮食注意

大暑时节，由于天气潮湿闷热，不少家庭都会煲一些冬瓜汤、绿豆汤等消暑汤饮用，以清热祛火。但值得注意的是，这些寒凉饮品并不是对所有的人都适合。因为大暑节气天气酷热，人体出汗较多，容易耗气伤阴，出现全身乏力、食欲缺乏、精神萎靡等虚弱的表现，这时如果一味食用寒凉之物，反而易使胃口更差、营养吸收不良，严重的甚至会损伤脾胃，出现消瘦的情况。夏天饮食卫生是重中之重，高温天气时食物容易变质，会引起腹泻、胃肠道功能紊乱，开启过的饮料、食品等要注意密封、冷藏。

（二）适宜的茶饮——款冬百合茶

原料：款冬花15 g，百合60 g，冰糖适量。

方法：将上述两味茶材分别用清水洗净，然后放入茶杯中，加适量沸水冲泡。盖盖浸泡半小时后，代茶饮用。

功效：清火润燥，清心养肺。

（三）适宜的药膳——鸽子肉茉莉花汤

原料：鸽子胸脯肉150 g，茉莉花30朵，红樱桃3个，鸡蛋清2个，盐、料酒、水淀粉、清汤各适量。

方法：鸽子胸脯肉洗净后切成薄片，沥干，用鸡蛋清、水淀粉、盐、料酒抓匀；樱桃洗净去核，茉莉花洗净，切成薄片；锅中加入适量清汤，大火烧开，放入鸽子肉片，大火煮至变色，下入茉莉花、樱桃片和少量盐调味即成。

功效：行气开郁，理气止痛。

（四）运动疗法

游泳是夏季最为适宜的健身运动之一。我国最早的诗歌集《诗经》中，就有"泳之游之"的词句。大暑盛夏炎热、酷暑难消，游泳既可让人得到乐趣，消暑解热，又能让人从中得到锻炼。游泳时，人在水中承受的压力比在空气中大许多倍。站在齐胸深的水中，呼吸肌也可得到有效的锻炼。

（五）情志调养

大暑的炎热天气总会让人心生烦恼和忧愁，而读书却能让人心静如水，乐而忘忧。所以，在夏季忙碌之余选择读书，会冲淡心中的烦恼和忧愁。阅读带来的不仅仅是心灵的快慰和心智模式的变化，更会为工作和生活带来无限的生机与魅力。不管多忙，每天抽出时间来阅读，可以缓解炎热天气下的各种烦恼与忧愁。

（六）足浴药方

原料：白花蛇舌草 30 g，黄檗 10 g，桑枝 20 g。

方法及注意事项同前文所述。

（七）中医外治法

1.耳穴压豆

取穴：肺俞穴、大肠俞穴、肾俞穴、心俞穴。

方法及疗程同前文所述。

2.穴位按摩——阴陵泉穴

取穴方法：正坐屈膝或仰卧位，在胫骨内侧髁后下方约胫骨粗隆下缘平齐处取穴。

操作方法：先用拇指用力点按阴陵泉穴约半分钟，使局部出现明显的酸胀感，然后稍放松，改点为揉，揉约 1 min，重复点揉 8～10 次，有空时即可点揉，不拘时间。

3.艾灸

取穴：阴陵泉穴。

方法：小便不通、水肿时，可连续灸此穴 2～3 根艾条，注意不要烫伤皮肤。灸后小便量会逐渐增多，持久点揉此穴亦会有效。

十三、立秋，秋之初始，阴气渐长

（一）饮食注意

立秋标志着秋天的到来，但此时天气还未完全转凉，即存在所谓的"秋老虎"。气郁体质之人常常有气机郁滞的初步表现，大量食入寒凉的食物，如蒲公英、苦瓜、番茄等会导致这些症状更加严重。在平时饮食中应当多食用一些疏肝解郁的食物,如南瓜、萝卜、白菜等。

(二)适宜的茶饮——金银花茶

原料:金银花10 g,陈皮10 g,川芎10 g。

方法:将上述三味茶材分别用清水洗净,然后放入茶杯中,加适量沸水冲泡。盖盖浸泡半小时后,代茶饮用。

功效:疏肝理气。

(三)适宜的药膳——沙参佛手粥

原料:沙参20 g,山药20 g,莲子20 g,佛手20 g,粳米20 g,糖适量。

方法:先将山药切成小片,与莲子、沙参一起泡透后,再加入所有的材料,加水用火煮沸后,转为小火熬成粥。

功效:疏肝理气,燥湿化痰。

(四)运动疗法

立秋后,晨起可做"十个一分钟"锻炼,即"伸屈四肢一分钟,手指梳头一分钟,轻揉耳轮一分钟,转动眼睛一分钟,揉鼻一分钟,运动舌齿一分钟,轻摩肚脐一分钟,收腹提肛一分钟,蹬摩脚心一分钟,左右翻身一分钟"。

(五)情志调养

立秋之时,阳气收敛较早,亚甲炎患者可顺应四时,早卧早起。早卧可以顺应阳气收敛,早起可以帮助肺气宣发。亚甲炎患者也可以在情绪低落时通过打太极拳、做八段锦等健身操吸入清气,排出浊气,以帮助患者呼吸吐纳、调畅气机,使情绪平和。

(六)足浴药方

原料:陈皮10 g,枳实10 g。

方法及注意事项同前文所述。

(七)中医外治法

1.耳穴压豆

取穴:内分泌俞穴、肝俞穴、脾俞穴。

方法及疗程同前文所述。

2.经络拍打——足厥阴肝经

足厥阴肝经是修身养性的关键经络,经常拍打足厥阴肝经可以疏肝理气、调畅气机。

具体方法:可平坐亦可站立,手握空拳,以掌根自头顶沿着头两侧拍打至两胁,再向下沿着大腿内侧拍打至内踝,以上为一次。每天循经拍打左右经脉各100次,力度要适中,可随时随地进行操作,不必拘泥。

3.针刺

取穴:太冲穴、章门穴、足五里穴。

方法:各穴均用平补平泻法,以泻法为主,针刺每次留针 20 min。此法有疏肝理气的作用。

4.拔罐

取穴:肝俞穴、脾俞穴、肾俞穴。

方法:操作时,患者取卧位,选取中口径玻璃罐,以"闪火法"吸拔诸穴10 min。此法有行气止痛的作用。

十四、处暑,暑气渐消,秋风渐肃

(一)饮食注意

处暑时节,秋风渐起,可以通过多喝水的方式预防"秋燥"。亚甲炎患者此时应注意保暖,避免风邪与寒邪的侵袭。亚甲炎患者可以食用芹菜、苦瓜、油菜等理气蔬菜和柑橘、山楂、香蕉等理气水果。

(二)适宜的茶饮——玫瑰花茶

原料:玫瑰花 10 g,茶叶 15 g。

方法:将玫瑰花用清水洗净,然后放入茶杯中,加适量沸水冲泡。盖盖浸泡半小时后,代茶饮用。

功效:理气疏肝。

(三)适宜的药膳——大枣扁豆粟米饭

原料:大枣 5 枚,粟米 100 g,扁豆 50 g,白糖适量。

方法:大枣、粟米、扁豆淘洗干净后入锅,加适量水,大火煮沸,再小火煮至米熟即可。可加入适量白糖。

功效:养肝健脾。

(四)运动疗法

处暑节气养生重在肺,亚甲炎患者又多是因气郁体质导致患病,因此可多进行扩胸运动以调畅气机,也可以在阳光充沛的天气进行爬山等户外运动。

(五)情志调养

处暑时节可以在早晨做一些扩胸运动。晨起时空气清新,且温度较夜间更为温暖,同时扩胸运动可以帮助人们调畅气机,保持心情的愉悦。

(六)足浴药方

原料:栀子 15 g,橘络 15 g。

方法及注意事项同前文所述。

（七）中医外治法

1.耳穴压豆

取穴:肝俞穴、胆俞穴、三焦俞穴、内分泌俞穴。

方法及疗程同前文撰述。

2.穴位按摩——膻中穴

取穴方法:取穴时,患者可采用正坐或仰卧的姿势,该穴位于人体的胸部人体正中线上,两乳头之间连线的中点。

操作方法:大拇指紧按膻中穴,用拇指腹部或指尖做按压转动的动作,同时做顺时针滑动。动作需要轻柔、均匀、和缓,力度以感舒适为度。每次按摩100～160 次,每日早晚各 1 遍。

3.针刺

取穴:膻中穴、太冲穴、章门穴 。

方法:各穴均用平补平泻法,以泻法为主,针刺每次留针 20 min。此法有调畅气机的作用。

4.刮痧

取穴:太冲穴、足三里穴。

操作方法:仰卧位,刮太冲穴、足三里穴,以皮肤潮红为度。刮痧采用平补平泻法,刮至皮肤微有热感或皮肤微微发红即可,不必刻意追求出痧。刮痧后嘱患者多饮白开水,当天勿洗浴,注意保暖。

十五、白露,湿凝为露,天气渐凉

（一）饮食注意

亚甲炎患者多由气郁所致病。白露时节"燥气当令",气郁体质之人也要当心津液耗伤出现的口干鼻衄症状。同时,气郁体质之人也要避免寒凉食物的食入,比如螃蟹、苦瓜、蒲公英等;可多食入性质温热的食物,比如羊肉、南瓜、香菜、荔枝等。

（二）适宜的茶饮——槟榔理气茶

原料:槟榔 15 g,陈皮 10 g,甘草 5 g。

方法:将上述三味茶材分别用清水洗净,然后放入茶杯中,加适量沸水冲泡。盖盖浸泡半小时后,代茶饮用。

功效:理气疏肝。

（三）适宜的药膳——雪海润肺盅

原料:胖大海 20 g,枸杞子 10 g,雪梨 2 只。

方法:胖大海用沸水浸泡 50 min,去皮、去核。雪梨一只去皮,切成 2 cm³ 大小的块,与胖大海同蒸 10 min。把另一个雪梨去核切盖做成碗状。把蒸好的雪梨与胖大海、枸杞子放在雪梨中,再蒸 5 min 即可。

功效:理气润肺。

（四）运动疗法

亚甲炎患者可以进行登山、跳绳、跑步等运动。"白露秋分夜,一夜冷一夜",气郁体质的人进行锻炼的同时要注意保暖,且在运动出汗后不要受风,以防寒邪的入侵。

（五）情志调养

白露时节是一年当中昼夜温差最大的节气。亚甲炎患者多由气机郁滞导致患病,若此时夜间天气寒凉侵袭机体,则会导致寒凝气滞,更会导致患者的情绪压抑,因此亚甲炎患者应避免夜间出门。

（六）足浴药方

原料:陈皮 15 g,川楝子 10 g。

方法及注意事项同前文所述。

（七）中医外治法

1.耳穴压豆

取穴:肺俞穴、脾俞穴、胃俞穴、肝俞穴。

方法及疗程同前文所述。

2.经络拍打——足阳明胃经

足阳明胃经是人体后天之本的经络,经常拍打足阳明胃经可以调畅气机,并治疗胃痛胃胀、消化不良等症状。

具体方法:可平坐亦可站立,手握空拳,以掌根自锁骨下窝沿前正中线旁开 4 寸至第 5 肋间,再向下沿着大腿内侧至大趾内侧拍打,以上为一次。每天循经拍打左右经脉各 100 次,力度要适中,可随时随地进行操作,不必拘泥。

3.穴位按摩——气海穴

取穴方法:取穴时,可采用仰卧的姿势,从肚脐向下量约 1.5 寸处,按压有酸胀感。

操作方法:大拇指紧按气海穴,用拇指腹部或指尖做按压转动的动作,同时做顺时针滑动。动作需要轻柔、均匀、和缓,力度以感舒适为度。每次按摩100～160 次,每日早晚各 1 遍。

4.刮痧

取穴:内关穴、中脘穴。

操作方法:仰卧位,刮内关穴、中脘穴,以皮肤潮红为度。刮痧采用平补平泻法,刮至皮肤微有热感或皮肤微微发红即可,不必刻意追求出痧。刮痧后嘱患者多饮白开水,当天勿洗浴,注意保暖。

十六、秋分,阴阳相半,平分秋色

(一)饮食注意

气郁体质的患者往往闷闷不乐,胸胁胀痛。秋分时节宜收不宜散,亚甲炎患者应当少食辣椒、葱、蒜等辛辣食物,平素也要避免如西瓜、冷饮等寒凉食物的食入。

(二)适宜的茶饮——白菊枸杞茶

原料:白菊 15 g,枸杞 15 g。

方法:将上述两味茶材分别用清水洗净,然后放入茶杯中,加适量沸水冲泡。盖盖浸泡半小时后,代茶饮用。

功效:理气疏肝。

(三)适宜的药膳——菊花鸡肝汤

原料:银耳 15 g,菊花 10 g,茉莉花 24 朵,鸡肝 100 g,料酒、姜汁、食盐适量。

方法:银耳洗净撕成小片,清水浸泡待用;菊花、茉莉花温水洗净;鸡肝洗净切薄片备用。将水烧沸,加入料酒、姜汁、食盐,随即下入银耳与鸡肝,烧沸,打去浮沫,待鸡肝熟后调味,再下菊花、茉莉花,稍沸即可,佐餐食用。

功效:疏肝清热,健脾宁心。

(四)运动疗法

秋分时节降雨频繁,大量降雨使秋分节气空气清新。亚甲炎患者可在秋分时节进行户外登山、户外野营、跑步等运动,也可以练习"五禽戏"等可以调畅气机的健身操。

(五)情志调养

秋分即"平分秋色",此时万山红遍,层林尽染,是登山赏枫叶的好时节。亚甲炎患者可在秋分节气时登山观赏枫叶,登高远眺不仅能调畅气机,也能缓解抑郁的情志。

(六)足浴药方

原料:杜仲 20 g,川断 15 g,伸筋草 30 g。

方法及注意事项同前文所述。

(七)中医外治法

1.耳穴压豆

取穴:肝俞穴、肾俞穴、脾俞穴、内分泌俞穴。

耳穴压豆的方法和疗程同前文所述。

2.经络拍打——足少阴肾经

足少阴肾经是人体健康的根本经络,经常拍打足少阴肾经可以帮助疏肝理气、调畅气机,也可以治疗心烦失眠、五心烦热、手足冰冷等症状。

具体方法:可平坐亦可站立,手握空拳,以掌根自锁骨下窝沿前正中线旁开2寸至第5肋间,再向下沿着前正中线旁开0.5寸至脐下拍打,再由大腿内侧向下至足底拍打,以上为一次。每天循经拍打左右经脉各100次,力度要适中,可随时随地进行操作,不必拘泥。

3.穴位按摩——行间穴

取穴方法:取穴时取坐位或仰卧位,行间穴位于脚背处第1~2趾缝间,趾蹼缘后方的赤白肉际处。

操作方法:左手大拇指紧按右足行间穴,用拇指腹部或指尖做按压转动的动作,同时做顺时针滑动。然后换右手大拇指紧按左足行间穴,动作要领相同。动作需要轻柔、均匀、和缓,力度以感舒适为度。每次按摩100~160下,每日早晚各1遍。

4.拔罐

取穴:肝俞穴、肾俞穴、脾俞穴。

方法:操作时,患者取卧位,选取中口径玻璃罐,以"闪火法"吸拔诸穴10 min。此法有理气健脾的作用。

十七、寒露,寒生露凝,秋意深浓

(一)饮食注意

寒露时节秋意深浓,深秋凉风最易伤肺。亚甲炎的患者要顾护肺阴,少食辛辣燥热食物;应当多食入疏肝理气的食物如莲藕、山楂、葡萄等,同时烹饪方式也应以清淡为主。

(二)适宜的茶饮——陈皮枸杞饮

原料:陈皮15 g,枸杞10 g,百合10 g。

方法:将上述三味茶材分别用清水洗净,然后放入茶杯中,加适量沸水冲泡。盖盖浸泡半小时后,代茶饮用。

功效:疏肝理气,补脾健胃。

(三)适宜的药膳——陈皮排骨

原料:排骨300 g,陈皮20 g,葱、蒜、姜片、料酒、食盐、白砂糖、生抽适量。

方法:排骨斩件洗净,以食盐、白砂糖和料酒腌制备用。陈皮洗净,用开水泡发后捞出,沥干水分,保留泡陈皮的水。开锅下油,爆香葱段、蒜瓣和姜片,放入排骨翻炒,然后加入陈皮、生抽和陈皮水,以食盐、白砂糖调味,盖上锅盖以中火炖煮 30 min,收汁后即可食用。

功效:温胃散寒,理气健脾。

(四)运动疗法

气郁之人在此时节可以进行较为剧烈的有氧运动,比如骑自行车、室内游泳、跑步等。同时,气郁体质的患者也可以练习太极拳、五禽戏等中医健身操,这些健身操有可以调畅气机的动作,可以帮助人们呼吸吐纳,疏肝理气。

(五)情志调养

气郁体质之人可以通过运动调畅气机、调养情志,也可以在寒露时节登山欣赏枫叶。亚甲炎患者在平时应理性地看待问题,维持平和的情绪。

(六)足浴药方

原料:香附 20 g,玫瑰花 15 g。

方法及注意事项同前文所述。

(七)中医外治法

1.经络拍打——足太阴脾经

足太阴脾经是与脏腑联系最密切的阴经,经常拍打足太阴脾经可以缓解全身乏力、腹痛腹胀、心烦胸闷、四肢麻木等症状。

具体方法:可平坐亦可站立,手握空拳,以掌根自锁骨下窝沿着前正中线旁开 6 寸至第 5 肋间,再向下沿着前正中线旁开 4 寸至腹股沟,由大腿内侧前方向下至膝盖,再从小腿内侧向下至足大趾内侧,以上为一次。每天循经拍打左右各100 次,力度要适中,可随时随地进行操作,不必拘泥。

2.针刺

取穴:章门穴、大敦穴、足五里穴。

方法:各穴均用平补平泻法,以泻法为主,针刺每次留针 20 min。此法有疏肝理气的作用。

3.刮痧

取穴:行间穴、太冲穴、曲泉穴。

操作方法:仰卧位,刮行间穴、太冲穴、曲泉穴,以皮肤潮红为度。刮痧采用平补平泻法,刮至皮肤微有热感或皮肤微微发红即可,不必刻意追求出痧。刮痧后嘱患者多饮白开水,当天勿洗浴,注意保暖。

4.拔罐

取穴:肝俞穴、肺俞穴、脾俞穴。

方法:操作时,患者取卧位,选取中口径玻璃罐,以"闪火法"吸拔诸穴10 min。此法有行气止痛的作用。

十八、霜降，气肃而凝，露结为霜

（一）饮食注意

古人云："寒露不算冷，霜降变了天。"霜降时节后气温下降明显，亚甲炎患者此时要注意保暖。气郁体质之人可多食入理气止痛的食物如山楂、绿豆、莲藕等，同时也可以将玫瑰花与茉莉花泡入茶中代茶饮用。气郁体质之人在霜降时节也要注意腰部和膝部的保暖，防止寒邪侵袭导致腰膝酸痛。

（二）适宜的茶饮——香附川芎茶

原料：香附 15 g，川芎 10 g。

方法：将上述两味茶材分别用清水洗净，然后放入茶杯中，加适量沸水冲泡。盖盖浸泡半小时后，代茶饮用。

功效：理气疏肝。

（三）适宜的药膳——荷叶佛手蒸排骨

原料：干荷叶 1 张，佛手 20 g，排骨 250 g，生姜少许。

方法：佛手切成小粒备用；排骨洗净后切成小块，加入调味佐料及佛手粒一同拌匀，放在干荷叶上隔水蒸 10 min 即可食用。

功效：健脾理气，化痰止咳。

（四）运动疗法

气郁体质之人在运动时可以进行适当的发泄，平素可多进行户外慢跑、游泳、登山等运动；或在空余时间每日练习太极拳、五禽戏、八段锦。霜降节气后已是深秋，有的地方已经出现初冬景象，因此亚甲炎患者在剧烈运动后应注意保暖，防止寒邪侵袭。

（五）情志调养

霜降节气时已是深秋，此时已为"千树扫作一番黄"的景象。亚甲炎患者看到此番景象后不免心生悲凉，这会导致他们气机郁滞，情绪更加低落。亚甲炎患者可以通过阅读书籍、报纸的方式缓解情绪的抑郁。

（六）足浴药方

原料：郁金 20 g，炙甘草 15 g。

方法及注意事项同前文所述。

（七）中医外治法

1.耳穴压豆

取穴：肝俞穴、心俞穴、肺俞穴。

耳穴压豆的方法及疗程同前文所述。

2.经络拍打——足厥阴肝经

足厥阴肝经是修养身心的关键经络。拍打足厥阴肝经可以疏肝、理气、止痛,并能缓解胸胁胀痛、眼睛干涩等不适症状。

具体方法:可平坐亦可站立,手握空拳,以掌根自腹股沟沿着大腿前内侧至腘横纹内侧端,再向下沿小腿前内侧至足大趾末节外侧,以上为一次。每天循经拍打左右腿各 100 次,力度要适中,可随时随地进行操作,不必拘泥。

3.穴位按摩——阳陵泉穴

取穴方法:患者呈仰卧位或侧卧位取穴,下肢微屈,在腓骨小头前下凹陷中取之。

操作方法:左手大拇指紧按右腿阳陵泉穴,用拇指腹部或指尖做按压转动的动作,同时做顺时针滑动。然后换右手大拇指紧按左腿阳陵泉穴,动作要领相同。动作需要轻柔、均匀、和缓,力度以感舒适为度。每次按摩100～160 次,每日早晚各 1 遍。

4.刮痧

取穴:太冲穴、章门穴、肝俞穴。

操作方法:仰卧位,刮太冲穴、章门穴、肝俞穴,以皮肤潮红为度。刮痧采用平补平泻法,刮至皮肤微有热感或皮肤微微发红即可,不必刻意追求出痧。刮痧后嘱患者多饮白开水,当天勿洗浴,注意保暖。

十九、立冬,冬之初始,万物敛藏

(一)饮食注意

立冬时节阴气逐渐增长,草木凋零,自然界万物生机闭藏,积累能量,以待春季苗壮成长。从"天人相应"中可知,人身体的阳气也开始逐渐内敛潜藏。《黄帝内经·素问》中讲到:"冬三月,此谓闭藏。水冰地坼,无扰乎阳,早卧晚起,必待日光。"进入冬月,养生应注意以"藏"为主,护卫自身能量,避免不必要的耗散,濡养阳气。

亚甲炎在中医中多为热毒内蕴、痰瘀互结所致,因为冬季往往阳气内敛,气机运行迟滞,所以常有气郁化火,火灼阴液,炼液为痰。对于有亚甲炎的患者,在饮食上要以"温"为主,辅以养阴潜阳的膳食,例如山药、糯米、木耳、枸杞、芝麻、核桃、牛肉、栗子等,既能够护卫冬季人体的阳气,又不至于内生郁火,导致病情加重。

除此之外,冬季应当早睡晚起,保证适当的休息,切忌熬夜(伤阴)或者过多的锻炼(耗阳)。平时要保持心情的舒畅愉快,可以在中午阳光明媚时外出散步,适当活动筋骨,以调畅气机。

（二）适宜的茶饮——杞梅黄精茶

原料：枸杞 6 g，乌梅 6 g，黄精 6 g。

方法：将上述三味茶材分别用清水洗净，放入开水中煮 10 min 左右，稍稍放凉，温度适宜时饮用。

功效：补养肝肾，清肝明目。

（三）适宜的药膳——山药羊肉汤

原料：羊肉 500 g，山药片 150 g，姜、葱、胡椒、料酒、盐各适量。

方法：羊肉洗净切块，入沸水锅内，焯去血水；姜、葱洗净，用刀拍碎备用。山药片用清水浸透，与羊肉块一起置于锅中，加入适量清水，将其他配料一同投入锅中，大火煮沸后改用小火炖至熟烂即可。

功效：补脾胃，益肺肾。

（四）运动疗法

人在冬季更要坚持体育锻炼，以取得养肝补肾、舒筋活络、畅通气脉，增强自身抵抗力之功效，散步、打球、做操、慢跑、练拳、舞剑等都是适合冬季锻炼的项目。亚甲炎患者冬季适当地进行锻炼，可以增强身体阳气，避免症状的加重。

（五）情志调养

在精神调养上，要力求其静，控制情志活动，保持精神情绪的安宁，含而不露，避免烦扰，使体内阳气得以潜藏。适当地进行锻炼可以舒缓紧张的情绪，对于病情的改善具有积极意义。

（六）足浴药方

原料：生地、玄参、白术、茯苓各 15 g。

方法及注意事项同前文所述。

（七）中医外治法

1.耳穴压豆

取穴：肝俞穴、肾俞穴、内分泌俞穴、神门穴。

方法及疗程同前文所述。

2.经络拍打——足少阴肾经

足少阴肾经是联系肾脏与其他脏腑的重要通路，通过拍打肾经，可以起到养阴补肾、调节体质的作用。

具体方法：首先要按顺序拍打，先拍打手肘窝位置，顺着经络的走向进行补拍，或者是倒着经络的方向泄拍，在腹部以上的部位手法要轻一些。拍打足少阴肾经的时间在酉时最好，也就是 17 点到 19 点，这个时间段是肾脏储藏精华的时间，在这个时间段不宜做剧烈活动，也不要大量喝水。拍打可以用手掌或者按摩锤来进行。

3.穴位按摩——涌泉穴

取穴方法:前脚掌凹陷处。

操作方法:每晚睡觉前搓揉 100 下,可引火下行,引气血归于肾。

4.针刺

取穴:复溜穴、三阴交穴、太溪穴、足三里穴、太冲穴。

方法:各穴均用平补平泻法,以补法为主,针刺每次留针 20 min。此法有益气滋阴、养精益血的作用。

二十、小雪,寒气渐盛,雨凝为雪

(一)饮食注意

小雪时节不仅北方地区寒冷,就是在南方相对温暖的地方,空气也冷了下来,所以小雪时节要注意防寒保暖,及时添加衣服,尤其是年老体弱者更要注意保暖。在饮食上,要多食热量较高的食物,尽量避免吃凉食,以免胃口不适造成消化不良。

对于亚甲炎患者,此季节宜吃温补性食物和益肾食品,如羊肉、牛肉、鸡肉、腰果、芡实、山药、栗子等。食物烹调应以炖食为主,以保证营养较少流失,尤其适宜多食热粥。热粥可以调肾阴阳,滋水涵木,肝肾并补,改善亚甲炎的症状。

(二)适宜的茶饮——桂圆茉莉花茶

原料:桂圆 5 颗,茉莉花 5 g,枸杞 5 g。

方法:将桂圆剥皮去核,留下果肉,备用;将茉莉花、龙眼肉、枸杞置于杯中,加注热水冲泡;焖泡 15 min 即可饮用。

功效:祛寒邪,解寒郁。

(三)适宜的药膳——羊肉粥

原料:羊肉 200 g,粳米 200 g,葱、姜、精盐各适量。

方法:羊肉洗净切片,粳米洗净,葱、姜切末备用。将粳米、羊肉同煮成羊肉粥,调入葱姜末、盐即可。

功效:暖中补虚,益气养肾,暖脾护胃。

(四)运动疗法

对于有晨练习惯的人来说,小雪节气这段时间里,最好将锻炼安排在日出后或者午后。由于这一阶段室内外温差较大,所以到户外活动时,要注意提前做好热身运动。

(五)情志调养

小雪节气前后,天气时常是阴冷晦暗的,此时人们的心情也会受其影响,从而影响人体的正常生理,使脏腑气血功能发生紊乱,导致疾病的发生。因此,冬季应注意调节情绪,保持乐观开朗、愉悦畅怀的心态。

(六)足浴药方

原料:黄芪、党参、白术、薏苡仁、当归各 15 g。

方法及注意事项同前文所述。

(七)中医外治法

1.耳穴压豆

取穴:肺俞穴、肾俞穴、内分泌俞穴。

方法:耳郭常规消毒后,将胶布剪成 0.8 cm×0.8 cm 大小,放 1 粒王不留行籽粘上,随即贴压在所选耳穴上,由轻到重按压数十下。患者每日自己按压耳贴3~5 次,每次每穴按压 1~2 min。

疗程:每隔 1~2 d 换贴压另一侧耳穴,10 次为一疗程,休息 10~15 d 再做下一疗程治疗。

2.经络拍打——足少阴肾经

足少阴肾经是联系肾脏与其他脏腑的重要通路,通过拍打肾经,可以起到养阴补肾、调节体质的作用。

具体方法同"立冬时节"经络拍打。

3.穴位按摩——肾俞穴

取穴方法:肾俞穴位于第 2~3 腰椎间水平两旁 1 寸处。

操作方法:两手搓热后,用手掌上下来回按摩 50~60 次,两侧同时或交替进行,对肾虚、腰痛等有较好的防治作用。

4.针刺

取穴:三阴交穴、足三里穴、太冲穴、大椎穴。

方法:各穴均用平补平泻法,以补法为主,针刺每次留针 20 min。此法有益气滋阴、养精益血的作用。

二十一、大雪,雪盛至极,千里冰封

(一)饮食注意

中医认为,大雪时节积雪冰封,万物闭藏,阳气潜伏,是人体"进补"的大好时节。但应注意补宜适度、养勿过偏。古曰"秋冬养阴",阳虚的患者在冬季温补阳气的同时,也应注重养阴,补充人体的阴精,阴精的充沛也有利于阳气的生长。同时,对"冬不受补"的人来说,要注意在进补前先调理脾胃。受补还是不受补,关键在脾胃。只有脾胃功能正常,消化吸收功能才会好。

在寒冷的天气中,可以选择一些温热补益的食物来调节自己日常的饮食,以此来达到强身健体和暖身御寒的目的。可选择羊肉、牛肉、鸡肉、虾仁、桂圆、红枣等食物,这些食物中富含蛋白质及脂肪,产热量高,对于素体虚寒、阳气不足者尤其有益。

(二)适宜的茶饮——桑菊大枣茶

原料:桑叶15 g,菊花15 g,大枣3枚。

方法:将桑叶、菊花置于杯内,加注热水;将大枣用沸水煮15 min左右,加入其内。

功效:益气健脾,清肝明目。

(三)适宜的药膳——萝卜牛腱肉

原料:胡萝卜50 g,白萝卜100 g,牛腱肉300 g,蜜枣30 g,杏仁15 g,精盐、酱油各适量。

方法:牛腱肉洗净,放入沸水中焯一下,捞出沥干,切块。白萝卜洗净,去皮,切块;胡萝卜洗净,切块;杏仁洗净,备用。炒锅上火,加适量清水,放入牛腱肉,大火煮开,再加入其他的材料及酱油和盐,转小火煮3 h即可。

功效:健脾益气,补肾健骨。

(四)运动疗法

大雪、冬至时节,即使天气寒冷,也要坚持健身,这样身体才会更加健康。健身跑又称"慢跑",它是采用较长时间、慢速度、较长距离的有氧锻炼方法,其技术特点简单、易掌握,男女老少均可参加。该项运动不受场地、器材的限制,可在田径场、公路、树林、公园及田间小路等处练习。

青少年每周可跑4~5次,每次20~25 min,距离为3000 m左右;中老年每周可跑3次,每次15~20 min,距离为1500 m左右。跑的运动量不是恒定的,可根据本人的身体状况,运动量稍有增减。

通过慢跑,可以增强身体的新陈代谢,降低血脂、血糖,缓解高血压,畅达全身气机,对于亚甲炎的缓解有一定作用。在锻炼过程中要注意保暖,谨防受凉感冒。

(五)情志调养

大雪时节积雪冰封,人的身心常处于低落状态。精神调养方面,除了保持安静以外,还要学会消除冬季烦闷,及时调摄不良情绪。冬季可适当外出,到空气新鲜的地方游玩,既可舒畅情绪,又能调节神经系统,改善血液循环和心肌功能,增加心肌营养,提高人体免疫力等,有益于身心健康。情绪压抑可能会导致亚甲炎的加重与反复发作,所以一定要注意大雪时节对情志的调养。

(六)足浴药方

原料:肉桂5 g,玄参15 g,生地15 g,麦冬10 g,山萸肉10 g,生姜5 g。

方法及注意事项同前文所述。

（七）中医外治法

1.耳穴压豆

取穴：肝俞穴、胆俞穴、脾俞穴、肾俞穴。

方法及疗程同前文所述。

2.经络拍打——足少阴肾经

足少阴肾经是联系肾脏与其他脏腑的重要通路，通过拍打肾经，可以起到养阴补肾、调节体质的作用。

具体方法：首先要按顺序拍打，顺着经络的走向进行补拍。肾是先天之本，是人体健康最基础的保证。肾经的经气充足与否，和人体的健康、疾病、衰老以及容颜等关系都非常密切。肾在酉时（17点至19点）进入储藏精华的阶段，肾经酉时最旺，此时不宜做强度太大的运动，也不宜大量喝水。对于肾功能有问题的人而言，在这个时候按摩肾经的穴位效果最为明显。

3.穴位按摩——内关穴

取穴方法：一手握拳，腕掌侧突出的两筋之间距腕横纹3指宽的位置即为内关穴。

操作方法：用一只手的拇指稍用力向下点压对侧手臂的内关穴后，保持压力不变，继而旋转揉动，以产生酸胀感为度。

4.针刺

取穴：内关穴、合谷穴、曲池穴、天枢穴、上巨虚穴。

方法：各穴均用平补平泻法，以补法为主，针刺每次留针20 min。此法有益气滋阴、疏肝理气的作用。

二十二、冬至，寒冬已至，日行南至

（一）饮食注意

中医认为"气始于冬至"。冬至时，科学地摄入营养有助于保证旺盛的精力而防早衰，需重点补养"先天之本"和"后天之气"。先天之本乃"肾"也，后天之本乃"脾"也，故此节气重点要温肾、健脾，肾气充盈，则机体代谢能力加强；健脾，则使人体气血生化加强，机体生命力活动所需营养物质得以充分及时地补充。

冬至时节饮食宜多样，谷、果、肉、蔬合理搭配。食宜清淡，不宜吃浓浊、肥腻和过咸的食品。特别要注意"三多三少"，即蛋白质、维生素、纤维素要多，糖类、脂肪、盐要少。

（二）适宜的茶饮——参味麦枣茶

原料：太子参6 g，五味子9 g，红枣4个，麦冬6 g，冰糖适量。

方法：将上述茶材分别用清水洗净，红枣掰开去核；把诸药放入开水中，大火煮沸,再小火煎煮 15 min 左右,搅拌均匀,温度适宜时饮用。

功效:补脾健胃,养阴益气。

(三)适宜的药膳——酱牛肉

原料:牛腱肉 2000 g,盐、葱、姜、白糖、肉桂、丁香、花椒、白芷、料酒、酱油各适量。

方法:牛肉洗净,切成大块;葱切段,姜切片备用。将牛肉放入开水锅中焯水,取出后放入锅内,放葱段、姜片、盐、白糖、料酒、酱油、大料、桂皮,加适量水,旺火烧开,撇去浮沫,转文火煮至肉烂即可。

功效:补血益气,强筋健骨。

(四)运动疗法

对于老年患者来说,因为体温本身就低,进入冬季后体温会更低,容易诱发各种疾病,同时由于天气寒冷,血管收缩,因此冬至也是老年人心血管疾病的高发期。对此,老年人应注意居室保暖,非必要不外出,多穿衣物进行御寒。天气寒冷时,要注意预防心绞痛、心肌梗死等心脏疾病。

冬天可以适当培养书法绘画等兴趣爱好。书法绘画是很好的室内锻炼方法,长期练习能够静心养性,使大脑"入境"。作品完成后便有一番美的艺术享受,充满喜悦的心情。书画的运笔也是一种很好的室内运动,可以调动全身气机,加速血液循环,保持新陈代谢的旺盛。

(五)情志调养

冬天易使人情绪低落,平时要注重养神。精神上要积极向上,保持乐观,多做一些安静的事。中医认为,稳定的情志对人体的脏腑气血功能都能起到良好的作用,而喜怒无常、思虑过度都能伤神。冬季神补应顺应冬季收藏之性,通过经常闭目养神,让大脑得到休息和净化。在日常生活中,不要计较鸡毛蒜皮的小事,不参与无原则的争执,要经常宽慰自己。亚甲炎和情绪密切相关,不管是怒气还是肝气郁结,都会导致内生郁火,使病情加重。

(六)足浴药方

原料:郁金、佛手、山萸肉、菟丝子各 10 g。

方法及注意事项同前文所述。

(七)中医外治法

1.耳穴压豆

取穴:肾俞穴、脑俞穴、神门俞穴、肝俞穴。

方法及疗程同前文所述。

2.经络拍打——足少阴肾经

足少阴肾经是联系肾脏与其他脏腑的重要通路,通过拍打肾经,可以起到养阴补肾、调节体质的作用。

具体方法同前文"立冬时节"经络拍打。

3.穴位按摩——命门穴

取穴方法:命门穴位于第2～3腰椎棘突间。

操作方法:点按命门穴约1 min;用鱼际直擦背部命门处,横擦肾俞、命门等穴10～20次,以感到发热为佳。

4.针刺

取穴:足三里穴、血海穴、内关穴、三阴交穴、丰隆穴。

方法:各穴均用平补平泻法,以补法为主,针刺每次留针20 min。此法有益气滋阴、养精益血的作用。

5.刮痧

取穴:重点刮拭阿是穴和踝部内、外侧区。

操作方法:每个部位都要刮到出现痧痕为宜,刮后用指端点揉阿是穴5～10 min,需要用重手法;然后再刮拭足背、足底区;最后刮小腿内、外、后侧区和膝弯区。如果配合外敷阿是穴,会有更好的效果。此法要每日1次,坚持治疗有更好的收益。

二十三、小寒,天寒地冻,滴水成冰

(一)饮食注意

小寒正值"三九",可以说是全年二十四节气中最冷的节气。中医认为"寒性凝滞,寒性收引""寒为阴邪,易伤阳气"。由于人身阳气源于肾,寒邪最易中伤肾阳,所以寒冬若欲御寒,首当养肾。另外,突然降低的温度会直接刺激人体,使胃肠功能变得紊乱,如果不注意保养胃部,就会影响正常的消化和吸收。

饮食上可温补但忌燥热。冬季多寒,宜食温性食物,但煎、烤、炸等燥热食品应当少吃,葱也要少吃。

(二)适宜的茶饮——桂杞枣蜜茶

原料:枸杞6 g,桂花6 g,大枣5枚,蜂蜜一茶匙。

方法:将枸杞、桂花、大枣分别用清水洗净,大枣去核。烧水煮沸,将三者放入开水中焖5 min左右,加入蜂蜜搅拌均匀,温度适宜时可饮用。

功效:补气健脾,调和阴阳。

(三)适宜的药膳——蛤蜊冬瓜汤

原料:蛤蜊100 g,冬瓜200 g,料酒、姜片、葱花、盐各适量。

方法:蛤蜊吐净泥沙后,用清水冲净,外壳可以用小刷子刷干净。锅内加适量清水,放入料酒和姜片。将蛤蜊和葱花放进锅里煮开1 min左右,下入切好的冬瓜片。冬瓜片变软煮好后,加点盐调味就可以出锅了。

功效:养阴润燥,温补脾肾。

(四)运动疗法

冬季人体的新陈代谢水平相对缓慢,阴阳都处于潜藏状态,所以运动锻炼中要注意:准备活动要充分,待热后再脱去外衣;不要过于剧烈地运动,避免大汗淋漓;锻炼后及时换上干燥衣物。大雪节气可选择动作幅度较小的有氧运动,如快走、慢跑、跳绳、爬楼梯、散步、打太极拳等。

(五)情志调养

《黄帝内经》中说:"正气存内,邪不可干;邪之所凑,其气必虚;精神内守,病安从来?"只有心境平和,五脏元真通汇,人即安和,才不会生病。要保持情绪的稳定,情绪波动时多听轻音乐和舒缓悠扬的古典音乐,主动掌握自己的情志变化,形与神俱,便能够达到良好的效果。

(六)足浴药方

原料:山药、柴胡、杜仲、牛膝、生地各 10 g。

方法及注意事项同前文所述。

(七)中医外治法

1.耳穴压豆

取穴:心俞穴、肾俞穴、内分泌俞穴。

方法及疗程同前文所述。

2.经络拍打——足太阴脾经

中医认为,小寒时节对应人体的足太阴脾经。足太阴脾经归属于脾脏,与胃相联系,沟通脾胃及肢体内外。脾经感受脾的各种刺激,可以传至相联的胃腑。反过来,脾胃的生理功能失常也可以通过脾经反映于体表。

具体方法:首先要按顺序拍打,顺着经络的走向进行补拍,或者是倒着经络的方向泻拍。早上 9 点至 11 点时,气血流注于脾经,脾经最旺,此时运动脚趾养脾胃。脾经起于足大趾,胃经经过第 2~3 趾间,所以对脾胃虚弱的人,经常活动脚趾也可达到健脾的作用。

3.穴位按摩——脾俞穴

取穴:两侧肩胛骨下缘的连线与脊柱相交处为第 7 胸椎,向下数 4 个突起,下方左右各两指宽的位置即脾俞穴。

操作方法:用拇指指腹按压脾俞穴 1~3 min,以有酸胀感为度。

4.针刺

取穴:太溪穴、三阴交穴、天枢穴、关元穴、气海穴。

方法:各穴均用平补平泻法,以补法为主,针刺每次留针 20 min。此法有益气滋阴、养精益血的作用。

二十四、大寒,寒气逆极,岁终春来

(一)饮食注意

在大寒这一最冷的时节里,人们在加强身体锻炼的同时,饮食方面更要多加注意。应多摄入富含糖类和脂肪的食物,如牛肉、羊肉、鸡肉等。此外,大寒期间是感冒等呼吸道传染病的高发期,寒气容易刺激脆弱的呼吸道,引起呼吸道疾病。此时应适当多吃一些能驱风寒的食物,以防御风邪的侵扰。这个时节以温补为主,不妨多吃红色蔬果及辛温食物,如红辣椒、红枣、胡萝卜、樱桃、红色甜椒、红苹果等红色蔬果。

(二)适宜的茶饮——五味桑葚茶

原料:五味子 6 g,桑葚 6 g。

方法:将上述茶材分别用清水洗净,放入开水中焖 10 min 左右,依个人口味加入适量冰糖,稍稍放凉,温度适宜时饮用。

功效:滋阴补气,柔肝养阴。

(三)适宜的药膳——海带排骨汤

原料:排骨 400 g,海带、葱、姜、盐、酱油、香油各适量。

方法:排骨洗净,剁成小块,焯水后捞出;海带洗净,浸泡 2 h,取出晾干,切丝;葱、姜切丝。锅置火上,加适量清水,放排骨、葱丝、姜丝、料酒,大火烧开,撇去浮沫,转文火炖 1 h 左右,放入海带炖熟后,放入味精,淋上香油即可。

功效:补肾强筋。

(四)运动疗法

冬季寒气笼罩,此时调神当以收敛、封藏为主,以保护人体的阳气,使其闭藏、内养而不被打扰。神气不外露,以蓄养精锐,来年方能体态安康。要做到早睡晚起,等到日光出现时起床才好,不要让皮肤开泄出汗,出汗过多会耗伤阳气。在此时节,应当注意调摄保暖,减少外出,谨防感冒;少进行运动,适当活动也要注意不要出汗,防止阳气受损。

(五)情志调养

中医认为,每年"运""气"的循环变化均始于大寒,此时人的精神状态也应随着季节的变化而加以调整,以适应新的一年。人们在此期间要控制自己的精神活动,保持精神安静,怡神敛气,把神藏于内,不要暴露于外。

(六)足浴药方

原料:生地、山药、茯神各 15 g,花椒 3 g。

方法及注意事项同前文所述。

（七）中医外治法

1.耳穴压豆

取穴：肾俞穴、脾俞穴、胃俞穴。

方法及疗程同前文所述。

2.经络拍打——肾、脾、肺三经

具体方法：在大寒的前、中、后三天，最佳时间为酉时，用温热的水浴足，时间为6～12 min，然后用拇指或食指点按涌泉穴（肾经的原穴）、太白穴（脾经的原穴）、太渊穴（肺经的原穴）各 36 次，调补肾、脾、肺三经的阴阳气血。

3.穴位按摩——气海穴

取穴：前正中线上，从肚脐中央向下量 1.5 寸处，即气海穴。

操作方法：用拇指或食指指腹按压气海穴 3～5 min，力度适中。

4.针刺

取穴：腰阳关、大椎穴、委中穴。

方法：各穴均用平补平泻法，以补法为主，针刺每次留针 20 min。此法有益气滋阴、养精益血的作用。

第五章 桥本甲状腺炎

第一节 桥本甲状腺炎概述

桥本甲状腺炎又名"慢性淋巴性甲状腺炎",是自身免疫性甲状腺炎(AIT)的一个类型,是一种器官特异性自身免疫病,其发病机制尚未完全阐明,可能是在遗传易感性的基础上,出现先天性免疫监视缺陷,造成免疫功能紊乱,产生针对甲状腺的体液免疫和细胞免疫反应,致使甲状腺滤泡上皮破坏而致病,自身免疫反应的强度与病情密切相关。

桥本甲状腺炎的发生是遗传和环境因素共同作用的结果,该病起病隐匿,进展缓慢,早期的临床表现常不典型,多表现为甲状腺肿大,呈弥漫性、分叶状或结节性肿大,质地大多韧硬,与周围组织无粘连;常有咽部不适或轻度咽下困难,有时有颈部压迫感,偶有局部疼痛与触痛;随着病程的延长,甲状腺组织破坏,出现甲减,患者表现为怕冷、心动过缓、便秘甚至黏液性水肿等典型症状及体征,少数患者可以出现甲状腺相关眼病。

在实验室检查方面,血清甲状腺激素和促甲状腺激素的水平根据甲状腺破坏的程度可以分为三期:早期仅有甲状腺自身抗体阳性,甲状腺功能正常;中期发展为亚临床甲减[游离 T_4(FT_4)正常,促甲状腺激素的水平升高];后期表现为临床甲减(FT_4 降低,促甲状腺激素的水平升高)。部分患者可出现甲亢与甲减交替的病程,甲状腺自身抗体 TgAb 和 TPOAb 滴度明显升高是本病的特征之一,尤其在出现甲减以前,抗体阳性是诊断本病的唯一依据。甲状腺超声检查可见甲状腺肿,回声不均,可伴多发性低回声区域或甲状腺结节。

凡是弥漫性甲状腺肿大,质地较韧,特别是伴峡部锥体叶肿大者,不论甲状腺功能是否改变,均应怀疑桥本甲状腺炎。如血清 TPOAb 和 TgAb 阳性,诊断即可成立。FNAC 检查有确诊价值,伴临床甲减或亚临床甲减则进一步支持诊断。

如果甲状腺功能正常,随访则是桥本甲状腺炎的主要处理措施。一般主张每半年到 1 年随访 1 次,主要检查甲状腺功能,必要时可行甲状腺超声检查;提倡低碘饮食;甲减和亚临床甲减的治疗采用 L-T$_4$ 替代疗法;甲状腺肿大显著、疼痛、有气管压迫,经内科治疗无效者,可以考虑手术切除。术后往往发生甲减,需要用甲状腺激素长期替代治疗。

TPOAb 阳性孕妇的处理:对于妊娠前已知 TPOAb 阳性的妇女,必须检查甲状腺功能,确认甲状腺功能正常后才可以怀孕。对于妊娠前 TPOAb 阳性伴临床甲减或者亚临床甲减的妇女,必须纠正甲状腺功能至正常才能怀孕。对于 TPOAb 阳性、甲状腺功能正常的孕妇,妊娠期间需定期复查甲状腺功能,一旦发生甲减或低 T$_4$ 血症,应当立即给予 L-T$_4$ 治疗,否则会导致对胎儿供应甲状腺激素不足,影响其神经发育。由于妊娠的生理变化,妊娠期的甲状腺功能指标的参考值范围会发生变化,故需要采用妊娠期特异性的参考值范围。一般认为妊娠的血清促甲状腺激素参考值范围是:妊娠 1～3 个月 0.3～2.5 mIU/L,妊娠 4～10 个月 0.3～3.0 mLU/L。

第二节　中医二十四节气在桥本甲状腺炎慢病管理中的应用

一、立春,四时之始,万象更新

(一)饮食注意

立春时节,气温仍低,人体需要能量去抵御天气的寒冷。桥本甲状腺炎患者通常表现为怕冷、乏力,所以立春期间的营养结构应以高热量为主,除谷类外,还应选用黄豆、芝麻、花生、核桃等食物,以便及时补充能量物质。许多患者饭前半小时服用 L-T$_4$,故在早饭时尽量不要喝豆浆、牛奶等,以防影响药效。

(二)适宜的茶饮——黄芪陈皮茶

原料:黄芪 5 g,陈皮 5 g。

方法:将上述两味茶材分别用清水洗净,然后放入茶杯中,加适量沸水冲泡。盖盖浸泡半小时后,代茶饮用。

功效:益气健脾。

(三)适宜的药膳——芪杞炖仔鸡

原料:童子鸡 1 只(约 500 g),黄芪、枸杞子各 30 g,白术 10 g,调料适量。

方法:将童子鸡洗净,切为小块,加入诸补益中药和葱、姜、蒜、盐、酒等调料,用文火慢炖 1 h,食肉喝汤。

功效:补中益气,滋阴助阳。

（四）运动疗法

春季是运动的好时节,在立春时节,天气仍然较冷,人们可以选择散步的方式进行运动。散步可以放松身体,减轻疲劳感与紧张感,每天抽出半小时散步,不论对上班族还是老年人来说都是不错的选择。春季万物复苏,散步可以促进机体的血液循环,增强免疫力,促进胃肠动力,对于桥本甲状腺炎的患者来说,散步是一种不用过于劳累而行之有效的运动方式。

（五）情志调养

有言道:"药补不如食补,食补不如神补。"桥本甲状腺炎患者容易出现情绪低落、敏感、起伏不定等问题,在生活中要培养乐观的人生态度,做到淡泊宁静,知足常乐,胸怀宽阔,保持乐观的心理状态,提高心理上的抗逆能力。

（六）足浴药方

原料:黄芪 30 g,玄参 20 g,柴胡 15 g。

方法:将所有药材放入锅中,加水煎煮 30 min,去渣取汁,将汁液倒入浴盆中,再加入适量开水,先熏蒸后浴足,熏泡,后待水温合适后（40 ℃左右）进行脚部按摩。每晚睡前泡脚半小时左右。

注意事项:时间不能太长,以身上微微汗出为宜;饭后半小时内不宜泡脚,以免影响胃的消化吸收;泡脚用具最好能让双脚舒服地平放,水位以浸泡到小腿为宜;皮肤有外伤者忌用此方法;患有严重疾病者请在医生的指导下应用。

（七）中医外治法

1.耳穴压豆

取穴:肺俞穴、神门穴、心俞穴、内分泌俞穴。

方法:耳郭常规消毒后,将胶布剪成 0.8 cm×0.8 cm 大小,放 1 粒王不留行籽粘上,随即贴压在所选耳穴上,由轻到重按压数十下。患者每日自己按压耳贴 3～5 次,每次每穴按压 1～2 min。

疗程:每隔 1～2 d 换贴压另一侧耳穴,10 次为一个疗程,休息 10～15 d 再做下一疗程治疗。

2.经络拍打——足太阴脾经

脾主运化,为后天之本,对于维持消化功能及将食物化为气血起着重要的作用。若脾经出现问题,会出现腹胀、便溏、下痢、胃脘痛、嗳气、身重无力等;若脾经气血通畅,经气旺盛,可以使人脏气通顺,运化如常。

具体方法:采取坐位,将一只脚的脚踝压在另一条大腿上,手握空拳,以掌根自足大趾内侧端开始拍打,然后沿小腿内侧正中线上行,再进入大腿内侧前缘,然后进入腹部。拍打时要用力适中,双侧都要拍,每侧拍打 10 min。

3.针刺

取穴:中脘穴、关元穴、天突穴、合谷穴。

方法:各穴均用提插捻转平补平泻法,针刺每次留针30 min,每日一次。

二、雨水,乍暖还寒,雨水始降

(一)饮食注意

饮食调养方面,要考虑春季阳气初升,宜食辛甘发散之品,不宜食酸收之味。《素问·藏气法时论》有言:"肝主春,……肝苦急,急食甘以缓之,……肝欲散,急食辛以散之,用辛补之,酸泻之。"同时,桥本甲状腺炎患者不可多食刺激辛辣之品,宜多食清淡、富含营养的食品,如新鲜蔬菜、水果及营养多的瘦肉、香菇、银耳、百合、桑葚等食物。

(二)适宜的茶饮——黄芪公英茶

原料:黄芪5 g,蒲公英5 g。

方法:将上述两味茶材分别用清水洗净,然后放入茶杯中,加适量沸水冲泡。盖盖浸泡半小时后,代茶饮用。

功效:益气健脾,消炎解毒。

(三)适宜的药膳——百合蛋黄汤

原料:百合45 g,鸡蛋1个,糖适量。

做法:将百合浸泡一夜,洗净,加清水适量煮30 min;去百合,加蛋黄搅匀,用糖调味,早晚分服。

功效:滋心养肾,清心安神。

(四)运动疗法

在雨水时节,桥本甲状腺炎患者可以练习百会观想功,有助于放松身体,缓解头痛、头晕。百会观想功的具体做法是:自然站立,双脚分开与肩同宽,双臂自然下垂,掌心朝内侧,中指指尖紧贴风市穴,拔顶,舌抵上腭,提肛,净除心中杂念。全身放松,观想前后发际连线与两耳尖连线之交点处,此为百会穴。长时间观想可促进大脑气血之供应,增强大脑的生理功能。

(五)情志调养

桥本甲状腺炎患者要学会正视自己的优点与不足,克服内心的消极与悲观,顺应自然环境及社会环境的变化,保持心态的平和与稳定;提高自我心理承受能力,保持乐观的心态,对生命充满信心与勇气。患者也可以多与朋友、亲人、邻居沟通交流,排解心中的忧虑、悲伤等消极情绪。

(六)足浴药方

原料:黄芪30 g,白术15 g,红花25 g。

方法及注意事项同前文所述。

（七）中医外治法

1.耳穴压豆

取穴：心俞穴、神门穴、脾俞穴、内分泌俞穴。

方法及疗程同前文所述。

2.经络拍打——足太阳膀胱经

足太阳膀胱经有助于通达全身经络，促进身体微循环，放松身体，促进排毒。

具体方法：拍打时，从头顶沿后背中线两侧 2～4 指进行拍打，下沿至大腿、小腿后侧正中，每次拍打 5 遍，每天 2 次。力度要适中，可随时随地进行操作，不必拘泥。

3.穴位按摩——肝俞穴

取穴方法：在第 9 胸椎棘突下，旁开 1.5 寸。

操作方法：大拇指紧按肝俞穴，用拇指腹部做按压转动的动作，同时做顺时针滑动。动作需要轻柔、均匀、和缓，力度以感到舒适为度。每次按摩 50～100 次，每日早晚各一遍，左右两穴都需按摩。

4.拔罐

取穴：心俞穴、肾俞穴、足三里穴。

方法：操作时，患者取坐位，选取中口径玻璃罐，以"闪火法"吸拔诸穴 10 min。此法有升发阳气的作用。

三、惊蛰，春雷乍动，蛰虫复苏

（一）饮食注意

惊蛰之时天气渐暖，应多吃清淡食物，如糯米、芝麻、蜂蜜、乳品、豆腐、蔬菜、甘蔗等，辛辣刺激之品应少吃。因为桥本甲状腺炎患者需避免摄入油腻的食物，所以烹调方式最好是炖和煮，避免油炸、烧烤，海鲜也不要多吃。

（二）适宜的茶饮——黄芪公英茶

原料：黄芪 5 g，蒲公英 5 g。

方法：将上述两味茶材分别用清水洗净，然后放入茶杯中，加适量沸水冲泡。盖盖浸泡半小时后，代茶饮用。

功效：益气健脾，消炎解毒。

（三）适宜的药膳——猪肝枸杞鸡蛋汤

原料：猪肝 100 g，枸杞子 15～20 g，鸡蛋 1 只，盐等调味品适量。

做法：先将猪肝洗净切成薄片，加入适量淀粉及少许盐等调味品腌一下；将枸杞子洗净备用。锅中加水煮开后，放入枸杞子和腌好的猪肝，大火煮开后即可。

功效:补益气血,滋肾养阴。

(四)运动疗法

惊蛰时节,和风拂面,在运动方面可以选择贴近自然的放风筝,既能强身健体,又能增添生活趣味,大人小孩皆适宜。放风筝能够锻炼颈部、手臂、腰部、腿部,放松肌肉,促进身体血液循环,同时放松双眼,缓解视力疲劳。放风筝也要遵循适度原则,老年人放风筝时头部不要一直后仰。

(五)情志调养

要热爱工作,乐于在工作中享受幸福,在劳动中品尝欢乐,出现烦恼及时与他人沟通,也可以通过散步、郊游等方式改善不良情绪。桥本甲状腺炎患者也要善于发现和体会生活中方方面面的快乐,保持一种朝气蓬勃的状态,对未来和生活充满信心。

(六)足浴药方

原料:白芷 20 g,白术 25 g,防风 15 g。

方法及注意事项同前文所述。

(七)中医外治法

1.耳穴压豆

取穴:肺俞穴、心俞穴、脾俞穴、内分泌俞穴。

方法及疗程同前文所述。

2.穴位按摩——大包穴

取穴方法:该穴位在腋中线上,腋窝直下约两拳的位置上,第 6 肋间隙内。

操作方法:两手握拳,拳头正面顶在腋窝下方大包穴上,用适度的力量在穴位及穴区附近旋转按揉,同时吸气挺胸,向后收缩两肩,并尽量向后仰头。操作十几秒钟后,放松几秒钟,再重复操作 5～10 次。

3.针刺

取穴:内关穴、中封穴、曲泉穴、合谷穴。

方法:各穴均用提插捻转平补平泻法,针刺每次留针 30 min,每日一次。

四、春分,仲春之月,昼夜均分

(一)饮食注意

春分后的饮食调养总原则是以清淡为主,宜甘少酸。春季肝气旺、脾气弱、脾虚易致疲乏、四肢无力等,而很多桥本甲状腺炎患者本身脾气虚弱,此时当多吃甘平补脾之食物,如牛奶、豆制品等;吃时蔬,如豆芽、莴苣、黄花菜等也可增强人体的脾胃之气。

（二）适宜的茶饮——参英茶

原料：党参 5 g，蒲公英 5 g。

方法：将上述两味茶材分别用清水洗净，然后放入茶杯中，加适量沸水冲泡。盖盖浸泡半小时后，代茶饮用。

功效：益气生津，消炎解毒。

（三）适宜的药膳——牛肚补胃汤

材料：牛肚 1000 g，新鲜荷叶 2 张。

做法：取煨汤砂锅一只，用新鲜荷叶垫置锅底，再将牛肚洗净放入，加水浸没。旺火烧沸后，改用中火烧半小时，取出，将牛肚切成条状或小块。再倒入砂锅内，加黄酒 3 匙，茴香、桂皮少许，小火慢煨 2 h，然后加细盐 1 匙，生姜、胡椒粉少许，继续慢煨 2～3 h，直至牛肚酥烂为度。

功效：补中益气，健脾消食。

（四）运动疗法

春分时节，桥本甲状腺炎患者可以选择骑自行车的运动方式，能够有效提高心肺功能，锻炼肌力与耐力，提高机体抵抗力。但要注意把握运动时间和运动强度，不可运动过量。

（五）情志调养

桥本甲状腺炎患者要对生活充满希望，不急躁、不忧伤，努力克服困难，在遇到问题时保持积极乐观的心态。同时，桥本甲状腺炎患者也可以努力做到乐于助人，与朋友多交流，不要过分追求物质与名利，开阔心胸，保持情志舒畅。

（六）足浴药方

原料：黄芪 30 g，肉桂 20 g，川芎 15 g。

方法及注意事项同前文所述。

（七）中医外治法

1.耳穴压豆

取穴：心俞穴、脾俞穴、肾俞穴、内分泌俞穴。

方法及疗程同前文所述。

2.经络拍打——足少阴肾经

通过拍打足少阴肾经，促进气血运行通畅，可以起到固肾藏精、滋阴泻火、调节体质的作用。

具体方法：平坐，手握空拳，以掌根从足底向上沿着大腿内侧至前腹部拍打，以上为一次。每天循经拍打双下肢各 100 次。力度要适中，可随时随地进行操作，不必拘泥。

3.穴位按摩——内关穴、外关穴

取穴方法:内关穴位于前臂正中,腕横纹上 2 寸,在桡侧腕屈肌腱与掌长肌腱之间;外关穴位于前臂背侧,腕横纹上约 3 指宽处,与正面内关相对。

操作方法:将拇指指尖放在腕后 2 寸、两筋之间的内关穴上,适度用力点按,以出现酸胀感为宜;在手臂背侧与内关穴相对应的地方即是外关穴,按揉方法相同,注意上下要同时用力,每天按摩两次,每次 40～60 次。

4.穴位贴敷

药物:莪术 3 g,夏枯草 2 g,天葵子 2 g,木鳖子 2 g,白芷 2 g。

穴位:水突穴。

方法:将药物研成细末,加入适量凡士林调成糊状,外敷于穴位上,外盖纱布,胶布固定。每次贴 3～6 h,每周贴一次。

五、清明,气清景明,草木始发

(一)饮食注意

清明时节是哮喘、高血压、心脑血管病等慢性疾病的好发时节,桥本甲状腺炎患者本身体质虚弱,抵抗力差,如果该时节再吃"发物"的话,很可能诱发这些疾病的发生。所谓"发物",从中医角度上讲是指动风生痰、发毒助火助邪之品,因此像羊肉这类食物要适当少吃,饮食还是要以清淡为主,宜食之物有粳米、芝麻、花生、赤小豆、糯米、鹌鹑、鹅肉、蚌肉、螺蛳、鸡蛋、韭菜、芫茜、莴笋、淮山、苹果、橘、马蹄、梨、桃、樱桃等。

(二)适宜的茶饮——夏英茶

原料:夏枯草 5 g,蒲公英 5 g。

方法:将上述两味茶材分别用清水洗净,然后放入茶杯中,加适量沸水冲泡。盖盖浸泡半小时后,代茶饮用。

功效:消炎散结。

(三)适宜的药膳——三菇腐皮

原料:豆腐皮 2 张,新鲜冬菇 4 只,草菇 150 g,蘑菇 150 g,葱头 2 个,生抽、白糖、植物油、盐各适量。

方法:豆腐皮过清水沥干,热油炸至金黄色,泡在冷水中 15 min,滴干水备用。冬菇洗净切块,草菇、蘑菇洗净备用。植物油入锅,油热后入葱头,爆香后下冬菇、蘑菇、草菇翻炒片刻,倒入豆腐皮炒匀,加适量盐、白糖、生抽和清水,以慢火熬至汁稠即成。

功效:补脾养胃,补益气血。

（四）运动疗法

清明时节春风和煦，阳光正好，健走、慢跑等相对不太剧烈的运动更适合桥本甲状腺炎患者。且走且跑且停，时快时慢，这种走走停停、快慢相间的健走或慢跑可以稳定情绪，消除疲劳，改善心肺功能，提高机体抵抗力。

（五）情志调养

肝气随着春日渐深而愈盛，木生火，肝气不舒会导致心火亢盛，肝气过盛也会影响脾胃的运化，引发各种不适与疾病。保持心态平和、积极乐观，对身体健康有着重要作用。

（六）足浴药方

原料：白术 20 g，杜仲 20 g，桃仁 15 g。

方法及注意事项同前文所述。

（七）中医外治法

1.耳穴压豆

取穴：肾俞穴、神门穴、心俞穴、内分泌俞穴。

方法及疗程同前文所述。

2.经络拍打——足太阴脾经

脾主运化，为后天之本，对于维持消化功能及将食物化为气血起着重要的作用。若脾经出现问题，会出现腹胀、便溏、下痢、胃脘痛、嗳气、身重无力等；若脾经气血通畅，经气旺盛，则可以使人脏气通顺，运化如常。

具体方法：采取坐位，将一只脚的脚踝压在另一条大腿上，手握空拳，以掌根自足大趾内侧端起始，然后沿小腿内侧正中线上行，再进入大腿内侧前缘，然后进入腹部，拍打时要用力适中，双侧都要拍，每侧拍打 10 min。

3.艾灸

取穴：合谷穴、曲池穴、中脘穴。

灸法：每次随症选取 1～2 个穴，艾条温和灸，每穴 2～3 min，或艾炷灸 3～5 壮。

4.拔罐

取穴：脾俞穴、肝俞穴、三焦俞穴。

方法：操作时，患者取坐位，选取中口径玻璃罐，以"闪火法"吸拔诸穴 10 min。此法有行气活血、疏通经络的作用。

六、谷雨，雨生百谷，滋养万物

（一）饮食注意

谷雨时节，饮食调摄方面须定时定量，不暴饮暴食，少煎炸，多蒸煮，多种食物互相补充。对形体肥胖者,须少吃甜食,限制热量摄入,多食瓜果蔬菜,预防寒湿入侵,避免久居湿地。应多吃健脾祛湿之品,佐以调补肝肾之品,如淮山药、土豆、扁豆、鲫鱼、猪肉、茯苓、土茯苓等。

(二)适宜的茶饮——太子枸杞茶

原料:太子参 5 g,枸杞 5 g。

方法:将上述两味茶材分别用清水洗净,然后放入茶杯中,加适量沸水冲泡。盖盖浸泡半小时后,代茶饮用。

功效:益气健脾。

(三)适宜的药膳——山药牛肉粥

原料:大米 150 g,山药、牛肉各 100 g,姜丝、香菜、低碘盐适量。

方法:大米洗净泡水 1 h,山药去皮切丁,牛肉切片。锅内放入米和水,用大火煮开后,加入山药丁,改小火慢煮至稠,加入牛肉片一起煮。起锅前加入盐调味,撒上姜丝、香菜即可。

功效:健脾益气,滋阴补肾。

(四)运动疗法

春暖花开的时节,可以进行散步、跑步、打球、登山等活动。中老年人不适宜进行高强度的运动,可以做些舒缓、低消耗的运动,如散步、做健身操、旅游、骑自行车等。少年儿童可根据场地、时间、兴趣爱好等选择运动方式,如踢毽子、跳绳、跳皮筋、放风筝等。

(五)情志调养

古言道:"恬淡虚无,真气从之,精神内守,病安从来。"消极的情绪会加剧神疲乏力、食欲缺乏等不良症状,而保持积极乐观、恬淡平静的心理状态则有利于疾病的向好发展。

(六)足浴药方

原料:小茴香 20 g,干姜 20 g,川芎 15 g。

方法及注意事项同前文所述。

(七)中医外治法

1.耳穴压豆

取穴:肝俞穴、三焦俞穴、肾俞穴、内分泌俞穴。

方法及疗程同前文所述。

2.经络拍打——手太阳小肠经

拍打手太阳小肠经能够促进全身气血运行,有助于疏通肝气,促进脾胃运化。

拍打方法:手太阳小肠经的走向为从手小指尺侧端(少泽穴)起始,沿前臂后边尺侧直上(小海穴),向上沿上臂后边内侧(肩贞穴)出行到肩关节后面(肩中腧穴)并绕行肩胛,在大椎穴与督脉相会,脉气由此与足太阳膀胱经相接。手握空拳,然后沿着经络的走向(补拍)或者逆着经络的走向(泄拍)拍打。每天一次,每次以不超过 5 min 为宜,力度以拍打时感到舒适为宜。力度要适中,可随时随地进行操作,不必拘泥。

3.穴位按摩——内关穴

取穴方法:内关穴位于前臂掌侧,腕横纹上 2 寸,掌长肌腱与桡侧腕屈肌腱之间。一简便取穴方法为把左手心向上伸出,右手食指、中指、无名指三指并拢,把无名指放在左手腕横纹上,食指下方便是左手内关穴。

操作方法:内关穴的位置比较深,要用指尖有节奏地进行按压,按摩以产生酸、麻、胀的感觉为宜。按摩的时间大约为每天 2 次,每次 2 min,50～60 次为宜。

4.艾灸

取穴:气海穴。

灸法:气海穴位于脐下 1.5 寸,腹正中线上。把点燃的艾条靠近穴位,点燃艾条,将艾条悬于太溪穴上方 2～3 cm 处,以局部有温热感而不至烫伤皮肤为宜,灸 15～20 min,灸至局部皮肤微微发红即可。春季艾灸气海穴能够帮助恢复全身的元气。

七、立夏,夏之初始,万物旺盛

(一)饮食注意

立夏时要少吃油腻食物,多吃清淡、易于消化的食物,如元代著名医家丘处机所说:"温暖,不令大饱,时时进之……其于肥腻当戒。"还要注意,饮食也不应过凉,因为寒凉饮食最能伤脾的阳气,造成脾阳不足。此外,由于消化功能减弱,一定要把好"病从口入"这一关,不吃腐烂变质食物,不喝生水,生吃瓜果蔬菜一定要洗净;应多食清热利湿的食物,使体内湿热之邪从小便排出。

(二)适宜的茶饮——金莲花茶

原料:金莲花 4 朵,冰糖 15 g。

方法:将上述两味茶材分别用清水洗净,然后放入茶杯中,加适量沸水冲泡。盖盖浸泡半小时后,代茶饮用。

功效:清热解毒,提神健胃,养肝明目。

(三)适宜的药膳——枸杞茄子黑鱼丁

原料:茄子 300 g,黑鱼 1 条,枸杞 1 大匙,料酒 1 大匙,盐、味精各适量,淀粉半大匙。

方法:枸杞用温水浸泡;茄子加油炒一下;黑鱼去骨切成小丁状,用料酒、盐、味精、淀粉拌匀,油炒备用。将茄子回锅,快熟时与黑鱼丁混合炒匀,起锅前加入枸杞,拌炒均匀即可。

功效:健脾开胃,助运利湿,补肝益肾。

(四)运动疗法

立夏时节,天气开始热起来,正好进行"三浴"锻炼,即空气浴、日光浴及水浴。空气浴就是每天多通风。日光浴就是经常到户外去晒晒,夏季以每天早晨9时左右为宜。日光中的红外线照到皮肤上,对心肺功能会起到有益的作用;紫外线照到皮肤上,可使全身生理机能活跃且循环加速,并能刺激骨髓产生红细胞,防止贫血,此外尚有杀菌消毒的作用。还有就是水浴,可以一边洗澡,一边活动;洗澡要天天进行,不仅可保持身体干净,还可以增强体质。

(五)情志调养

要做到情宜开怀,安闲自乐,切忌暴喜伤心。夏至时,人们易感到烦躁不安,此时要调适心情,注意保持心情舒畅,胸怀宽广,以防情绪剧烈波动后引发高血压、脑血管意外等心脑血管病。

(六)足浴药方

原料:夏枯草 15 g,防己 15 g,土茯苓 20 g。

方法及注意事项同前文所述。

(七)中医外治法

1.耳穴压豆

取穴:肝俞穴、脾俞穴、肾俞穴、脑干俞穴。

方法及疗程同前文所述。

2.穴位按摩——臂合阳穴

取穴方法:臂合阳穴是一个临床经验穴,在上肢内侧肘横纹中点处向下(即向腕的方向)2~3横指,前臂的正中。

操作方法:将拇指尖立起,与前臂纵线呈平行向,用力点下,会感觉到此处有肌肉的缝隙,再向深部用力,当拇指尖有一半深入肌肉内时,前臂深部出现酥麻的感觉,迅速向中指指尖放散。坚持 10 s 左右,然后稍松开一会儿,再次点按,同时让患者缓慢活动对侧肩关节,直至肩部放松或有热感。

3.艾灸

取穴:关元穴。

方法:温和灸,每次 2~3 min,或艾炷灸 3~5 壮;孕妇忌用。

八、小满,雨水丰沛,谷趋盈满

(一)饮食注意

小满后不但天气炎热,雨水也较多,饮食调养宜以清淡的素食为主,要常吃具有清利湿热、养阴作用的食物。小满时节,万物繁茂,人体的生理活动也处于最旺盛的时期,消耗的营养物质最多,所以应及时适当补充,才能使身体的五脏六腑不受损伤。

(二)适宜的茶饮——山楂金银菊茶

原料:菊花 10 g,山楂 15 g,金银花 15 g。

方法:将上述三味茶材分别用清水洗净,然后放入茶杯中,加适量沸水冲泡。盖盖浸泡半小时后,代茶饮用。

功效:化瘀消脂,健脑明目。

注意:体质寒凉、胃肠不好的人要尽量少喝。

(三)适宜的药膳——青椒炒鸭块

原料:青椒 200 g,鸭脯肉 300 g,鸡蛋 1 个,黄酒、盐、味精、水淀粉、干淀粉、鲜汤、植物油各适量。

方法:鸭脯肉切片,用清水洗净后沥干;鸡蛋取蛋清,和干淀粉、盐搅匀,给鸭片上浆;青椒切片。锅烧热后加植物油,烧至四成热,将鸭片下锅,炒至八成熟时,放入青椒继续翻炒,待鸭片炒熟后,倒入漏勺沥油。锅内留少许植物油,加入盐、黄酒、鲜汤、烧至滚开后,再将鸭片、青椒倒入,用水淀粉勾芡,翻炒几下后装盘即成。

功效:温中健脾,利水消肿。

(四)运动疗法

膻中观想功:自然站立,双脚分开与肩同宽,双臂自然下垂,掌心朝内侧,中指指尖紧贴风市穴,拔顶,舌抵上腭,提肛,去除心中杂念。全身放松,意念观想两乳之间的膻中穴,久观此穴可贯通阴阳,连接上下。每次观想 20 min,每天早晚各做 1 次,此项运动适合桥本甲状腺炎患者缓解病情。

(五)情志调养

小满时节气温升高,天气炎热,有些人易出现情绪和行为异常,主要表现为心境不佳,情绪烦躁,爱发脾气,记忆力下降,行为古怪,对事物缺少兴趣等,这就是常说的"情绪中暑"。要防止情绪中暑,首先要静心,越是天热,越要静心安神、戒躁息怒;饮食宜清淡,少吃油腻食物;多饮水以调节体温,改善血液循环。遇到不顺心的事要"冷处理",以消除苦闷,保持良好的情绪。

（六）足浴药方

原料：玄参 15 g，黄芪 30 g，麦冬 30 g。

方法及注意事项同前文所述。

（七）中医外治法

1.耳穴压豆

取穴：神门穴、交感穴、三焦俞穴、心俞穴。

方法及疗程同前文所述。

2.穴位按摩——梁丘穴

取穴方法：伸直小腿，找到髌骨，在髌骨外侧缘与上缘交点直上约三横指处取穴。

操作方法：将拇指立起，指尖用力点按梁丘穴，每次 1 min，左右交替，直到胃胀、胃痛症状缓解。

3.针刺——尺泽穴

取穴方法：在肘区，肘横纹上方、肱二头肌腱桡侧缘凹陷中。

操作方法：当发生急性腹泻时，可用一次性采血针在尺泽穴刺血，对呕吐、泄泻有很好的效果。

九、芒种，有芒之谷，种植之时

（一）饮食注意

唐朝的孙思邈提倡"常宜轻清甜淡之物，大小麦曲，粳米为佳"，又说"善养生者常须少食肉，多食饭"，这是在强调饮食清补的同时，告诫人们食勿过咸、过甜。芒种节气空气潮湿，天气湿热，要注意避免季节性疾病和传染病的发生。这个节气人体的消化功能相对较弱，宜多吃能祛暑益气、生津止渴的食物，掌握好低盐、多饮、清热、淡软的原则。

（二）适宜的茶饮——绿豆薏米茶

原料：绿豆 60 g，薏米 20 g。

方法：将上述两味茶材分别用清水洗净，然后放入茶杯中，加适量沸水冲泡。盖盖浸泡半小时后，代茶饮用。

功效：健脾祛湿，利水消肿，舒筋除痹，清热解暑。

（三）适宜的药膳——鲜蘑菇丝瓜煲

原料：丝瓜 600 g，鲜蘑菇 300 g，熟火腿末、盐、生菜、淀粉、鸡油、黄酒、味精、花生油、鲜汤各适量。

方法：丝瓜去皮洗净，切条；鲜蘑菇洗净。炒锅上火，加油烧至三成热时，放入丝瓜略炒后，倒入漏勺沥油。原锅上火加鲜汤，放入丝瓜、鲜蘑菇、盐、味精、黄酒，用旺火烧开,转温火焖到蘑菇熟软再转旺火,用淀粉勾芡。煲上火加底油烧热,放入生菜垫底,随即倒入鲜蘑菇、丝瓜,淋入鸡油,撒上火腿末,上盖加热2 min即成。

功效:祛暑清心,凉血解毒,补脾开胃。

（四）运动疗法

此时的运动疗法可以选择跳健身舞、跳绳、做韵律操、球类等有氧运动。在运动前吃一些富含氨基酸的食物,能较好地缓解肌肉的酸痛和僵硬。同样,运动前喝一杯热饮,可以有效地促进新陈代谢,使身体提前预热,在最短的运动时间里发挥出最好的效果。但要注意,在运动之后应该进行放松运动。

（五）情志调养

芒种节气应根据季节的气候特征,尽量使自己的精神保持在轻松、愉快的状态,避免恼怒忧郁,这样会使气机得以宣畅。通过一定的方法和措施转移自己的情绪,以解脱不良情绪刺激的方法叫"移情法",如琴棋书画移情法。医家认为:"七情之病者,看书解闷,听曲消愁,有胜于服药者。"

（六）足浴药方

原料:半边莲 30 g,黄芩 15 g,太子参 15 g。

方法及注意事项同前文所述。

（七）中医外治法

1.耳穴压豆

取穴:肾俞穴、肺俞穴、大肠俞穴、三焦俞穴。

方法及疗程同前文所述。

2.穴位按摩——中脘穴

取穴方法:中脘穴在腹部正中线上,胸剑联合与肚脐中央之间的中点处。

操作方法:将手掌掌心附着在中脘穴上,以腕关节为中心,连同前臂做节律性的环旋运动。着力面应向顺时针方向,沿圆形轨迹回旋运行,周而复始。每次操作时间应不少于 5 min,以中脘穴局部有温热感并持续向腹内渗透为度。

3.刮痧

取穴:肩胛部。

方法:沿脊柱方向刮拭背部膀胱经双侧,然后刮拭与乳房同水平段的脊柱和两侧的背肌,也就是通常所说的肩胛部位。为了取得理想的效果,在刮拭时应注意寻找压痛点,对该处进行重点刮拭。

十、夏至,日长之至,阳极阴生

（一）饮食注意

从中医阴阳学说理论的角度看,夏月伏阴在内,饮食千万不要太寒凉,如《颐身集》载:"夏季心旺肾衰,虽大热不宜吃冷淘冰雪、蜜水、凉粉、冷粥。饱腹受寒,必起霍乱。"意思是说,夏季人体心旺肾衰,即外热内寒,故不宜多吃冷食,少吃一些是可以的,贪多定会寒伤脾胃,令人发生吐泻。西瓜、绿豆汤、乌梅汤等虽为解渴消暑之佳品,但宜趁温热喝,不能冰镇后再喝。

(二)适宜的茶饮——枸杞防暑茶

原料:枸杞子 15 g,五味子 15 g,菊花 6 g,薄荷 5 g。

方法:将上述四味茶材分别用清水洗净,然后放入茶杯中,加适量沸水冲泡。盖盖浸泡半小时后,代茶饮用。

功效:解暑消渴,益气生津,补肾安神。

(三)适宜的药膳——苦瓜鸡片

原料:苦瓜 500 g,鸡脯肉 300 g,黄酒、淀粉、油、盐各适量。

方法:苦瓜洗净去籽、切片,用盐稍腌后,在沸水中烫一下备用。鸡脯肉切片,放入碗中,加盐、黄酒、淀粉拌匀备用。炒锅上火,加油烧热,放入鸡片急炒至熟盛出,再往锅中放少许油,倒入苦瓜翻炒,快熟时加鸡片同炒至熟即可。

功效:清热解毒,补脾开胃。

(四)运动疗法

运动疗法为走鹅卵石。刚开始走鹅卵石时,脚会比较疼,不要勉强走很长时间,要循序渐进地增加锻炼时间。走鹅卵石时要将注意力集中在路面,以免造成不必要的扭伤、跌伤。走鹅卵石的时间不宜过长,尤其是老年人一般都有不同程度的骨质疏松和关节退行性病变,走鹅卵石的时间应控制在早晚各 15 min 左右。

(五)情志调养

夏至时,要神清气和,快乐欢畅,心胸宽阔,精神饱满,"更宜调息静心,常如冰雪在心,炎热亦于吾心少减,不可以热为热,更生热矣",即"心静自然凉"。

(六)足浴药方

原料:桔梗 15 g,杏仁 15 g,藿香 20 g。

方法及注意事项同前文所述。

(七)中医外治法

1.耳穴压豆

取穴:神门穴、交感穴、脾俞穴、胃俞穴。

方法及疗程同前文所述。

2.穴位按摩——承筋穴

取穴方法:承筋穴在小腿后侧,腘横纹下 5 寸,腓肠肌两肌腹之间。

操作方法:深呼吸,在气止时用食指缓缓用力按压穴位,缓缓吐气;持续数秒,再慢慢放手,如此反复操作。

3.艾灸

取穴:身柱穴。

方法:常用温和灸,每次5～10 min,或艾炷灸3～5壮,隔日一次,每月不超过10次;孕妇忌用。

十一、小暑,出梅入伏,夏雷阵阵

(一)饮食注意

可适当多吃苦味和酸味食物,能敛汗止泻祛湿,生津解渴,健胃消食,增进食欲。中国古代医家指出,酷暑时节,人们应该通过适当的"食疗"来改善对热天的不适感,如多吃西瓜、黄瓜、茄子、绿豆、冬瓜等,这些食物味甘性凉,具有清热、解毒、祛暑的作用。

(二)适宜的茶饮——山楂荷叶茶

原料:山楂20 g,决明子20 g,荷叶1张。

方法:将上述三味茶材分别用清水洗净,然后放入茶杯中,加适量沸水冲泡。盖盖浸泡半小时后,代茶饮用。

功效:清热解毒,升发清阳,散瘀活血。

注意:孕妇、女性经期不宜饮用。

(三)适宜的药膳——三豆泥鳅汤

原料:泥鳅200 g,黑豆20 g,赤小豆10 g,红豆20 g,绍酒8 g,炮姜10 g,生姜5片。

方法:将泥鳅放入清水内,吐净泥土,宰杀,洗净。将红豆、黑豆、赤小豆洗净备用;将炒锅置武火上烧热,加入素油,将泥鳅放入锅中煎至七成熟后,盛起备用。将煎过的泥鳅与洗净的红豆、黑豆、赤小豆、炮姜、生姜一同放入砂锅,加入适量清水,大火烧沸,小火熬煮2 h,放入绍酒,调入适量精盐即成。

功效:清暑祛湿,健脾益肾。

(四)运动疗法

小暑节气做运动应避免强度过大,可选择在早晨或傍晚进行散步、打太极拳等运动,也可选择游泳、瑜伽、气功等。无论选择何种运动方式,都应注意避免运动量过大,不要练到大汗淋漓。在运动过程中,可以喝一点淡盐水、绿豆汤等,忌大量喝冷饮,以免胃肠道痉挛,并损伤胃气。运动后,应稍事休息再用温水洗澡,切忌立即用冷水淋浴,以免体表扩张的血管骤然收缩而损伤心脑血管系统。

(五)情志调养

情绪中暑指的是发生在夏季的情感障碍,它的发生与气温、出汗、饮食情况和睡眠时间有密切的关系。当环境气温超过 35 ℃,日照时间超过 12 h,湿度高于 80％时,情绪中暑的发生率明显上升。加上出汗增多,人体内的钙、镁、钾、钠等电解质代谢出现障碍,影响大脑的神经活动,从而产生情绪、心境和行为方面的异常。因此,在炎热的夏季要静心、安神、戒躁、息怒。越是天热,遇事越要心平气和。遇到不顺心的事,要学会情绪转移,进行"冷处理"。

(六)足浴药方

原料:鱼腥草 30 g,佛手 20 g,合欢皮 30 g。

方法及注意事项同前文所述。

(七)中医外治法

1.耳穴压豆

取穴:三焦俞穴、肾俞穴、脑干俞穴、眼俞穴。

方法及疗程同前文所述。

2.穴位按摩——尺泽穴

取穴方法:在肘横纹中,肱二头肌肌腱桡侧凹陷处,微屈肘取穴。

操作方法:如果出现呕吐、泄泻等不适症状,都可尝试对尺泽穴进行按揉、刮痧、拍打甚至放血,辨证准确的话,效果非常明显。

3.艾灸

取穴:风门穴。

方法:常用温和灸,每次 5～10 min,隔日一次,每月不超过 10 次;孕妇忌用。

十二、大暑,炎热至极,湿热交蒸

(一)饮食注意

暑天酷热,因此在及时补水的同时也要注意清热祛火。西瓜具有清暑、解热、补水的功效,因此大多数人都会选择西瓜作为清暑佳品。但夏季人的肠胃较脆弱,吃西瓜时要注意避免伤及肠胃。一是不要一次吃太多,二是尽量不要贪一时之凉吃冰西瓜。可以吃些清淡、易消化的食物,避免伤及胃肠道功能。绿豆可以清暑,薏米可以祛湿,特别是绿豆薏米粥,可供大暑节气清热祛湿用。

(二)适宜的茶饮——五花茶

原料:鸡蛋花 5 朵,菊花 10 朵,木棉花 5 朵,金银花 10 朵,蜡梅花 10 朵。

方法:将上述所有茶材分别用清水洗净,然后放入茶杯中,加适量沸水冲泡。盖盖浸泡半小时后,代茶饮用。

功效:清热解暑,健脾祛湿。

（三）适宜的药膳——清拌茄子

原料：嫩茄子 600 g，香菜 20 g，蒜、香油、酱油、米醋、白糖、精盐、花椒、味精各适量。

方法：茄子洗净削皮，切成小片，放入碗内，撒上少许盐，再投入凉水中，泡去茄褐色，捞出放蒸锅内蒸熟，取出晾凉；蒜捣末；将炒锅置于火上烧热，加入香油，下花椒炸出香味后，连油一同倒入小碗内，加入酱油、白糖、米醋、精盐、味精、蒜末，调成汁，浇在茄片上；香菜择洗干净，切段，撒在茄片上即成。

功效：清热通窍，消肿利尿，健脾和胃。

（四）运动疗法

大暑时节气候炎热，不可进行剧烈运动，最好在清晨和傍晚天气较凉爽时进行室外运动，宜选择运动量较小或适中的运动方式，如慢跑、打太极拳、游泳等。还可以经常闭目养神静坐，每次约 20 min，调整呼吸，摒弃一切杂念。可采用唐代名医孙思邈所推崇的"引气从鼻入腹，吸足为止，久住气闷，乃从口中细细吐出，务使气尽，再从鼻孔细细引气入胸腹"的腹式呼吸法。此法方便易行，不但可以强身，还能减轻心理压力，可谓是一举多得。

（五）情志调养

大暑是天气最为炎热之时，人很容易感到疲劳，特别是大脑，会变得整天昏昏沉沉，精神不能集中，记忆力下降。所以，在这时要学会缓解大脑疲劳。人的大脑是一部精密无比的机器，只有精心保护，灵活使用，劳逸适度，才能使它健康长久地发挥作用。因此，工作要有节制、讲效率、有弹性。

（六）足浴药方

原料：荆芥 15 g，玄参 20 g，山慈姑 15 g。

方法及注意事项同前文所述。

（七）中医外治法

1.耳穴压豆

取穴：肾俞穴、肝俞穴、脾俞穴、内分泌俞穴。

方法及疗程同前文所述。

2.穴位按摩——丰隆穴

取穴方法：取犊鼻至外踝尖的中点，旁开胫骨外侧边缘两中指宽处即是丰隆穴。

操作方法：先用拇指用力点按丰隆穴约半分钟，使局部出现明显酸胀感，然后稍放松，改点为揉，揉约 1 min，重复点揉 8～10 次，有空时即可点揉，不拘时间。

3.艾灸

取穴：中脘穴。

方法:常用温和灸,每次 5～10 min,或艾炷灸 3～5 壮,隔日一次,每月不超过 10 次;孕妇忌用。

十三、立秋,秋之初始,阴气渐长

(一)饮食注意

立秋之后天气渐凉,气阴两虚之人应当注意日常保暖,并少食伤津耗气的食物,特别是辛辣的食物。气阴两虚之人平素可以食用鸡蛋、牛奶、蛤蜊等滋阴食物和大枣、山药等补气食物。

(二)适宜的茶饮——党参茶

原料:党参 10 g,白术 10 g,百合 10 g。

方法:将上述三味茶材分别用清水洗净,然后放入茶杯中,加适量沸水冲泡。盖盖浸泡半小时后,代茶饮用。

功效:健脾益气,润肺养阴。

(三)适宜的药膳——参芪鸽蛋汤

原料:北沙参 30 g,黄芪 15 g,鸽蛋 10 个。

方法:鸽蛋煮熟;去壳备用;北沙参、黄芪加水煮半个小时,以此汤煮鸽蛋,加入适量调料后食用。

功效:益气,养阴,生津。

(四)运动疗法

气阴两虚的人在锻炼时不宜剧烈运动,稍稍出汗即可。气阴两虚之人可以做鼻部保健操来调畅气机,方法是:双手食指依次按揉迎香穴、鼻通穴和印堂穴,然后食指捏鼻和摩擦鼻翼,每个动作持续 2 min。常做鼻部保健操不仅能通畅气机、通利鼻窍,也能缓补气虚,调节气阴两虚体质。

(五)情志调养

桥本甲状腺炎患者可以通过在一天中温度较温暖的下午外出散步、慢跑的方式缓补气阴,调畅气机。“立了秋,便把扇子丢”,立秋之后,天气开始凉爽,桥本甲状腺炎患者在进行散步、跑步等运动后应当做好保暖工作,以防寒气侵袭。

(六)足浴药方

原料:甘草 5 g,白扁豆 10 g,麦冬 10 g。

方法及注意事项同前文所述。

(七)中医外治法

1.耳穴压豆

取穴:内分泌俞穴、脾俞穴、肺俞穴。

方法及疗程同前文所述。

2.经络拍打——手太阴肺经

拍打手太阴肺经可以调节肺气虚的症状,同时还可以缓解肺经循行部位的锁骨上窝、上臂、前臂内侧上缘的麻木、肿胀、疼痛。

具体方法:可平坐亦可站立,手握空拳,以掌根自锁骨上窝沿着上臂至前臂内侧上缘,即拇指方向拍打,以上为一次。每天循经拍打左右手臂各100次,力度要适中,可随时随地进行操作,不必拘泥。

3.穴位按摩——天府穴

取穴方法:取坐位,臂向前平举,俯头,鼻尖接触上臂内侧处即为本穴。

操作方法:左手大拇指紧按右臂天府穴,用拇指腹部或指尖做按压转动的动作,同时做顺时针滑动。然后换右手大拇指按左臂天府穴,动作要领相同,要轻柔、均匀、和缓,力度以感觉舒适为度。每次按摩100～160次,每日早晚各一遍。

4.艾灸

取穴:太渊穴、天府穴、列缺穴。

灸法:每次随症选取1～2个穴,艾条温和灸,每穴2～3 min,或艾炷灸3～5壮。

十四、处暑,暑气渐消,秋风渐肃

(一)饮食注意

处暑后秋风渐起,桥本甲状腺炎患者在此时可以多食养阴生津的食物,如银耳、百合、乌鸡等。同时,桥本甲状腺炎患者也可以多食橘子、甘蔗、梨等水果,既能养阴生津,又能预防秋燥。桥本甲状腺炎患者平素也可以多喝一些黑芝麻粥、百合粥等粥品,少食入油炸烹饪的食物。

(二)适宜的茶饮——生麦茶

原料:生地10 g,麦冬10 g。

方法:将上述两味茶材分别用清水洗净,然后放入茶杯中,加适量沸水冲泡。盖盖浸泡半小时后,代茶饮用。

功效:养阴润燥,益气生津。

(三)适宜的药膳——洋参牛乳粥

原料:西洋参2 g,牛乳150 mL,大米50 g,冰糖适量。

方法:将西洋参研为细末备用。先取大米,加清水适量煮沸后,下西洋参、牛乳,煮至粥熟,加入冰糖调味服食。

功效:益气养阴,生津止渴。

(四)运动疗法

处暑时节暑气潜藏,气阴两虚之人在处暑节气后更应注意避免寒邪的侵袭。

桥本甲状腺炎患者锻炼时,可以练习太极拳、太极剑、五禽戏等健身操,通过对机体的循环调畅,以达到补气养阴的目的。

(五)情志调养

"疾风驱急雨,残暑扫除空",在干燥的秋天盼来的一场大雨可谓"久旱逢甘霖",同时也带来了秋日的凉爽天气。桥本甲状腺炎患者可在此时外出呼吸新鲜空气,或在室内做五禽戏等健身操,都有助于缓解低落的情绪。

6.足浴药方

原料:玉竹 15 g,五味子 10 g。

方法及注意事项同前文所述。

(七)中医外治法

1.耳穴压豆

取穴:肺俞穴、心俞穴、肾俞穴。

方法及疗程同前文所述。

2.穴位按摩——关元穴

取穴方法:关元穴位于人体下腹部前正中线上,脐中下 3 寸(四横指)处。

操作方法:左手大拇指紧按右臂天府穴,用拇指腹部或指尖做按压转动的动作,同时做顺时针滑动。然后换右手大拇指按左臂天府穴,动作要领相同,要轻柔、均匀、和缓,力度以感舒适为度。每次按摩 100～160 次,每日早晚各一遍。

3.艾灸

取穴:气海穴、足三里穴、关元穴。

灸法:每次随症选取 1～2 个穴,艾条温和灸,每穴 2～3 min,或艾炷灸 3～5 壮。

十五、白露,湿凝为露,天气渐凉

(一)饮食注意

白露时节是一年中收获的好季节,桥本甲状腺炎患者可遵循时令,多食粗粮与蔬菜,这样不仅能补充人体需要的膳食纤维和微量元素,也对人体的健康起着至关重要的作用。白露时节正是茶树生长的好时机,人们可以在此时喝"白露茶"。桥本甲状腺炎患者也可多食入鸡肉、大枣等补气食物和藕、木耳、豆腐等补阴食物。

(二)适宜的茶饮——百合补气饮

原料:党参 10 g,黄芪 10 g,百合 10 g。

方法:将上述三味茶材分别用清水洗净,然后放入茶杯中,加适量沸水冲泡。盖盖浸泡半小时后,代茶饮用。

功效:补中益气,润肺养阴。

(三)适宜的药膳——山药荸荠炖萝卜

原料:鲜山药250 g,荸荠250 g,鲜藕250 g,白萝卜250 g,盐、味精、素油、姜、葱各适量。

方法:将鲜山药去皮洗净,切成4 cm见方的块;白萝卜去皮,洗净,切成4 cm见方的块;鲜藕去皮洗净,切成4 cm见方的块;荸荠去皮,洗净,一切两半;姜拍破,葱切段。将鲜山药、荸荠、鲜藕、白萝卜、素油、姜、葱同放入炖锅内,加水1800 mL,置武火上烧沸,再用文火炖35 min,加入盐、味精即成。

功效:健脾,清热,养阴。

(四)运动疗法

桥本甲状腺炎患者多因气阴两虚而致病,可以选择做瑜伽、慢跑、快走等锻炼方式,以微微出汗为最宜。气阴两虚之人也可以练习太极拳、八段锦、五禽戏等健身操。白露时天气已凉,桥本甲状腺炎患者不可赤脚行动,相反可以适当用热水泡脚,这样不仅能缓解疲劳,也可以预防呼吸道感染性疾病。

(五)情志调养

"露从今夜白,月是故乡明",白露时节已近中秋,人们不免思乡情切。桥本甲状腺炎患者可以在白露时节回家探亲,或外出游玩以调养情志。同时,白露时节湿凝为露,人们认为此时的茶叶也在经过了夏日的酷暑之后,变得醇厚浓香。桥本甲状腺炎患者可在此时品味茶香,亦能缓解焦躁情绪,保持心境平和。

(六)足浴药方

原料:南沙参15 g,甘草10 g,白术15 g。

方法及注意事项同前文所述。

(七)中医外治法

1.经络拍打——足太阴脾经

拍打足太阴脾经可以调节桥本甲状腺炎患者的气阴两虚症状,同时也能缓解胃痛、腹痛、腹胀等胃肠不适。

具体方法:可平坐亦可站立,手握空拳,以掌根自锁骨下窝沿着前胸至平脐,再向下沿着大腿内侧至大趾内侧拍打,以上为一次。每天循经拍打左右经脉各100次,力度要适中,可随时随地进行操作,不必拘泥。

2.穴位按摩——足三里穴

取穴方法:足三里穴位于外膝眼下四横指、胫骨边缘。取穴时,左腿用右手,右腿用左手,以食指第二关节沿胫骨上移,至有突出的斜面骨头阻挡为止,指尖处即为此穴。

操作方法:左手大拇指紧按右腿足三里穴,用拇指腹部或指尖做按压转动的动作,同时做顺时针滑动。然后换右手大拇指紧按左腿足三里穴,动作要领相同,要轻柔、均匀、和缓,力度以感觉舒适为度。每次按摩 100～160 次,每日早晚各一遍。

3.针刺

取穴:足三里穴、关元穴、气海穴。

方法:各穴均用平补平泻法,以补法为主,针刺每次留针 20 min。此法有疏通经络、益气养阴的作用。

4.艾灸

取穴:劳宫穴、足三里穴、关元穴 。

灸法:每次随症选取 1～2 个穴,艾条温和灸,每穴 2～3 min,或艾炷灸 3～5 壮。

十六、秋分,阴阳相伴,平分秋色

(一)饮食注意

桥本甲状腺炎患者可多食乌鸡、黑芝麻、银耳、山药等滋阴清热食物。气阴两虚的患者还可以多食入一些动物肝脏,以治疗气血两虚,缓解缺铁性贫血的症状;也宜多食竹笋以清热化痰,顾护肺阴。秋季饮食也要顾护脾胃,多食可健胃消食的食物如山楂等,不提倡在晚间进食。

(二)适宜的茶饮——二子茶

原料:枸杞子 15 g,五味子 9 g。

方法:将上述两味茶材分别用清水洗净,然后放入茶杯中,加适量沸水冲泡。盖盖浸泡半小时后,代茶饮用。

功效:养阴润燥,益气生津。

(三)适宜的药膳——猪肝枸杞汤

原料:猪肝 50 g,枸杞子 10 g,鸡蛋 1 个,生姜片、精盐适量。

方法:锅内加水烧开,放入姜片、精盐、枸杞子,煮约 20 min 至枸杞子膨胀,将切成片的猪肝加入。待猪肝煮熟,将鸡蛋打入碗中搅匀,浇在汤中,熟后即成。

功效:补肝养血,益精明目。

(四)运动疗法

秋分是一年中最佳的锻炼时节之一。桥本甲状腺炎患者可以在气候较为温暖的室外走路、慢跑,或在室内进行瑜伽、太极拳等运动。秋分时,慢跑是十分适合的活动,每日坚持较为轻松的慢跑运动不仅能增强呼吸系统的功能,使之能更好地调畅气机,也能顾护肺阴、增强体质,预防感冒的发生。

（五）情志调养

秋分之时易伤春悲秋,桥本甲状腺炎患者在此时可外出赏花,以缓解抑郁低落的情绪。秋分时节人们常常感到神疲乏力,但是微微秋风也会调动人们的兴奋性,适宜调动情绪。桥本甲状腺炎患者可以在每日晨起后喝一杯温水,保持积极乐观的心态,在遇到令人紧张的事物时冷静对待,都可以保持情绪的平和稳定。

（六）足浴药方

原料:麦冬 15 g,葛根 10 g。

方法及注意事项同前文所述。

（七）中医外治法

1.耳穴压豆

取穴:肾俞穴、肺俞穴、胃俞穴、脾俞穴。

方法及疗程同前文所述。

2.经络拍打——足少阴肾经

拍打足少阴肾经可以调节肾阴虚与肾气虚的症状,同时还可以缓解四肢冰冷、头晕目眩、腰膝酸软等肾阳虚不适。

具体方法:可平坐亦可站立,手握空拳,以掌根自锁骨下窝沿前正中线旁开2寸至第5肋间拍打,再向下沿着前正中线旁开 0.5 寸至脐下拍打,再由大腿内侧向下至足底拍打,以上为一次。每天循经拍打左右经脉各 100 次,力度要适中,可随时随地进行操作,不必拘泥。

3.艾灸

取穴:三阴交穴、丰隆穴、足三里穴。

灸法:每次随症选取 1~2 个穴,艾条温和灸,每穴 2~3 min,或艾炷灸 3~5 壮。

4.刮痧

取穴:太冲穴、期门穴、气海穴。

操作方法:仰卧位,刮太冲穴、期门穴、气海穴,以皮肤潮红为度。刮痧采用平补平泻法,刮至皮肤微有热感或皮肤微微发红即可,不必刻意追求出痧。刮痧后嘱患者多饮白开水,当天勿洗浴,注意保暖。

十七、寒露,寒湿凝露,秋意渐浓

（一）饮食注意

寒露节气是一年中作物丰收的最后时节,天气也逐渐寒冷。桥本甲状腺炎患者此时要避免受到寒邪与燥邪的侵袭。寒露节气预示着重阳节即将到来,秉承顺应天时的生活方式,人们可以在此时食"重阳糕",重阳糕以五色米粉、梨、橙等食材制成,有清肺化痰、调畅气机的功效。气阴两虚之人在饮食方面可多食入一些益气养阴的食物,如鸡蛋、鱼肉、胡萝卜等,多食入杂粮也是不错的习惯。

（二）适宜的茶饮——生地养阴方

原料:生地 15 g,麦冬 9 g。

方法:将上述两味茶材分别用清水洗净,然后放入茶杯中,加适量沸水冲泡。盖盖浸泡半小时后,代茶饮用。

功效:益气生津,润肺清心。

（三）适宜的药膳——益气养阴生脉汤

原料:参须 15 g,麦冬 15 g,五味子 8 g,猪展 200 g,盐适量。

方法:将参须、麦冬和五味子洗净。猪展洗净切大块,汆水捞出。煮沸清水,倒入炖盅,放入所有材料,隔水炖一个半小时,下盐调味即可食用。

功效:补气生脉,养阴生津。

（四）运动疗法

桥本甲状腺炎患者可多进行太极拳、太极剑、八段锦、五禽戏等运动,也可以在室外进行慢跑运动。寒露时节枫叶见红,桥本甲状腺炎患者可以爬山登顶后远眺,可以看到一簇簇的红叶摇曳于风中,十分壮观。适当的锻炼可以帮助桥本甲状腺炎患者缓解汗多口渴、胸闷气短、四肢乏力的症状。

（五）情志调养

寒露时节预示着重阳节即将到来,在重阳节赏菊也是十分有特色的活动。桥本甲状腺炎患者可以外出赏菊,以缓解抑郁情绪。《乾淳岁时记》中还记载重阳节有"点燃菊灯"的习俗,各色的菊灯在夜间璀璨闪亮,能消散桥本甲状腺炎患者的消极情绪。在外出散步的过程中,桥本甲状腺炎患者能得到气机的调畅,并能调节情绪、改善睡眠质量。

（六）足浴药方

原料:五味子 15 g,葛根 10 g。

方法及注意事项同前文所述。

（七）中医外治法

1.耳穴压豆

取穴:肝俞穴、心俞穴、肺俞穴、肾俞穴。

方法及疗程同前文所述。

2.穴位按摩——劳宫穴

取穴方法:取穴时,弯曲的手指握拳,中指尖所指的位置就是劳宫穴所处的位置。

操作方法:左手大拇指紧按右手劳宫穴,用拇指腹部或指尖做按压转动的动作,同时做顺时针滑动。然后换右手大拇指紧按左手劳宫穴,动作要领相同,需要轻柔、均匀、和缓,力度以感舒适为度。每次按摩 100～160 次,每日早晚各 1 遍。

3.针刺

取穴:劳宫穴、涌泉穴、足三里穴。

方法:各穴均用平补平泻法,以补法为主,针刺每次留针 20 min。此法有疏通经络、益气养阴的作用。

4.艾灸

取穴:足三里穴、劳宫穴、关元穴。

灸法:每次随症选取 1～2 个穴,艾条温和灸,每穴 2～3 min,或艾炷灸 3～5 壮。

十八、霜降,气肃而凝,露结为霜

(一)饮食注意

霜降时节后,天气逐渐干燥,桥本甲状腺炎患者易出现口干舌燥、手足心热等不适。气阴两虚体质之人可通过多食入黑米、黑芝麻、枸杞等益气养阴的食物来滋养脾胃,缓解不适。同时,在霜降时节食用豌豆可以补充人体所需的维生素 C 和必需赖氨酸,以提高机体的免疫力,防止秋天寒邪侵入造成的感冒症状。桥本甲状腺炎患者可食兔肉补气养阴,补益脾胃。

(二)适宜的茶饮——党参黄芪饮

原料:党参 15 g,黄芪 9 g,炙甘草 6 g。

方法:将上述三味茶材分别用清水洗净,然后放入茶杯中,加适量沸水冲泡。盖盖浸泡半小时后,代茶饮用。

功效:益气生津,养血安神。

(三)适宜的药膳——山药药膳汤

原料:山药 5 g,玉竹 10 g,麦冬 10 g,枸杞 5 g,乌鸡 100 g,盐、味精、鸡精各适量。

方法:先将氽过的鸡肉放入锅中煸炒,加入高汤或开水;水煮沸后将肉捞至汤罐中,再把洗净的药料放入锅中,煮熟后将汤倒进罐中,文火煮 9 min;出锅前加入盐、味精、鸡精等调味料即可食用。

功效:健脾养阴。

(四)运动疗法

气阴两虚体质之人不应进行剧烈的运动。霜降节气是每年柿子成熟的季节,人们可以在此时摘柿子、摞桑叶,寓意事事平安,同样也能达到运动的目的。桥本甲状腺炎患者也可以通过室外散步慢跑,每日练习五禽戏、八段锦,定时散步等方式进行锻炼。桥本甲状腺炎患者的锻炼强度应以微微汗出为宜。

（五）情志调养

气阴两虚体质之人往往会出现消化不良、神疲乏力等不适,在霜降节气要注意腹部的保暖,防止慢性胃炎与胃溃疡的发生。腹部感受寒邪则会导致机体的气阴两虚症状加重,患者的神疲倦怠症状将更加明显。霜降时节,桥本甲状腺炎患者可以积极参与健身活动,以转移注意力的方式调畅情志,忘却秋日的凄凉景象。

（六）足浴药方

原料:白术15 g,百合10 g。

方法与注意事项同前文所述。

（七）中医外治法

1.耳穴压豆

取穴:脾俞穴、胃俞穴、心俞穴、肺俞穴。

方法及疗程同前文所述。

2.经络拍打——手少阴心经

拍打手少阴心经可以补气养血,缓解心悸心烦、失眠多梦、情志抑郁的症状。

具体方法:可平坐亦可站立,手握空拳,以掌根自腋窝正中沿上臂内侧至横平肘横纹拍打,再向下沿着前臂内侧至小指末节拍打,以上为一次。每天循经拍打左右经脉各100次,力度要适中,可随时随地进行操作,不必拘泥。

3.穴位按摩——气海穴

取穴方法:取仰卧位或者正坐位,将肚脐中央和耻骨联合上缘的距离平均分为五等分,上1/5和下4/5取一个交点就是阴交穴,上2/5和下3/5取一个交点就是石门穴,二者之间的中点即为气海穴。

操作方法:大拇指紧按气海穴,用拇指腹部或指尖做按压转动的动作,同时做顺时针滑动。动作需要轻柔、均匀、和缓,力度以感舒适为度。每次按摩100～160次,每日早晚各一遍。

4.刮痧

取穴:涌泉穴、劳宫穴。

操作方法:患者取仰卧位,刮涌泉穴、劳宫穴,以皮肤潮红为度。刮痧采用平补平泻法,刮至皮肤微有热感或皮肤微微发红即可,不必刻意追求出痧。刮痧后嘱患者多饮白开水,当天勿洗浴,注意保暖。

十九、立冬,冬之初始,万物敛藏

(一)饮食注意

立冬时节宜吃栗子、花生、黑木耳。立冬时,心肺气弱,肾气强盛,饮食宜减辛、苦,以养肾气。核桃、栗子、花生、黑木耳都是很好的食物。此时饮食宜少吃生冷或燥热的食物,适合清补甘温的食物,如鸡、鸭、鱼、芝麻等,同时配以甘润生津的果蔬,如梨、冬枣、橘子等。

(二)适宜的茶饮——灵芝片茶

原料:灵芝片 10 g,枸杞 6 g,冰糖适量。

方法:将上述茶材分别用清水洗净,把诸药放入开水焖泡 10 min 左右,加入冰糖搅拌均匀,温度适宜时饮用。

功效:补气养阴,健脾益气。

(三)适宜的药膳——酱牛肉

原料:牛腱肉 2000 g,盐、葱、姜、白糖、肉桂、丁香、花椒、白芷、料酒、酱油各适量。

方法:牛肉洗净,切成大块;葱切段,姜切片备用。将牛肉放入开水锅中焯水,取出放入锅内,放葱段、姜片、盐、白糖、料酒、酱油、大料、桂皮,加适量水,旺火烧开,撇去浮沫,转文火煮至肉烂即可。

功效:补血益气,强筋健骨。

(四)运动疗法

冬天运动时尽量不要出汗,因为在冬天出汗容易伤阳,从而伤心。古语讲:"汗为心之液。"在进行稍微剧烈的锻炼后,要及时擦干汗液,若内衣已潮湿,应尽快回到室内换上干衣服。最好在下午锻炼,冬季健身的最佳时间是在 14~19 时。

(五)情志调养

在寒冷的冬季,人们的身体不仅需要补充能量,其精神也需要进行保养,否则容易出现包括抑郁症、恐惧症等在内的症状,对健康十分不利。医学研究表明,冬季的寒冷气候会使人的新陈代谢等生理机能处于抑制状态,垂体、肾上腺皮质等内分泌功能容易紊乱,所以冬季是抑郁症的多发季节。情绪与桥本甲状腺炎的发展关系密切,情绪的失控往往会导致症状的加重,所以应当加强对情绪的调节。

(六)足浴药方

原料:泽泻、茯苓、杜仲、山萸肉、菟丝子各 10 g。

方法及注意事项同前文所述。

（七）中医外治法

1.耳穴压豆

取穴：肝俞穴、胆俞穴、脾俞穴、胃俞穴。

方法及疗程同前文所述。

2.经络拍打——手阳明大肠经

手阳明大肠经的循行路线是从手部走向头部，起始于手部的商阳穴，止于头面部的迎香穴。

具体方法：拍打大肠经时，应以商阳穴、合谷穴、温溜穴、曲池穴、肩髃穴、迎香穴等几个主要穴位为重点，可用按摩锤敲打，每个穴位需敲打 1 min 以上，直到皮肤发红发热为止。其他穴位则可手指并拢，用掌侧在上肢外侧由远及近地拍打，方向一定不能变，每侧上肢拍打 10 min 左右，然后换手拍打另一侧上肢。

3.穴位按摩——巨阙穴、命门穴

（1）巨阙穴。

取穴方法：腹部前正中线上，肚脐中点上 6 寸处即为巨阙穴。

操作方法：晚饭后 2 h（最好是睡前）用拇指或食指指腹点按巨阙穴约 10 min，按至穴位发热为止。

（2）命门穴。

取穴方法：命门穴位于第 2～3 腰椎棘突间。

操作方法：点按命门穴约 1 min；用鱼际直擦背部命门处，横擦肾俞、命门等穴 10～20 次，以感到发热为佳。

4.针刺

取穴：足三里穴、三阴交穴、上巨虚穴、丰隆穴。

方法：各穴均用平补平泻法，以补法为主，针刺每次留针 20 min。

5.刮痧

取穴：重点刮拭阿是穴和踝部内、外侧区。

操作方法：每个部位都要刮到出现痧痕为宜，刮后用指端点揉阿是穴 5～10 min，需要用重手法；然后再刮拭足背、足底区；最后刮小腿内、外、后侧区和膝弯区，如果配合外敷阿是穴会有更好的效果。此法要每日刮一次，坚持治疗有更好的效果。

二十、小雪，寒气渐盛，雨凝为雪

（一）饮食注意

古籍《群芳谱》中说："小雪气寒而将雪矣，地寒未甚而雪未大也。"民间也曾有这样的说法："十月立冬小雪涨，斗指已，斯时天已积阴，寒未深而雪未大，故名小雪。"

在小雪时节,需要补充一些能够让人体"热"起来的食物,对抗自然界寒冷的阴气,像是羊肉、牛肉这些温补的食材就是不错的选择。以羊肉为例,它富含蛋白质、B族维生素等,在冬天吃可以为身体补充足够的热量和维生素,堪称冬季暖身佳品。

(二)适宜的茶饮——参菊枸杞茶

原料:人参6 g,菊花6 g,枸杞6 g。

方法:将上述茶材分别用清水洗净,人参煎煮1 h后取汁,把诸药放入其内焖泡5 min左右,在温度适宜时饮用。

功效:提神补肾,明目补气。

(三)适宜的药膳——枸杞肉丝

原料:枸杞子20 g,瘦猪肉100 g,青笋20 g,植物油、盐、白糖、味精、绍酒、香油、淀粉、酱油适量。

方法:枸杞洗净待用,瘦猪肉、青笋分别洗净切丝,猪肉丝拌入少量淀粉;炒锅烧热,用少量植物油滑锅,再加入适量植物油,将肉丝、笋丝同时下锅翻炒,烹入绍酒,加入白糖、酱油、盐、味精并搅匀,放入枸杞子翻炒至熟,淋上香油即可起锅。

功效:滋阴补血,滋肝补肾。

(四)运动疗法

小雪时节,天气虽然寒冷,却不能少了运动。但由于该时节的气候特点,人们更要慎重地选择适合这个时节的运动项目。

跳绳简单易行,花样繁多,可简可繁,随时可做,容易学会,特别适宜在气温较低的季节作为健身运动,而且对女性尤为适宜。跳绳虽是"小"运动,在维护健康方面却有很大作用。从运动量来说,持续跳绳10 min,与慢跑30 min或跳健身舞20 min的效果相差无几,可谓耗时少、耗能大的有氧运动。

(五)情志调养

冬季,调养情志贵在保持清静安泰的状况,外不使形体疲劳,内避免不良情绪的侵扰。

(六)足浴药方

原料:吴茱萸、肉桂各50 g。

方法及注意事项同前文所述。

(七)中医外治法

1.耳穴压豆

取穴:肺俞穴、肾俞穴、肝俞穴、神门穴。

方法及疗程同前文所述。

2.艾灸

取穴:关元穴、气海穴、脾俞穴、三阴交穴、足三里穴。

灸法:每穴灸 5～10 min,每日 1 次。肾阳虚者可在关元采用隔姜饼灸,每次灸 5～7 壮,每日一次,10 次为一个疗程。

二十一、大雪,雪盛至极,千里冰封

(一)饮食注意

大雪时,天地阴气正盛,饮食上宜选择高热量、高蛋白、高脂类的食物,做到"少而精"。宜食温补食物,如枸杞、萝卜、胡萝卜、海参、茄子、山药、核桃、猪肉、羊肉、牛肉、鸡肉、鹌鹑、鲫鱼、橙子等。

(二)适宜的茶饮——菟丝子茶

原料:菟丝子 15 g,地肤子、山药各 10 g。

方法:将上述茶材分别用清水洗净,把诸药放入开水煎煮 15 min 左右,加入冰糖搅拌均匀,温度适宜时饮用。

功效:补肾温阳。

(三)适宜的药膳——苁蓉羊肉粥

原料:肉苁蓉 30 g,羊肉 200 g,大米适量,食盐、味精各少许。

方法:羊肉洗净切片,放锅中加水煮熟,加大米、肉苁蓉共同煮粥,以食盐、味精调味服用。

功效:温里壮阳,补肾益精。

(四)运动疗法——摩耳

《内经·素问》早就阐述了人体衰老的原因是"肾气衰,精气亏,天癸竭",并强调肾气充足是延年益寿的首要条件。中医认为,肾主藏精,开窍于耳,医治肾脏疾病的穴位有很多在耳部,所以经常摩耳可起到健肾养身的作用。一般而言,摩耳的具体方法有以下几种:

(1)拉耳屏:双手食指放在耳屏内侧后,用食指、拇指提拉耳屏,自内而外提拉,手拉由轻到重,牵拉的力量以不感疼痛为限,每次 3～5 min。此法可治头痛、头晕、神经衰弱、耳鸣等疾病。

(2)扫外耳:以双手把耳朵由后向前扫,这时候听到"嚓嚓"的声音。每次 20 下,每日数次,只要长期坚持,必能强肾健身。

(3)拔双耳:两食指伸直,分别插入两耳孔,旋转 180°,往复 3 次后,立即拔出,耳中"叭叭"鸣响,一般拔 3～6 次。此法可促使听觉灵敏,并有健脑之功。

(4)鸣天鼓:两掌分别紧贴于耳部,掌心将耳盖严,用拇指和小指固定,其余三指一起或分指交错叩击头后枕骨部,即脑户、风府、哑门穴处,耳中"咚咚"鸣

响,如击鼓声。该方法有提神醒脑、宁眩聪耳之功效,不仅可作为日常养生保健之法,而且对中老年人常见的耳鸣、眩晕、失眠、头痛、神经衰弱等病症有良好的疗效。

(5)摩耳轮:以手握空拳,以拇指、食指沿耳轮上下来回推摩,直至耳轮充血发热。此法有健脑、强肾、明目之功,可防治阳痿、尿频、便秘、腰腿痛、颈椎病、心慌、胸闷、头痛、头昏等疾病。

(6)摩全耳:双手掌心摩擦发热后,向后按摩耳正面,再向前反复按摩耳背面,反复按摩 5~10 次,此刻疏通经络,对肾脏及全身脏器均有保健作用。

(五)情志调养

在大雪这个万物失去生机,天气时常是阴冷晦暗的时节,为了减轻焦虑和忧郁,患者应调节自己的心态,保持乐观,节喜制怒;经常参加一些社交活动,丰富生活;多听音乐,让美妙的旋律给生活增添乐趣;多看喜剧,听相声,释放不良情绪。

(六)足浴药方

原料:花椒、桂皮、生姜各 15 g。

方法及注意事项同前文所述。

(七)中医外治法

1.耳穴压豆

取穴:肾俞穴、神门穴、甲状腺俞穴、内分泌俞穴、腰椎俞穴。

方法及疗程同前文所述。

2.穴位按摩——太冲穴

取穴方法:足背第 1~2 跖趾关节后方凹陷中。

操作办法:生气时立刻按摩,可以让上升的肝气往下疏泄,这时这个穴位会很痛,必须反复按摩,直到这个穴位不再疼痛为止。

3.艾灸

取穴:足三里穴。

方法:把艾草条的一端点燃,在足三里穴上方 3~4 cm 处烤,觉得烫了就拿开,隔一会儿再烤,这样连续重复 7~8 次。

功效:补肾温阳。

二十二、冬至,寒冬已至,日行南至

(一)饮食注意

冬至可适量吃坚果,中医认为坚果性味偏温热,在其他季节吃容易上火,而冬天天气较冷,很多人吃后不存在这个问题。另外,坚果大多有补肾健脑、强心健体的作用,而冬季对应的是肾脏,所以冬季进补多吃坚果很有好处。冬季吃坚果也有御寒的作用,可增强体质。

(二)适宜的茶饮——参芪术茶

原料:党参 5 g,黄芪 5 g,白术 3 g,淮山药 3 g,升麻 3 g,花茶 5 g。

方法:用前五味药的煎煮液 400 mL 泡茶饮用,冲饮至味淡。

功效:补脾益气,升阳止泻。

(三)适宜的药膳——姜穗红枣糯米粥

原料:生姜、红糖各 15 g,红枣 8 个,糯米 100 g。

方法:先将生姜、红枣、糯米洗净,姜切成碎末,枣去核;再将上述材料一起放入砂锅中,加入适量清水,用武火烧沸后改用文火熬煮 30 min,按照口味加入适量红糖,溶化后即可。

功效:温中散寒,益气补虚。

(四)运动疗法——健脑保健操

健脑保健操的具体做法是:

(1)吐纳:双足开立,闭目养神,摒除杂念,两臂向上高举,扩胸用鼻吸气,然后双臂放下,稍用力由口呼气,反复 8 次。

(2)梳发:搓揉头皮,两手插入发中,由前向后梳头 8 次。

(3)揉太阳穴:用两手大拇指同时揉两侧太阳穴,旋转揉动,先顺时针,后逆时针,反复各转 12 次。

(4)干洗脸:两手摩擦生热后,在面部皮肤由上而下摩擦 12 次。

(5)鸣天鼓:两手掌按住左右耳朵,两手指架在中指上,放在头后部轻轻叩打 12 次;然后用手掌按耳朵,再骤然放开,连续做 8 次。

注意事项:做上述动作时要闭目养神,排除杂念,手法由轻渐重,次数由少增多。此操可改善脑部血液循环,益智提神,对头晕、健忘、失眠、脑部血管疾患等均有防治作用。

(五)情志调养

患者要时刻保持心情愉悦,心态畅达乐观,不为小事伤心劳神,对人、对事心平气和;保持健康用脑的习惯,有目的地发展心智、培养个性,从而使自己精神振奋,生活中充满乐趣。

(六)足浴药方

原料:肉桂 3 g,花椒 6 g,生姜 6 g,生地 10 g。

方法及注意事项同前文所述。

(七)中医外治法

1.耳穴压豆

取穴:肝俞穴、胆俞穴、内分泌俞穴、甲状腺俞穴、脾俞穴、胃俞穴。

方法及疗程同前文所述。

2.艾灸——腰阳关穴

取穴:腰阳关穴在腰部,当后正中线上,第4腰椎棘突下凹陷中。

功效:补肾温阳,健脾益肾。

3.刮痧——腰俞穴

操作方法:在腰俞穴附近进行刮痧治疗,手法要轻柔,微出痧即可。

功效:温肾助阳。

二十三、小寒,天寒地冻,滴水成冰

(一)饮食注意

小寒之时,可多吃补益脾胃、温肾助阳、健脾化痰、润肺止咳的食品,如羊肉、鸡肉、鱼肉、核桃仁、大枣、桂圆肉、山药、莲子、百合、栗子等。但对于体质偏热、易上火者,应注意"缓补"的原则,以免进补过急而适得其反。

(二)适宜的茶饮——柴胡桑叶茶

原料:柴胡 15 g,桑叶 10 g,绿茶 3 g。

方法:将柴胡、桑叶、绿茶直接用开水冲泡,5 min 后即可饮用。

功效:清解表里,疏肝明目。

(三)适宜的药膳——素炒三丝

原料:干冬菇 75 g,青椒 2 个,胡萝卜 1 根,植物油、白糖、黄酒、味精、盐、淀粉、香油各适量。

方法:冬菇水发洗净,挤干水分,切成细丝;胡萝卜、青椒洗净切丝。锅内放油烧热,将"三丝"入锅翻炒后,加入黄酒、白糖再炒,并加水、调味品,待汤烧开后加用水淀粉勾芡,淋上香油,盛入盘内即可。

(四)运动疗法——搓腰法

首先将双手搓热,轻放于两肾腰部上,反复温敷 3 次;然后以命门为中心用力向下揉搓,再搓回到两臀后曲尽处,共做 36 遍;也可握拳轻叩腰部,并配合腰部旋转。每天做 2 次,在休息的时候就可以完成,对于改善体质、调节桥本甲状腺炎的病情有良好效果。

(五)情志调养

小寒天冷,不宜外出时,不妨在家中练练书法,也可调养心神。书法素有"纸上音乐"之称,练习书法时,需要调整呼吸,平心静气,冥想凝神,这对修身养性、延年益寿、调节体质阴阳平衡大有裨益。

(六)足浴药方

原料:桂枝 20 g,藿香、白术各 15 g,五味子、炙甘草、参须各 10 g。

方法及注意事项同前文所述。

（七）中医外治法

1.耳穴压豆

取穴：肾俞穴、内分泌俞穴、甲状腺俞穴、神门穴。

方法及疗程同前文所述。

2.穴位按摩——太溪穴

取穴：内踝后方与跟骨之间凹陷处。

操作方法：用拇指或食指指腹点按太溪穴约 10 min，按至穴位发热为止。

3.艾灸

取穴：关仪穴。

灸法：正坐或直立，用艾卷灸关仪穴 10 min，每天早晚各灸一次。

二十四、大寒，寒气逆极，岁终春来

（一）饮食注意

冬天养身，重在养肾。中医理论认为，黑色入肾，黑色食物多对肾脏有益，但并非所有的黑色食物都适合冬季食用，因为食物本身还有寒热的偏性，温热性食物有补益作用，适合秋冬多吃；而寒凉性食物一般多能清热泻火、解毒，适合夏季多吃。冬季应多吃温热性质的黑色食物，如黑米、紫米、乌鸡、黑豆、黑芝麻、黑枣等。

（二）适宜的茶饮——玫瑰普洱茶

原料：玫瑰花 6 g，普洱茶 6 g。

方法：将普洱茶放入容器中进行冲泡，待叶子泡开后，将玫瑰花放入容器中，再次加入开水，加盖焖泡 10 min 即可饮用。

功效：养血调经，化湿活血。

（三）适宜的药膳——木耳山菌乌鸡汤

原料：乌鸡半只，胡萝卜 150 g，鲜蘑菇 50 g，香菇 20 g，黑木耳 10 g，葱、姜、盐等适量。

方法：将黑木耳和香菇分别用温水发泡后洗净，蘑菇洗净撕成块；胡萝卜去皮洗净切块；乌鸡洗净切块。将鸡块、黑木耳、香菇，胡萝卜块同放入砂锅内，加清水煮沸后，用文火慢炖约 1 h，再加入蘑菇后大火煮沸，改中火约 20 min 至熟，调入葱、姜、盐即可。

功效：益气养阴，补肾强骨。

（四）运动疗法——意拳养生桩

该锻炼方法活动量小、安全有效，长期锻炼可通调全身经络、气血、关节，并濡养内脏,尤适宜于老年人冬季的保健养生。具体操作方法如下:保持心静神悦,平卧,上肢两肘外撑,手指分开,两手平放或置于小腹之上;膝部屈曲上顶,两脚分开,脚跟着床,脚掌回勾,两臂抬起,两手如掌抱式。每天 1 次,每次40 min。

(五)情志调养

在大寒养生,要怡养心神,敛气少虑,保持精神畅达乐观,可通过适宜的娱乐活动来调剂,保持心情舒畅,使体内的气血和顺,不扰乱机体内闭藏的阳气。调节情绪可有效增强体质,改善症状。

(六)足浴药方

原料:肉桂 3 g,连翘 10 g,蒲公英 6 g,山萸肉 10 g。

方法及注意事项同前文所述。

(七)中医外治法

1.耳穴压豆

取穴:脾俞穴、胃俞穴、交感穴、内分泌俞穴。

方法及疗程同前文所述。

2.穴位按摩——三阴交穴

取穴方法:取正坐姿势,该穴位于足内踝尖上除拇指以外四横指的宽度(约3 寸),胫骨后方凹陷处。

操作方法:先用热水泡脚半小时左右,然后将脚擦干。将左脚架于右腿上,用右手的拇指或中指指端用力按压左侧三阴交穴,一压一放为一次,按压 50 次;然后改为先顺时针方向、后逆时针方向各按揉此穴 5 min,也可以使用按摩棒或光滑的木棒按揉,注意力量要柔和,以感觉酸胀为度,不可力量过大,以免伤及皮肤。然后换右脚,方法同上。

3.艾灸

取穴:足三里穴。

灸法:每日 1～2 次,穴位灸每次 10～15 min,6 次为一个疗程。

第六章　甲状腺功能亢进症

第一节　甲状腺功能亢进症概述

甲状腺功能亢进症(简称"甲亢")又称"毒性弥漫性甲状腺肿",是一种自身免疫性疾病,临床表现并不限于甲状腺,而是一种多系统的综合征,包括高代谢症群、弥漫性甲状腺肿、眼征、皮损和甲状腺肢端病。多数患者同时有高代谢症群和甲状腺肿大。甲状腺以外的表现为浸润性突眼,可以单独存在而不伴有高代谢症群。

甲亢的诊断方面,具有诊断意义的临床表现为怕热,多汗,激动,纳亢伴消瘦,静息时心率过速,特殊眼征,甲状腺肿大等。如在甲状腺上发现血管杂音、震颤,则更具有诊断意义。在通常情况下,甲亢患者甲状腺功能试验的 T_3、FT_3 和 T_4 血浓度增高,T_3 的升高较 T_4 明显。促甲状腺激素低于正常仅在较灵敏的免疫放射测定中见到。

检查指标主要依靠典型的临床表现,有时也要结合一些特殊检查。甲亢常用的特殊检查方法如下:

(1)基础代谢率测定。可根据脉压和脉率计算,或用基础代谢率测定器测定。后者较可靠,但前者简便。常用计算公式为:基础代谢率=[(脉率+脉压)-111]%。测定基础代谢率要在完全安静、空腹时进行。基础代谢率正常值为 $\pm10\%$,增高至 $20\%\sim30\%$ 为轻度甲亢,增高至 $30\%\sim60\%$ 为中度甲亢,增高至 60% 以上为重度甲亢。

(2)甲状腺摄碘 131 率的测定。正常甲状腺 24 h 内摄取的碘 131 量为人体总量的 $30\%\sim40\%$。如果在 2 h 内甲状腺摄取碘 131 量超过人体总量的 25%,或在 14 h 内超过人体总量的 50%,且吸碘 131 率高峰提前出现,均可诊断为甲亢。

(3)血清中 T_3 和 T_4 含量的测定。甲亢时,血清 T_3 可高于正常 4 倍左右,

而 T_4 仅为正常的 2 倍半,因此 T_3 测定对甲亢的诊断具有较高的敏感性。

甲亢的病因不明,故无病因治疗主要是控制高代谢症群,减除精神紧张等对本病不利的因素。治疗初期,可予以患者适当休息和各种支持疗法,补充足够的热量和营养物质,如糖、蛋白质和各种维生素等,以纠正本病引起的消耗。控制甲亢症群的基本方法为服用抗甲状腺药物、放射性同位素碘治疗和手术治疗。

治疗甲亢的药物主要还是硫脲类药物,包括硫氧嘧啶类和咪唑类。国内常用的有甲巯咪唑(他巴唑)、丙硫氧嘧啶(PTU)、卡比马唑(在体内分解成甲巯咪唑起作用)和甲硫氧嘧啶(MTU),其中 MTU 现已少用。硫脲类药物的作用机制主要是抑制甲状腺过氧化酶活性,阻断酪氨酸碘化,从而抑制甲状腺激素的合成。一般甲亢患者需服药 2~4 周后才能使临床症状减轻。若治疗前患者体内存留有大量的碘,使合成和储备的甲状腺激素增多,会导致抗甲状腺药物的起效时间延长。就药物作用机制而言,PTU 有抑制 T_4 在外周组织中转化成 T_3 的作用,因此许多医生首选 PTU。从临床应用实践看,甲巯咪唑疗效更强些,而且价格便宜,所以甲巯咪唑可作为首选药。

碘 131 放射治疗甲亢是一种方便、安全、有效的方法,对老年人尤其合适。患者服用适量的碘 131 后,迅速被甲状腺摄取,碘 131 在衰变过程中放出射线,主要由 α 射线对细胞产生内照射,使甲状腺细胞被破坏,达到减低甲状腺功能的目的。服碘 131 前 2 周内忌碘,按甲状腺大小及吸碘率估算服用碘 131 的剂量,一次顿服。一般服药后 2~3 周甲亢症状开始减轻,1~3 个月症状缓解,必要时 6~9 个月后考虑第 2 次治疗。重症甲亢患者可在服用碘 131 后 1~7 d 加服抗甲状腺药物和普萘洛尔,国内报告治愈率在 80% 以上,总有效率在 95% 以上。本法治疗的主要并发症是甲减,治疗后 3~6 个月引起的暂时性甲减可在 1 年内恢复;永久性甲减发生率随治疗后时间的延长而增加,国外有资料统计,治疗头两年有 20% 的患者发生甲减,以后每年的平均发生率为 3.2%。国内文献报告的甲减发生率多数低于国外,但也有报告称随访了 748 例患者,到治疗后 11 年时,累计患病率已达 50% 左右。永久性甲减的发生原因与放射性碘剂量及个体对射线的敏感性有关,也不排除与自身抗体 TgAb 及 TMAb 有关。

甲状腺次全切除手术也是甲亢的有效治疗方法,手术适应证为:

(1)甲状腺明显肿大(Ⅲ度以上),血管杂音明显,内科治疗后甲状腺无明显缩小。

(2)结节性甲状腺肿或毒性腺瘤。

(3)内科治疗效果不理想,多次复发。

第二节　中医二十四节气在甲亢慢病管理中的应用

中医方法在甲亢的发生发展及预后过程中有着独特的作用。循天时之变，一年四季，自然规律表现为春温、夏热、秋凉、冬寒的气候变化，春生、夏长、秋收、冬藏的发展规律。从中医学传统的理论来看，季节不同，对人体各方面的影响也明显不同。因此，人必须遵循天时变化，调养精神、饮食与起居，来适应四时的变化，达到保养精神和元气、避免病邪侵害、实现健康长寿的目的。同样，甲亢患者要遵循一定的治疗规律，这对疾病的预防、治疗和预后保健都有极大的帮助作用。

一、立春，四时之始，万象更新

（一）饮食注意

整个冬天，大多数人处于蛰伏状态，深居简出、运动量减少，又偏好膏粱厚味之食物，一冬下来，体内积存了大量的脂肪和毒素。古语有说"千金难买春来泄"，指的就是春季消脂排毒正当时。甲亢患者更应避免食用刺激性食物和调味品，如浓茶、咖啡、辛辣食物、烟、酒，以避免加重交感神经兴奋，加重甲亢症状。

（二）适宜的茶饮——银菊茶

原料：金银花 3 g，菊花 6 g，普洱茶 4 g。

方法：将金银花、菊花、普洱茶一同放入茶壶中，用开水冲泡，每日一剂，代茶饮用。

功效：清热平肝。

（三）适宜的药膳——佛手糖

原料：佛手 250 g，麦芽糖 100 g，蜜糖 100 g。

方法：将佛手切成条，把麦芽糖和蜜糖加少量水炖化，把佛手条倒入糖水中浸 5 d。

功效：疏肝理气，补脾健中。

（四）运动疗法

在春天，远足、徒步是合适的运动选择，这些运动可以锻炼肌力，促进机体循环代谢。如果进行远足与徒步有一定困难，或是时间受限制的人，则可以选择短时间快走、慢跑、跳绳等运动。老年人应注意不要过早春练，避免因早晨气温低、雾气重而诱发感冒、气管炎等疾病，以太阳出来后外出锻炼最为适宜。

(五)情志调养

肝主疏泄,调畅气机,情绪能够直接影响肝气,气机的通畅、气血的畅达与人体积极开阔的心态密切相关。情绪对人体有着直接影响,尤其与肝脏疾病密切相关,暴怒、抑郁都会使人处于不平静状态,此时肾上腺素分泌异常容易引起肝脏损害,所以应保持乐观豁达的心态,劳逸结合,起居有常。

(六)足浴药方

原料:熟地 20 g,白术 15 g,当归 25 g。

方法:将所有药材放入锅中,加水煎煮 30 min,去渣取汁,将汁液倒入浴盆中,再加入适量开水,先熏蒸后浴足,熏泡,后待水温合适后(40 ℃左右)进行脚部按摩。每晚睡前泡脚半小时左右。

注意事项:时间不能太长,以身上微微汗出为宜;饭后半小时内不宜泡脚,以免影响胃的消化吸收;泡脚用具最好能让双脚舒服地平放,水位以浸泡到小腿为宜;皮肤有外伤者忌用此方法;患有严重疾病者请在医生的指导下应用。

(七)中医外治法

1.耳穴压豆

取穴:肝俞穴、神门穴、心俞穴、三焦俞穴。

方法:耳郭常规消毒后,将胶布剪成 0.8 cm×0.8 cm 大小,放 1 粒王不留行籽粘上,随即贴压在所选耳穴上,由轻到重按压数十下。患者每日自己按压耳贴 3~5 次,每次每穴按压 1~2 min。

疗程:每隔 1~2 d 换贴压另一侧耳穴,10 次为一疗程,休息 10~15 d 再做下一疗程治疗。

2.经络拍打——足少阳胆经

足少阳胆经简称"胆经",是联系胆与其他脏腑的重要通路,通过拍打胆经,可以起到疏肝理胆、清泄胆火、调节体质的作用。

具体方法:可平坐亦可站立,手握空拳,以掌根自耳前沿着头两侧至两胁,再向下沿着大腿外侧至外踝拍打,以上为一次。每天循经拍打左右经脉各 100 次,力度要适中,可随时随地进行操作,不必拘泥。

3.穴位按摩——劳宫穴

取穴方法:劳宫穴位于第 2~3 掌骨之间,靠近第 3 掌骨的边缘处。

操作方法:点按时,将拇指立起,与掌骨呈平行方向,即指尖放入第 2~3 掌骨间;与此同时,食、中二指置于手背与劳宫穴相对应的位置,也在第 2~3 掌骨之间,这里是外劳宫穴。内外相对用力,酸胀感会迅速出现,并放射至食指及中指尖。出现这样的感觉后,点揉 1~2 min 即可。

4.拔罐

取穴：涌泉穴、肝俞穴、肾俞穴。

方法：操作时，选取中口径玻璃罐，以"闪火法"吸拔诸穴 10 min。此法有行气活血、疏通经络的作用。

二、雨水，乍暖还寒，雨水始降

（一）饮食注意

雨水之时，肝气仍然旺盛，进而影响脾胃运化功能，同时甲亢患者肝火本身比较旺盛，故在立春之时宜多食疏肝养阴之品，如丝瓜、山楂、番茄、银耳、香菇等，忌辛辣刺激、易引发上火之品。

（二）适宜的茶饮——冬根茶

原料：麦冬、芦根、白茅根各 30 g，生姜 6 g。

方法：将麦冬、芦根、白茅根、生姜一同放入砂锅中，加入清水适量，水煎去渣取汁，每日一剂，代茶饮用。

功效：清热生津，润燥止渴。

（三）适宜的药膳——干烧杞麦冬笋

原料：冬笋 50 g，枸杞 15 g，麦冬 10 g，鲜菊花 5 g，栀子 2 g，料酒、酱油、白糖、味精、清汤各适量。

做法：将冬笋入油锅，低温炸成金黄色，捞出，放入另一锅中，加清汤、料酒、味精、白糖、枸杞子、菊花、生栀子、麦冬，置武火上烧沸，用文火炖煮至汁干即成。

功效：滋阴清热，平肝祛风。

（四）运动疗法

甲亢患者可以练习放松入静功，可以有效缓解疲劳，调理神经，放松心情，改善胸闷、烦躁不安的状态。放松入静功的具体做法是：仰卧，周身放松，头枕在高低适度的枕头上，两脚与肩同宽，两手放于身体两侧大腿旁边，手心向下，轻轻闭上眼睛。意想头顶放松，两耳朵放松，两肩放松，两大臂放松，两小臂放松，两手掌放松，两手指放松，然后再想头顶放松、脸部放松、腹部放松、会阴部放松，两大腿放松、膝盖放松、小腿放松、脚面放松。大脚趾、二脚趾、三脚趾、四脚趾、小脚趾依次放松，脚心放松，两脚好像浸泡在温水中，最后连续默念"全身放松"三遍（此功站、坐、卧都能练习）。

（五）情志调养

甲亢与情志因素关系密切，在情志不遂、喜怒太过之时，常常影响肝木之疏泄、肾水之涵养，诱发甲亢，所以患者需要调摄自我情志，可以以调和阴阳、扶助正气为大法，采用综合调养的方法。

（六）足浴药方

原料：白芍 20 g，艾叶 25 g，红花 15 g。

方法及注意事项同前文所述。

（七）中医外治法

1.耳穴压豆

取穴：肝俞穴、脾俞穴、心俞穴、内分泌俞穴。

方法及疗程同前文所述。

2.穴位按摩——足通谷穴

取穴方法：足通谷穴位于第 5 跖趾关节的前方，赤白肉际处，有跖趾侧动、静脉。

操作方法：取正坐姿势，拇指指面紧贴足通谷穴，顺时针按揉 3～5 min，每天早晚 2 次，力量不宜过大，以局部发热为佳。

3.针刺

取穴：三阴交穴、复溜穴、夹脊穴、合谷穴。

方法：各穴均用平补平泻法，以泄法为主，针下得气后，捻转角度大，操作时间长，拇指向后，食指向前，针刺每次留针 30 min，每日一次。此法有泻火的作用。

三、惊蛰，春雷乍动，蛰虫复苏

（一）饮食注意

惊蛰时节宜清淡饮食，忌过酸、过寒、过热、过刺激之品，人们有多吃梨的习俗。甲亢患者通常身体消耗能量增加，可以选择增加餐次，以保证食物的摄入和吸收。可在两次正餐之间加餐，应避免暴饮暴食，突然大量摄入糖类可导致胰岛素分泌增加，导致低钾血症，出现软瘫症状。

（二）适宜的茶饮——槐菊茶

原料：槐花 3 g，菊花 6 g，绿茶 4 g。

方法：将槐花、菊花、绿茶一同放入茶壶中，用开水冲泡，每日一剂，代茶饮用。

功效：清热平肝。

（三）适宜的药膳——莲子茯苓门冬糕

原料：麦门冬 500 g，莲子 500 g，茯苓 500 g，白糖、桂花适量。

制法：把莲子去皮、心，茯苓切片，与麦门冬同研成细粉，拌入白糖、桂花，用水调匀，上笼蒸 20 min。

说明：健脾胃，益气阴。

（四）运动疗法

甲亢患者可以练习照截疟穴功，可以有效放松身体，缓解胸胁不适。照截疟穴功的具体做法为：自然站立，双脚分开与肩同宽，双臂自然下垂，掌心朝内侧，中指指尖紧贴风市穴，拔顶，舌抵上腭，提肛，净除心中杂念。全身放松，屈膝下蹲，两掌合掌当胸，两眼似闭非闭，神视两掌中指尖，站 5 min 后，两掌分开正对截疟穴，距离胸部 10 cm，照 20 min。截疟穴位于胸部，从左右乳直下 4 寸处，左右计两个穴。

（五）情志调养

《素问·举痛论》中云："喜则气和志达，营卫能利，故气缓矣。"喜能缓和精神紧张，使营卫通利，心情舒畅。保持积极乐观的情绪状态，笑口常开，有利于气血通畅和疾病的向好发展。

（六）足浴药方

原料：柴胡 20 g，桂枝 30 g，乳香 15 g。

方法及注意事项同前文所述。

（七）中医外治法

1.耳穴压豆

取穴：心俞穴、肾俞穴、肝俞穴、神门穴。

方法及疗程同前文所述。

2.经络拍打——足太阴脾经

脾主运化，为后天之本，对于维持消化功能及将食物化为气血起着重要的作用。若脾经出现问题，会出现腹胀、便溏、下痢、胃脘痛、嗳气、身重无力等；若脾经气血通畅，经气旺盛，则可以使人脏气通顺，运化如常，利于疾病的康复。

具体方法：采取坐位，将一只脚的脚踝压在另一条大腿上，手握空拳，以掌根自足大趾内侧端起始，然后沿小腿内侧正中线上行，再进入大腿内侧前缘，然后进入腹部，拍打时要用力适中，双侧都要拍，每侧拍打 10 min。

3.穴位按摩——风池穴

取穴方法：风池穴在项部，于枕骨之下，胸锁乳突肌与斜方肌上方之间的凹陷处，与耳垂齐平。

操作方法：取坐位，两足分开与肩同宽，两手放松伸开，分别放于两侧颈侧，用食、中两指指腹紧贴皮肤，点揉风池穴，早晚各按摩一次，每次按摩 3～5 min。

四、春分，仲春之月，昼夜均分

（一）饮食注意

春分节气仍然属于春季阶段，春季肝阳旺盛，所以平日里很多人容易上火。

而甲亢患者本身就容易上火,这个时候饮食要注意不吃大热大寒的食物,必须力求中和。吃大热的食物会增加体内的燥热,很容易导致身体上火,或者说加重上火症状;吃大寒的食物则会刺激身体,导致体内寒热冲突,反而容易对身体产生伤害。所以说,春分节气前后,建议人们应该多吃温凉性的食物,忌口过寒、过热的食物。

(二)适宜的茶饮——槐花山楂饮

原料:槐花 15 g,山楂 20 g

方法:将槐花、山楂分别淘洗干净,一同放入砂锅中,加入清水适量,水煎去渣取汁,每日一剂,代茶饮用。

功效:清热平肝,活血化瘀。

(三)适宜的药膳——青柿子糕

原料:青柿子 1000 g,蜂蜜适量。

方法:青柿子去柄洗净,捣烂并绞成汁,放锅中煎煮浓缩至黏稠,再加入等量蜂蜜,继续煎至黏稠时,离火冷却,装好备用。服用时每次一汤匙,以沸水冲服。

功效:泻火除烦。

(四)运动疗法

年轻且没有心脑血管疾病的患者在春分时节可以选择登山这一运动方式,能有效锻炼肢体协调能力,增强肺活力,锻炼机体,提高耐力;登高远眺还能有效缓解视力疲劳,放松大脑。

(五)情志调养

抑郁焦躁的情绪能够影响气血运行,从而影响脏腑机能,在生活中要做到勿忧勿虑,勿躁勿怒,稳定情绪,尽量避开能够刺激精神的事物,保持心态平衡和乐观,规律地起居和安排个人生活,这样才有助于机体保持正常状态。

(六)足浴药方

原料:夏枯草 25 g,当归 20 g,川芎 15 g。

方法及注意事项同前文所述。

(七)中医外治法

1.耳穴压豆

取穴:肝俞穴、三焦俞穴、心俞穴、内分泌俞穴。

方法及疗程同前文所述。

2.经络拍打——手太阴肺经

肺主肃降,又能帮助通调水道,输布津液于皮毛,起到滋润皮肤的效果,还能促进卫气抵御外邪。若肺经气血通畅,经气旺盛,可以使人脏气通顺,避免外邪侵袭。此时最好的保健办法就是拍打手太阴肺经。

具体方法：可平坐亦可站立，手握空拳，以掌根自肩膀前侧开始向下沿手臂内侧外缘拍打，过肘横纹桡侧，继续向下直至手掌大鱼际，以上为一次。每天循经拍打左右手臂各 100 次，力度要适中，可随时随地进行操作，不必拘泥。

3.穴位按摩——涌泉穴

取穴方法：涌泉穴在足底部，蜷足时足前部凹陷处，约为足底第 2～3 跖趾缝纹头端与足跟连线的前 1/3 与后 2/3 交点上。

操作方法：用拇指着力于穴位，做轻柔缓和的环旋活动，按揉 2～3 min，每天早晚各按摩一次。涌泉穴是足少阴肾经的常用腧穴之一，按摩此穴位具有散热生气、促进气血运行之效。

4.拔罐

取穴：大敦穴、太冲穴、足三里穴。

方法：操作时，患者取仰卧位，选取中口径玻璃罐，以"闪火法"吸拔诸穴 10 min。此法有疏肝行气的作用。

五、清明，气清景明，草木始发

（一）饮食注意

清明时节要避免食用大火大热的食物，同时甲亢患者禁用含碘盐及含碘丰富的食物，如海带、紫菜及所有的海产品等；少食可能促进甲状腺肿的食物，如卷心菜、甘蓝等。

（二）适宜的茶饮——二子饮

原料：决明子 50 g，枸杞子 15 g，冰糖适量。

方法：将决明子略炒香后捣碎，与洗净的枸杞子、冰糖一同放入茶壶中，冲入沸水适量，加盖焖 15 min 即可，每日一剂，代茶饮用。

功效：清热平肝，益肝滋肾。

（三）适宜的药膳——核桃丹参佛手饮

原料：核桃仁 5 个，佛手片 6 g，丹参 10 g，白糖适量。

方法：将丹参、佛手煎汤，核桃仁、白糖捣烂成泥，加入丹参佛手汤中拌匀，用小火煎煮 10 min，冷却后即可饮用。

功效：疏肝解郁，活血凉血。

（四）运动疗法

清明时节可以选择踏青出游的运动方式，患者可以和家人们、朋友们一起外出游玩，有利于缓解精神压力，放松心情，使心情愉悦、心胸开阔。需要提醒的是，清明节踏青时不宜运动量过大，尤其是老年人和伴有心脑血管疾病的患者，运动量要适宜，注意休息。

（五）情志调养

患者要学会在生活中及时避免与消除不良情绪,保持积极的心态和愉悦的心情,防止郁闷的状态持续而导致气血运行不畅。可以培养自己的业余爱好,多听一些舒缓的音乐以调节情绪,保持心境平和,避免大喜大悲。

（六）足浴药方

原料:郁金 20 g,石菖蒲 15 g,茯苓 30 g。

方法及注意事项同前文所述。

（七）中医外治法

1.耳穴压豆

取穴:肾俞穴、神门穴、心俞穴、脾俞穴。

方法及疗程同前文所述。

2.经络拍打——足厥阴肝经

足厥阴肝经简称"肝经",是联系肝脏与其他脏腑的重要通路,通过敲打疏通肝经,可以有效疏通肝经,调畅肝气,起到疏肝理气、调节体质的作用。

具体方法:可平坐亦可站立,手握空拳,以掌根自头顶沿着头两侧至两胁拍打,再向下沿着大腿内侧至内踝,以上为一次。每天循经拍打左右经脉各 100次,力度要适中,可随时随地进行操作,不必拘泥。

3.穴位按摩——少府穴

取穴方法:少府穴位于手掌面,第 4~5 掌骨之间,握拳时小指尖处。当取此穴位时仰掌,手指屈向掌心横纹,小指指尖下凹陷处是此穴。

操作方法:按揉此穴 5~10 min,力度适中,以有酸胀感为宜。该穴位是手少阴心经的穴位之一,是心经的荥穴,荥穴主身热,按摩此穴位可以滋阴降火,治疗甲亢引起的心悸。

4.刮痧

取穴:合谷穴、行间穴、太冲穴、足三里穴。

操作方法:刮合谷穴、行间穴、太冲穴、足三里穴,以皮肤潮红为度。在穴位处及周边涂以刮痧油,并均匀涂抹开;用手温热刮痧板,将刮痧板侧立刮相应穴位。操作时动作要连续,力度要逐渐由轻至重,动作柔和,切忌极力刮拭。刮痧采用平补平泻法,刮至皮肤微有热感或皮肤微微发红即可,不必刻意追求出痧。刮痧后嘱患者多饮白开水,当天勿洗浴,注意保暖。

六、谷雨,雨生百谷,滋养万物

（一）饮食注意

谷雨时节宜多吃蔬菜、水果,忌吃辛辣食物,多饮水,促进体内"致热物质"从尿、汗中排泄,从而清火排毒。同时,甲亢患者常伴有排便次数增多或腹泻的症状,对膳食纤维含量较高的食物应加以控制。

(二)适宜的茶饮——枸杞莲子心茶

原料:枸杞 5 g,莲子心 3 g。

方法:将上述两味茶材分别用清水洗净,然后放入茶杯中,加适量沸水冲泡。盖盖浸泡半小时后,代茶饮用。

功效:清热除烦,养心安神。

(三)适宜的药膳——柚子炖鸡

原料:柚子 1 个,仔鸡 1 只,生姜、葱、盐、味精各适量。

方法:将柚子去皮留肉;鸡宰杀后除毛去内脏,把柚子肉纳入鸡腹中,放在盆中,加入葱、姜、料酒、食盐和适量的水,再将盆置入锅中,锅中加水,炖熟即成。

功效:滋阴益气,补精化痰。

(四)运动疗法

天气渐暖,在谷雨时节可以选择游泳的运动方式,有利于身心的舒缓,且不容易损伤身体。运动要舒缓,锻炼前应先轻柔地活动躯体关节,防止因骤然锻炼而诱发意外。

(五)情志调养

患者平时要注意克制情绪,遇事要冷静,防止太过恼怒和伤悲,正确对待顺境和逆境。可以通过练习书法、下棋、旅游的方式来陶冶情操、改善心境。平时也可以多听一些曲调舒缓、轻柔、抒情的音乐。

(六)足浴药方

原料:乳香 15 g,没药 15 g,山慈姑 15 g。

方法及注意事项同前文所述。

(七)中医外治法

1.耳穴压豆

取穴:肝俞穴、脾俞穴、胃俞穴、内分泌俞穴。

方法及疗程同前文所述。

2.经络拍打——手少阴心经

拍打手少阴心经可以调节情志,疏通经络,促进全身血液循环,有利于疾病的痊愈。

具体方法:手少阴心经就是从心脏处开始,经过腋窝,沿手臂内侧至手小指末端的循经。拍打顺序是先拍打手肘窝,然后沿着经络的走向(补拍)或者逆着经络的走向(泄拍)拍打。每天一次,每次以不超过 5 min 为宜,力度以拍打时感到舒适为宜。

3.穴位按摩——合谷穴

取穴方法:合谷穴位于第1～2掌骨之间,第2掌骨桡侧的中点处。简便取穴法为一手的拇指指间关节横纹放在另一手的虎口处,拇指下压处是此穴。

操作方法:用拇指指尖用力点在穴位上,力道适中,使穴区出现明显的酸胀感,甚至向四周放散。点按半分钟,然后改为揉法一分钟,揉时力道稍减轻。

4.刮痧

取穴:风池穴、肩井穴、肝俞穴、足三里穴。

操作方法:刮风池穴、肩井穴、肝俞穴、足三里穴,以皮肤潮红为度。在穴位处及周边涂以刮痧油,并均匀涂抹开;用手温热刮痧板,将刮痧板侧立刮相应穴位,操作时动作要连续,力度要逐渐由轻至重,动作要柔和,切忌用力刮拭。刮痧采用平补平泻法,刮至皮肤微有热感或皮肤微微发红即可,不必刻意追求出痧。刮痧后嘱患者多饮白开水,当天勿洗浴,注意保暖。

七、立夏,夏之初始,万物旺盛

(一)饮食注意

立夏时节时值乾卦,自然界的变化是阳气渐长、阴气渐弱,相对于人体脏腑来说,是肝气渐弱、心气渐强的时期,此时的饮食原则是增酸减苦,补肾助肝,调养胃气。此时饮食宜清淡,以低脂、易消化、富含纤维素的食物为主,多吃蔬果、粗粮。平时可多吃鱼、鸡、瘦肉、洋葱、小米、豆类、芝麻、玉米、山楂、香瓜、桃、木瓜、枇杷、杨梅、西红柿等;少吃动物内脏、肥肉等,少吃过咸的食物,如咸鱼、咸菜等。

(二)适宜的茶饮——大麦茶

原料:大麦茶1包,水适量。

方法:将上述茶材放入茶杯中,加适量沸水冲泡。盖盖浸泡半小时后,代茶饮用。

功效:消温解毒,健脾瘦身,清热解暑。

(三)适宜的药膳——泥鳅钻豆腐

原料:活泥鳅350 g,白豆腐500 g,葱、姜、米醋、黄酒、盐、糖、花椒、干红椒、酱油、桂皮、花生油各适量。

方法:将活泥鳅净养三天三夜,早晚各换水1次,使其体内垃圾排净。豆腐切块,红椒、姜洗净切碎,葱洗净切段备用。将净养后的活泥鳅及豆腐放入锅中,加适量水共煮。煮沸5 min后,将泥鳅、豆腐、汤汁从锅内倒入干净的容器中。炒锅上火,加油烧热,放姜、干红椒碎末及桂皮、花椒、葱煸炒,出香味后,倒入泥鳅、豆腐、汤汁、酱油、黄酒、米醋,旺火煮沸后转中火焖煮15～20 min,然后加适量食盐、白糖调味即可。

功效:清热解毒,祛风利湿。

(四)运动疗法

立夏时节,运动不要过于剧烈,书法、绘画、垂钓、养花、下棋等不但是一种艺术享受,也是一种健身活动,都是很好的养生方法,患者不妨抽出一些时间来,从中选择一种有意识地加以培养。

(五)情志调养

到了夏天,心阳最为旺盛,功能最强,当气温升高后,人们极易烦躁不安,好发脾气,心烦意乱。这是因为自然界的阳气过旺,进而导致心火过旺所致。此时人们不仅情绪易波动起伏,机体的免疫功能也较为低下,起居、饮食稍有不妥,就会发生各种疾病。此时易平心静气,畅心情,怡情志,不大喜大悲。

(六)足浴药方

原料:淡竹叶 20 g,天花粉 15 g,蒲公英 30 g。

方法及注意事项同前文所述。

(七)中医外治法

1.耳穴压豆

取穴:内分泌俞穴、肝俞穴、神门穴、脑干俞穴。

方法及疗程同前文所述。

2.穴位按摩——膈俞穴

取穴方法:膈俞穴在背中,第 7 胸椎棘突下旁开 1.5 寸。

操作方法:取直立位,上臂自然下垂,与两侧肩胛骨下角相平,在旁开脊正中线约两指宽处找到膈俞穴,双手拇指用力点按,或先点后揉 3~5 min,使局部出现明显的酸胀感,同时配合做深呼吸。

3.艾灸

取穴:三阴交穴。

方法:常用温和灸,每次 5~10 min,或艾炷灸 3~5 壮,隔日一次,每月不超过 10 次;孕妇忌用。

八、小满,雨水丰沛,谷趋盈满

(一)饮食注意

入夏以后,因为新陈代谢加快,有些人特别爱出汗。汗是人体内阴液的一部分,且"汗为心之液",可见汗液并非完全是人体排出的废物,相反,却对人体非常重要。经常出汗却不适当调补,不仅会损伤津液,还会伤害人体的正气,导致更严重的气虚。因此,气虚体质者入夏后一定要多吃一些健脾益气、生津养阴的食物,比如莲子、糙米、莲藕、乌鸡、南瓜等;对生活在南方多雨地区的人来说,还可以搭配一些健脾利湿的食材和药食两用的中药,比如茯苓、白扁豆、薏米等。

(二)适宜的茶饮——金莲花菊草茶

原料:金莲花 15 g,贡菊 15 g,甘草 5 g。

方法:将上述三味茶材分别用清水洗净,然后放入茶杯中,加适量沸水冲泡。盖盖浸泡半小时后,代茶饮用。

功效:清咽润喉,清热解毒。

(三)适宜的药膳——芹菜拌豆腐

原料:芹菜 200 g,豆腐 1 块,食盐、味精、香油少许。

方法:芹菜切段,豆腐切丁,均用开水焯一下,捞出后用凉开水冷却,净水待用。将芹菜和豆腐搅拌,加入食盐、味精、香油拌匀即成。

功效:平肝清火,利湿解毒。

(四)运动疗法

小满时的运动疗法是长走,锻炼的时间最好选择在每天太阳升起以后,下午3 时以后也是较佳的锻炼时间。长走前一定要做一些准备活动,如轻轻拉一拉肌肉和韧带,做一些下蹲运动等,让自己的心脏和肌肉进入运动状态。走时步幅应略大,挺胸、收腹,目视前方,上半身略向前倾,双臂自然在身体两侧摆动,注意力集中,呼吸自然均匀。每周锻炼至少 3 次,并且每次不能少于 30 min。长走运动要循序渐进,运动强度应由小到大,运动时间由短到长。

(五)情志调养

患者在感到十分压抑时,不妨大哭一场,哭也是释放所积聚的能量、调整机体平衡的一种方式。在亲人面前的痛哭,是一次纯真的感情爆发,如同夏天的暴风雨,越是倾盆大雨越是晴得快。许多人在痛哭一场之后,觉得畅快淋漓,压抑的心情也会随着泪水的流落而好转许多。

(六)足浴药方

原料:生地黄 30 g,木通 10 g,密蒙花 30 g。

方法及注意事项同前文所述。

(七)中医外治法

1.耳穴压豆

取穴:神门穴、内分泌俞穴、三焦俞穴、肝俞穴。

方法及疗程同前文所述。

2.穴位按摩——足三里穴

取穴方法:足三里穴位于小腿外侧,犊鼻下 3 寸,犊鼻与解溪穴连线上。

操作方法:按揉足三里穴,足三里穴为足阳明胃经合穴,按揉该穴时,以压痛点为主要刺激点。

3.艾灸

取穴:中极穴。

方法:常用温和灸,每次 5～10 min,或艾炷灸 3～5 壮,隔日一次,每月不超过 10 次;孕妇忌用。

九、芒种,有芒之谷,种植之时

(一)饮食注意

饮食宜清补,少油腻,注意保护脾胃,以免影响消化功能,宜吃具有祛暑益气、生津止渴作用的食物,如粳米、绿豆、西红柿、丝瓜、绿豆芽、紫菜、豆腐、豆苗、苦瓜、荷叶、菜花、豌豆、扁豆、猴头菇、香菇、乌梅、四季豆、玉竹、木瓜、西瓜等。

(二)适宜的茶饮——薄荷参茶

原料:鲜薄荷 5 g,太子参 9 g,绿茶 5 g,生姜 1 片。

方法:将上述茶材分别用清水洗净,然后放入茶杯中,加适量沸水冲泡。盖盖浸泡半小时后,代茶饮用。

功效:消暑清热,清凉提神,调理脾胃。

(三)适宜的药膳——腐竹白果排骨汤

原料:腐竹 60 g,白果 100 g,排骨 400 g,猪瘦肉 150 g,枸杞、葱花各少许,老姜 1 块。盐适量,鸡粉少许。

方法:先将猪瘦肉斩块,排骨洗净切块。排骨、猪瘦肉焯一下,去表面血渍,再用水洗净。向砂锅内加入清水,放在煤气炉上煮开后,放入排骨、猪瘦肉、猪排骨、腐竹、老姜、白果,煲 3 h 后调入盐、鸡粉,撒上枸杞、葱花即可食用。

功效:白果具有敛肺定咳、燥湿止带、益肾固精等功效;腐竹含大量蛋白质、脂肪以及丰富的钙质,与营养丰富的排骨搭配煲汤,养胃又润肺。

(四)运动疗法

有氧运动不仅能够在生理上强身健体,提高机体的综合免疫力,还对人的心理健康有很大的帮助。芒种后开始选择有氧运动,可以有效改善因气候改变带来的人体不适。有氧运动的特点是负荷量轻,有节律感,持续时间长。常见的有氧运动项目有步行、快走、慢跑、游泳、骑自行车等。

(五)情志调养

在摆脱心理困扰时,也可通过加强耗氧运动,以振奋自己为了实现目标不断竞争的进取精神,如快步小跑、快速骑自行车、疾走、游泳等。通过这些耗氧量很大的运动,可加速心搏,促进血液循环,改善身体对氧的利用,并在加大氧气利用量的过程中,让不良情绪与体内的滞留浊气一起排泄,从而使自己的精神与精力一起充沛,进而振作起来,心理困扰自然就得到了很大的排解。

（六）足浴药方

原料:桑叶 15 g,地丁 30 g,半边莲 30 g。

方法及注意事项同前文所述。

（七）中医外治法

1.耳穴压豆

取穴:神门穴、内分泌俞穴、肾俞穴、膀胱俞穴。

方法及疗程同前文所述。

2.穴位按摩——复溜穴

取穴方法:复溜穴位于足内踝尖与跟腱后缘之间中点向上约 3 横指处。

操作方法:将拇指指尖立起,用力点按小腿内侧的复溜穴 2～3 min,使穴位局部出现明显酸痛感。

3.艾灸

取穴:归来穴。

方法:常用温和灸,每次 5～10 min,或艾炷灸 3～5 壮,隔日一次,每月不超过 10 次;孕妇忌用。

十、夏至,日长之至,阳极阴生

（一）饮食注意

夏季时气候炎热,人的消化功能相对较弱,因此饮食宜清淡,不宜肥甘厚味;要多食杂粮以寒其体,不可过食热性食物,以免助热;冷食瓜果当适可而止,不可过食,以免损伤脾胃;厚味肥腻之品宜少勿多,以免化热生风,激发疔疮之疾。老、弱者应多食清暑、益气、生津、易消化的食物。

（二）适宜的茶饮——灵芝薄荷茶

原料:灵芝 3 g,薄荷 6 g,谷芽 5 g,冰糖少许。

方法:先将谷芽炒香,再将其与灵芝一起放入茶锅里,加水和冰糖煮沸,放入薄荷,再煮 5 min 即可饮用。

功效:生津止渴,健脾消食。

（三）适宜的药膳——芝麻酱拌白菜心

原料:白菜心 300 g,芝麻酱 1 大匙,芥末粉、酱油、香油各适量。

方法:白菜心洗净切丝,白菜心丝上面浇上芝麻酱、盐及烤熟的芥末即成,再放上酱油、香油拌匀。

功效:芝麻酱具有软化血管和降低胆固醇的功效,可预防冠心病等心血管疾病。白菜味甘、性平,有养胃利水、解热除烦之功效。

（四）运动疗法

人体在夏季的能量消耗很大，锻炼时更要量力而行。当练到最兴奋、最舒服的时候，就不要再增加运动量了，这时需要慢慢减少或者停止运动，尤其是对中年人而言，一些平时较难察觉的隐性疾病很可能因过度运动而被引发。建议每次运动时间大约为 1 h，每星期 3 次。运动过程中一定要以自己的感觉为准，关注自己的心率、血压、疲劳度，注意是否有头晕、恶心等现象。

（五）情志调养

《素问·四气调神大论》中说："使志无怒，使华英成秀，使气得泄，若所爱在外，此夏气之应，养长之道也。"就是说，夏季要神清气和，快乐欢畅，心胸宽阔，精神饱满。虽然工作、生活压力很大，但是对生活、对外界事物要充满热情，培养乐观外向的性格，以利于气机的条畅。如果懒怠厌倦或恼怒忧郁，则有碍气机通畅，对身体不利。

（六）足浴药方

原料：白鲜皮 30 g，龙胆草 15 g，夏枯草 15 g。

方法及注意事项同前文所述。

（七）中医外治法

1.耳穴压豆

取穴：肾俞穴、肝俞穴、小肠俞穴、心俞穴。

方法及疗程同前文所述。

2.穴位按摩——印堂穴、神庭穴

取穴方法：印堂穴在两眉头的中间，神庭穴在当前发际正中直上 0.5 寸。

操作方法：睡前梳前额，需要两人配合完成，被治者取坐位或仰卧位，施治者站在其头后，将双手拇指微微立起，自被治者面部正中两眉之间印堂穴起，用拇指的指腹交替按揉至前发际边缘处的神庭穴，按揉时用力要柔和，要先稍用力按下，再轻轻揉动，以被治者感觉点按局部有轻微酸胀感为度。从印堂穴至神庭穴，再从神庭穴至印堂穴，反复按揉至少 10 min，以被治者能缓慢入睡为佳。

3.艾灸

取穴：八髎穴。

方法：常用温和灸，每次 5～10 min，或艾炷灸 3～5 壮，隔日一次，每月不超过 10 次；孕妇忌用。

十一、小暑，出梅入伏，夏雷阵阵

（一）饮食注意

夏季适量吃冷饮可防暑降温，但冷饮吃得太多则有害无益。如果胃肠受到大量冷食的刺激,就会加快蠕动,缩短食物在胃肠里的停留时间,直接影响人体对食物营养的吸收。同时,由于夏季气温高,体内的热量不易散发,胃肠内的温度也比较高,如果骤然受到大量的冷刺激,有可能导致胃肠痉挛,引起腹痛。夏季也不能过量食用瓜果,虽然夏季瓜果对维持人体内的酸碱平衡有很好的作用,但是过量食用会增加肠胃负担,重则造成腹泻。

(二)适宜的茶饮——苦瓜茶

原料:干苦瓜片 12 g。

方法:将苦瓜片研为粗末,放入保温瓶中,用沸水适量冲泡 20 min,即可饮用。

功效:补充维生素,提高免疫力,预防中暑。

(三)适宜的药膳——茯苓薏米赤豆粥

原料:茯苓 25 g,薏米 150 g,赤小豆 60 g,粳米 150 g。

方法:将赤小豆、茯苓、薏米洗净,粳米淘洗干净,赤小豆浸泡半天。将赤小豆、薏米与茯苓一起入锅,加适量水,用大火煮沸,再用小火煮至赤小豆酥烂,加白糖少许,稍煮即成。

功效:化浊利湿,清热消暑。

(四)运动疗法

甩手运动是一种手臂前后连续摆动的健身方法,具体方法为:两脚分开,与肩同宽,左右肩轻松自然,双手自然下垂,然后向前伸与肩同高,再用力向后甩。开始甩手时可先做 20~50 次,以后逐渐增加次数,一般每回可做 100~200 次。甩手过程能积极活动肩肘关节,促使手臂振动,活动筋骨,有助于人体"手三阴经"经络气血的循环与通畅,对心肺健康十分有益。此法还对增进记忆力、消除精神压力有较好的效果。

(五)情志调养

夏日天气炎热,情绪容易波动激动,导致血压上升,加重心脏负担,容易诱发心绞痛、心肌梗死、心力衰竭等疾病。值得一提的是,情绪波动过大还会导致肠胃功能的紊乱,呼吸系统疾病(如哮喘等)也与情绪有很大的关联。原本就有心脑血管疾病、高血压的患者在夏天一定要注意控制情绪,保持平和的心情,以降低疾病发作的风险。

(六)足浴药方

原料:玄参 30 g,牡蛎 30 g,独活 20 g。

方法及注意事项同前文所述。

(七)中医外治法

1.耳穴压豆

取穴:肾俞穴、肝俞穴、胰胆俞穴、内分泌俞穴。

方法及疗程同前文所述。

2.穴位按摩——神门穴

取穴方法:神门穴位于腕横纹尺侧端,尺侧腕屈肌腱的桡侧凹陷处。

操作方法:将一手拇指立起,用指尖用力点按神门穴 1 min,穴位局部会有较明显的酸胀感,左右手交替治疗 3～5 次。

3.艾灸

取穴:天枢穴。

方法:常用温和灸,每次 5～10 min,或艾炷灸 3～5 壮,隔日一次,每月不超过 10 次;孕妇忌用。

十二、大暑,炎热至极,湿热交蒸

(一)饮食注意

仙草又名"凉粉草""仙人草",为唇形科仙草属草本植物,是重要的药食两用植物。其茎叶晒干后可以做成烧仙草,广东一带叫凉粉,是一种消暑的甜品。有民谚说:"六月大暑吃仙草,活如神仙不会老。"烧仙草的外观和口味类似龟苓膏,也同样具有清热解毒的功效,特别适合大暑时节吃,但孕妇忌吃这款食品。

(二)适宜的茶饮——花草蜜桃茶

原料:水蜜桃 2 个,甘草 6 片,枸杞 15 粒,玫瑰 25 朵,菊花 15 朵,冰糖适量,水 1 L。

方法:将上述茶材分别用清水洗净,然后放入茶杯中,加适量沸水冲泡。盖盖浸泡半小时后,代茶饮用。

功效:美容养颜,疏肝理气。

(三)适宜的药膳——鲜蘑冬瓜

原料:鲜蘑菇 200 g,冬瓜 400 g,葱、姜、淀粉、香油、盐、清汤、味精各适量。

方法:冬瓜去皮、瓤、籽,洗净,切片备用。鲜蘑菇洗净,切片。炒锅上火,加适量清汤,用中火煮沸,加蘑菇片、冬瓜片,放葱花、姜末,用小火煨烧至冬瓜熟透,放精盐、味精,用水淀粉勾芡,浇上香油即可。

功效:清热解毒,生津止渴。

(四)运动疗法

玩健身球能调和气血、舒筋健骨、强壮内脏、健脑益智,且运动量小,不受场地、气候的限制,故适宜大暑天练习。若能经常坚持玩健身球,对偏瘫后遗症、颈椎病、肩周炎、冠心病、手指功能障碍等均会有较好疗效。此外,由于铁球与手掌皮肤的频繁摩擦,也会因产生静电及热效应而起到促进血液循环的作用。

（五）情志调养

现代社会的人，尤其是年轻人，由于各方面原因而承受了很大的压力，导致健康受损。所以，要注意停下脚步，慢慢地享受生活，享受亲情、爱情、友情的美好，享受树木、花朵、云霞、溪流、瀑布以及大自然的景色，享受艺术、旅行、读书等精神上的乐趣。将身心融入大自然中，实现"慢生活"，才能更好地认识生命的真谛。

（六）足浴药方

原料：当归 30 g，桃仁 15 g，柴胡 15 g。

方法及注意事项同前文所述。

（七）中医外治法

1.耳穴压豆

取穴：神门穴、肝俞穴、脾俞穴、胰胆俞穴。

方法及疗程同前文所述。

2.穴位按摩——睛明穴

取穴方法：睛明穴位于目内眦角稍上方凹陷处。

操作方法：先用手指点压眼眶周围及睛明穴 5～10 次，然后在手指尖上适当蘸一些凡士林油，在眼周呈同心圆形轻柔按摩，将油脂揉进皮肤里，按摩持续 1 min左右。

3.艾灸

取穴：胃俞穴。

方法：常用温和灸，每次 5～10 min，或艾炷灸 3～5 壮，隔日一次，每月不超过 10 次；孕妇忌用。

十三、立秋，秋之初始，阴气渐长

（一）饮食注意

立秋后天气开始干燥，甲状腺功能亢进患者要及时补充水分，可适当多喝淡盐水。气郁体质之人平素可多食入理气疏肝的食物，如苦瓜、西红柿等。甲状腺功能亢进患者也应少吃油腻烹炸的食物，烹饪方式以蒸煮为主。某些地区在秋季刚到来之时会通过食红豆的方法来预防疟疾的泛滥，多食红豆可健脾养胃、补血养血。

（二）适宜的茶饮——陈皮理气茶

原料：陈皮 10 g，青皮 10 g，甘草 5 g。

方法：将上述三味茶材分别用清水洗净，然后放入茶杯中，加适量沸水冲泡。盖盖浸泡半小时后，代茶饮用。

功效:理气健脾,燥湿化痰。

(三)适宜的药膳——生麦芽饮

原料:生麦芽 200 g。

方法:生麦芽 200 g 放入砂锅内,加水 300 mL,煮沸后文火煎煮 20 min,滤出药液,再加水 200 mL,沸后再煮 10 min,滤出的药液与第一次药液混合即可。

功效:疏肝解郁,理气健脾。

(四)运动疗法

立秋时节气温下降,气候逐渐干燥,甲状腺功能亢进患者又多属气郁体质,因此气郁体质之人在立秋后可多进行鼻部穴位的按揉和鼻翼的摩擦来滋肺润燥、防治鼻炎。立秋时最适宜的运动为慢跑,此时在经历了夏季的炎热与憋闷后,秋季的凉爽也十分适合慢跑。

(五)情志调养

立秋之时,天气开始干燥,甲状腺功能亢进患者可能会出现口鼻干燥等不适,影响情志,可以通过多喝淡盐水来缓解。气郁之人在日常生活中可以通过运动、转移注意力等方式进行情绪的调节;立秋时节甲亢患者坚持运动可以增强心血管系统的功能,使大脑皮层处于较为活跃的状态,使精力充沛。

(六)足浴药方

原料:生地 15 g,陈皮 15 g,木香 10 g。

方法及注意事项同前文所述。

(七)中医外治法

1.耳穴压豆

取穴:肝俞穴、脾俞穴、胃俞穴。

方法及疗程同前文所述。

2.穴位按摩——内关穴

取穴方法:手心朝上,从腕横纹向肘窝方向量两横指(拇指),两根筋之间取穴;或用力握拳,腕横纹上两根筋之间出现一个凹陷,即是内关穴。

操作方法:左手大拇指紧按右侧内关穴,用拇指腹部或指尖做按压转动的动作,同时做顺时针滑动。然后换右手大拇指紧按左侧内关穴,动作要领相同。动作需要轻柔、均匀、和缓,力度以感舒适为度。每次按摩 100～160 次,每日早晚各一遍。

3.针刺

取穴:太冲穴、内关穴、大包穴。

方法:各穴均用平补平泻法,以泻法为主,针刺每次留针 20 min。

4.拔罐

取穴:心俞穴、肝俞穴、脾俞穴。

方法:操作时,患者取卧位,选取中口径玻璃罐,以"闪火法"吸拔诸穴10 min。此法有疏肝理气的作用。

十四、处暑,暑气渐消,秋风渐肃

(一)饮食注意

甲状腺功能亢进患者中,气机郁闭的情况较为多见,在处暑节气后易受风邪侵袭,气机郁闭的患者可以多食入橘子、陈皮等理气药物,不应食入辛辣的食物和像浓茶、咖啡这样的刺激性饮品。甲状腺功能亢进患者也可以在处暑时节多食葡萄,葡萄既能益气补血又能除烦解渴,是预防秋燥的有效食物。

(二)适宜的茶饮——枳实理气茶

原料:佛手 15 g,枳实 15 g。

方法:将上述两味茶材分别用清水洗净,然后放入茶杯中,加适量沸水冲泡。盖盖浸泡半小时后,代茶饮用。

功效:疏肝理气,燥湿化痰。

(三)适宜的药膳——山楂双花饮

原料:山楂 100 g,金银花 100 g,菊花 100 g,蜂蜜 1000 mL。

方法:将山楂、金银花、菊花放入蜂蜜中搅拌均匀后,津渍一个星期。津渍完成后,每次取 30 mL 用温水冲饮。

功效:清热解毒,理气润燥。

(四)运动疗法

处暑时节,晨起空气清新且温度较夜间温暖,甲状腺功能亢进患者可在清晨外出散步,在散步时不应着急,应以平和的心态进行慢走,协助调畅气机。甲亢患者也可以通过扩胸运动、慢走、瑜伽等理气运动达到锻炼的目的。气郁之人在锻炼时应选择阳光充足、气候温暖的场地。

(五)情志调养

处暑时节暑气将尽,且昼夜温差逐渐增大,此时寒邪容易侵袭甲状腺功能亢进患者的机体,寒凝气滞,导致气郁体质之人脘腹胀满,情绪抑郁的症状更加明显。因此甲亢患者在处暑时节更应注意保暖。此时中元节将近,中元节在古时是祭祀祖先的重要节日,甲亢患者可以在中元节时回望过去、畅想未来,以保持乐观的心态。

(六)足浴药方

原料:郁金 15 g,柏子仁 15 g,薄荷 5 g。

方法及注意事项同前文所述。

（七）中医外治法

1.经络拍打——手太阴肺经

拍打手太阴肺经可以保持肺经通畅，并缓解咳嗽气喘、胸闷气短、伤风怕冷的症状。

具体方法：可平坐亦可站立，手握空拳，以掌根自锁骨下窝凹陷沿着上臂至肘横纹拍打，再向下沿着小臂至拇指外侧拍打，以上为一次。每天循经拍打左右手臂各 100 次，力度要适中，可随时随地进行操作，不必拘泥。

2.针刺

取穴：太冲穴、太溪穴、膻中穴。

方法：各穴均用平补平泻法，以泻法为主，针刺每次留针 20 min。此法有疏肝理气、调畅气机的作用。

3.刮痧

取穴：内关穴、太冲穴、膻中穴。

操作方法：患者仰卧位，刮内关穴、太冲穴、膻中穴，以皮肤潮红为度。刮痧采用平补平泻法，刮至皮肤微有热感或皮肤微微发红即可，不必刻意追求出痧。刮痧后嘱患者多饮白开水，当天勿洗浴，注意保暖。

4.拔罐

取穴：脾俞穴、胃俞穴、肺俞穴。

方法：操作时，患者取卧位，选取中口径玻璃罐，以"闪火法"吸拔诸穴 10 min。此法有疏肝理气的作用。

十五、白露，湿凝为露，天气渐凉

（一）饮食注意

气郁体质之人不要食入辛辣油炸的食物与黄瓜、海带、西瓜等性质寒凉的食物，可以多食入可以理气的食物，如萝卜、莲藕、玫瑰花等。

（二）适宜的茶饮——陈皮理气茶

原料：陈皮 15 g，青皮 15 g，莲子芯 10 g。

方法：将上述三味茶材分别用清水洗净，然后放入茶杯中，加适量沸水冲泡。盖盖浸泡半小时后，代茶饮用。

功效：疏肝理气，消积化滞。

（三）适宜的药膳——参七王不留行炖鹌鹑

原料：红参 3 g，田七 3 g，王不留行 6 g，鹌鹑 1 只，姜片适量。

方法：将鹌鹑去毛、内脏，洗净，与红参、田七、王不留行、姜片共置砂锅中，旺火煮开,撇去浮沫,改文火煨 60 min,加入姜片后片刻,起锅。

功效:益气活血,行气止痛。

(四)运动疗法

甲状腺功能亢进患者在锻炼时应在日光充足的环境中进行,以防止寒邪侵袭。白露时节天气渐凉,气郁体质之人可以进行瑜伽、扩胸等运动,并可以在此时进行秋收、秋种活动。白露既是收获的季节,也是播种的季节,人们通过这一年的收成情况,回顾一年的劳动时光,也将希望寄托于新的种子上。

(五)情志调养

白露时节温差较大,甲状腺功能亢进患者可外出游玩,但在游玩过程中应谨防粉尘与花粉。粉尘与花粉是春秋两季易导致呼吸道过敏的原因之一,预防过敏也可以帮助患者保持稳定舒畅的情绪。同时也要注意对腰膝的保暖,防止此时寒邪入骨,出现腰膝酸软的症状。

(六)足浴药方

原料:玫瑰花 15 g,合欢花 15 g,甘草 10 g。

方法及注意事项同前文所述。

(七)中医外治法

1.耳穴压豆

取穴:肝俞穴、脾俞穴、胃俞穴、心俞穴。

方法及疗程同前文所述。

2.经络拍打——足厥阴肝经

拍打足厥阴肝经可以疏肝理气,缓解因肝郁气滞出现的不适,并缓解口干口苦、胸胁胀痛、月经不调等症状。

具体方法:可平坐亦可站立,手握空拳,以掌根自胁肋部至小腹,再向下沿着大腿内侧至大趾内侧拍打,以上为一次。每天循经拍打左右经脉各 100 次,力度要适中,可随时随地进行操作,不必拘泥。

3.穴位按摩——章门穴

取穴方法:章门穴在腋前线,第一浮肋前端,屈肘合腋时肘尖正对的地方就是。

操作方法:左手大拇指紧按右侧足三里穴,用拇指腹部或指尖做按压转动的动作,同时做顺时针滑动。然后换右手大拇指紧按左侧天府穴,动作要领相同,需要轻柔、均匀、和缓,力度以感舒适为度。每次按摩 100~160 次,每日早晚各一遍。

4.拔罐

取穴:肝俞穴、脾俞穴、心俞穴。

方法：操作时，患者取卧位，选取中口径玻璃罐，以"闪火法"吸拔诸穴10 min。此法有疏肝理气的作用。

十六、秋分，阴阳相半，平分秋色

（一）饮食注意

秋分时节后，天气逐渐干燥，甲状腺功能亢进患者要预防凉燥，不可食入性质寒凉的食物；可多食入炒麦芽、橘子、玫瑰花等疏肝理气的食物。另外，甲状腺功能亢进患者也应每日控制含碘食物和盐的摄入。

（二）适宜的茶饮——玫瑰饮

原料：玫瑰花 15 g，陈皮 15 g。

方法：将上述两味茶材分别用清水洗净，然后放入茶杯中，加适量沸水冲泡。盖盖浸泡半小时后，代茶饮用。

功效：行气解郁。

（三）适宜的药膳——陈皮茯苓糕

原料：陈皮 10 g，茯苓 20 g，糯米粉 300 g，白糖 100 g，红糖 100 g。

做法：将洗净的陈皮切碎后，与茯苓、糯米粉、红糖、白糖同时放入碗中，加入适量清水，充分搅拌均匀，倒入浅方盘中，用大火隔水蒸熟，取下冷却后切成小块即可食用。

功效：疏肝解郁，理气止痛。

（四）运动疗法

秋分时节的温度适宜各种体质之人进行室外运动，此时昼夜平分，白露节气带走了空气中的杂质与粉尘，使空气较为清新，也有利于甲状腺功能亢进患者体能的发挥。甲状腺功能亢进患者可以多去户外散步，并通过深呼吸与扩胸运动，帮助患者呼吸吐纳、调节情志。

（五）情志调养

随着中秋节的即将到来，甲状腺功能亢进患者往往出现情绪低落、思乡之情浓郁的情况。又因甲状腺功能亢进患者多为气机郁滞体质，低落的情绪会让气机郁滞的症状进一步加重。在秋分之时，甲状腺功能亢进患者可以通过运动或外出等方式调动积极的情绪，保持良好心态。甲亢患者也要学会将思念之情寄托于文字的抒发和画作的表达，可以在闲暇时间写一封信、作一幅画，以表达对亲人和故乡的思念之情。

（六）足浴药方

原料：柴胡 15 g，川芎 15 g，玫瑰花 10 g。

方法及注意事项同前文所述。

（七）中医外治法

1.耳穴压豆

取穴：肝俞穴、脾俞穴、胃俞穴、肺俞穴。

方法及疗程同前文所述。

2.穴位按摩——曲泉穴

取穴方法：正坐或仰卧，屈膝，在膝内侧相当于膝关节内侧面横纹内侧端，股骨内侧髁的后缘，半腱肌、半膜肌止端的前缘凹陷处取穴。

操作方法：左手大拇指紧按右侧曲泉穴，用拇指腹部或指尖做按压转动的动作，同时做顺时针滑动。然后换右手大拇指紧按左侧曲泉穴，动作要领相同，需要轻柔、均匀、和缓，力度以感舒适为度。每次按摩 100～160 次，每日早晚各一遍。

3.针刺

取穴：足五里穴、阴包穴、大敦穴。

方法：各穴均用平补平泻法，以泻法为主，针刺每次留针 20 min。此法有疏肝理气、调畅气机的作用。

4.刮痧

取穴：曲泉穴、太冲穴、章门穴。

操作方法：仰卧位，刮曲泉穴、太冲穴、章门穴，以皮肤潮红为度。刮痧采用平补平泻法，刮至皮肤微有热感或皮肤微微发红即可，不必刻意追求出痧。刮痧后嘱患者多饮白开水，当天勿洗浴，注意保暖。

十七、寒露，寒湿凝露，秋意渐浓

（一）饮食注意

寒露节气时，不仅要滋养肺阴，也要顾护脾胃。甲状腺功能亢进患者可多食牛肉，这样不仅可以补中益气，也可以滋养脾胃、温养中焦。同时，甲亢患者应当控制每日食盐和碘的摄入，烹饪方法应以清淡为主。

（二）适宜的茶饮——陈皮楝子饮

原料：陈皮 15 g，川楝子 15 g，甘草 5 g。

方法：将上述三味茶材分别用清水洗净，然后放入茶杯中，加适量沸水冲泡。盖盖浸泡半小时后，代茶饮用。

功效：疏肝解郁，行气止痛。

（三）适宜的药膳——橘皮粥

原料：橘皮 50 g，粳米 100 g。

方法：橘皮研细末备用；粳米淘洗干净，放入锅中加清水，煮至粥将成时，加入橘皮，再煮 10 min 即可。

功效：理气、健脾、消食。

（四）运动疗法

气郁体质之人可多进行适当的发泄性运动，如登山、跑步、游泳等。重阳节，也就是登高节在寒露节气内，气郁之人在选择登高时间时，应避开清晨与傍晚，可以选择在温度较为适宜的日光充裕的下午。气郁之人也可以每日练习太极拳、八段锦、五禽戏等，通过中医健身操调畅气机、疏通经络。

（五）情志调养

"遥知兄弟登高处，遍插茱萸少一人"，甲状腺功能亢进患者可登高望远调畅情志。甲亢患者可以先进行爬山运动以调畅气机，再登高远眺，以帮助甲状腺功能亢进患者呼吸吐纳，并能改善气郁导致的情绪低落症状。同时，重阳节也寓意着"长长久久"，可将自己的思乡之情寄托于重阳节与登高"插茱萸"的活动中。

（六）足浴药方

原料：玫瑰花 15 g，陈皮 15 g，川芎 10 g。

方法及注意事项同前文所述。

（七）中医外治法

1.耳穴压豆

取穴：肝俞穴、脾俞穴、胃俞穴、内分泌俞穴。

方法及疗程同前文所述。

2.穴位按摩——阳陵泉穴

取穴方法：患者仰卧或侧卧，阳陵泉穴位于人体的膝盖斜下方，小腿外侧之腓骨小头稍前凹陷中。

操作方法：左手大拇指紧按右腿阳陵泉穴，用拇指腹部或指尖做按压转动的动作，同时做顺时针滑动。然后换右手大拇指紧按左腿阳陵泉穴，动作要领相同，需要轻柔、均匀、和缓，力度以感舒适为度。每次按摩 100～160 次，每日早晚各一遍。

3.刮痧

取穴：太冲穴、章门穴。

操作方法：患者仰卧位，刮太冲、章门穴，以皮肤潮红为度。刮痧采用平补平泻法，刮至皮肤微有热感或皮肤微微发红即可，不必刻意追求出痧。刮痧后嘱患者多饮白开水，当天勿洗浴，注意保暖。

4.拔罐

取穴：肝俞穴、脾俞穴、胃俞穴。

方法：操作时，患者取卧位，选取中口径玻璃罐，以"闪火法"吸拔诸穴10 min。此法有疏肝理气的作用。

十八、霜降,气肃而凝,露结为霜

（一）饮食注意

霜降节气后天气渐凉,寒气的侵袭会导致甲状腺功能亢进患者气郁症状的加重。因此,甲状腺功能亢进患者在霜降节气后应当注意保暖,并食入理气解郁的食物,如佛手、橙子、韭菜等,少食入或不食寒凉性质的食物。

（二）适宜的茶饮——枳实理气茶

原料:枳实 15 g,香附 15 g。

方法:将上述两味茶材分别用清水洗净,然后放入茶杯中,加适量沸水冲泡。盖盖浸泡半小时后,代茶饮用。

功效:疏肝解郁,调经止痛。

（三）适宜的药膳——火爆玫瑰玲珑

原料:玫瑰花 10 g,猪心尖 300 g,葱、姜、蒜、酱油等调料适量,食用油适量。

方法:玫瑰花瓣成瓣洗净;猪心尖顶刀切成薄片,放入碗中,加入玫瑰花、葱、姜丝、蒜片等调味料拌匀,腌制 10～15 min;勺内放入花生油,用旺火烧至冒烟,倒入腌好的猪心,快速拉动炒勺,不断推动手勺,使炒勺中的火苗燃烧,猪心片在火中边燎边炒,约 2 min,出勺即成。

功效:疏肝解郁,行气活血。

（四）运动疗法

甲状腺功能亢进患者可以多进行一些有氧运动,比如慢跑、游泳、骑自行车等。如果没有足够的时间进行户外运动,也可以在休息间隙踢毽子、爬楼梯,同样可以达到调畅气机的目的。与同伴一起踢毽子不仅能锻炼腰膝关节的配合能力,也能提高与同伴的默契,是一种不错的合作锻炼方式。

（五）情志调养

霜降节气预示着天气渐冷、开始降霜。甲状腺功能亢进患者偶有情绪急躁易怒的症状,可以通过户外运动的方式来发泄缓解;也可以通过转移注意力的方式保持情绪平和。另外,也可以在与同伴合作锻炼的过程中增强与同伴的默契,与同伴相互信任,在产生急躁消极情绪之时能与同伴交流。

（六）足浴药方

原料:柴胡 15 g,郁金 15 g。

方法及注意事项同前文所述。

（七）中医外治法

1.耳穴压豆

取穴:肝俞穴、胆俞穴、三焦俞穴。

方法及疗程同前文所述。

2.经络拍打——足少阳胆经

足少阳胆经是具有养生功用的经脉,经常拍打足少阳胆经可以缓解口苦口干、偏头痛、易怒、失眠等症状。

具体方法:可平坐亦可站立,手握空拳,以掌根自腋窝前侧向下至脐水平线,再由臀外侧向下沿着大腿外侧至第 4 趾末节外侧拍打,以上为一次。每天循经拍打左右经脉各 100 次,力度要适中,可随时随地进行操作,不必拘泥。

3.针刺

取穴:膻中穴、曲泉穴、太冲穴。

方法:各穴均用平补平泻法,以泻法为主,针刺每次留针 20 min。此法有疏肝理气、调畅气机的作用。

4.拔罐

取穴:肝俞穴、胆俞穴、三焦俞穴。

方法:操作时,患者取卧位,选取中口径玻璃罐,以"闪火法"吸拔诸穴 10 min。此法有疏肝理气的作用。

十九、立冬,冬之初始,万物敛藏

(一)饮食注意

冬季时节,即使天气寒冷,人还是易上火。这是因为冬天人们大多会选择食疗进补,油腻饮食吃得太多,再者天气寒冷,人们往往运动减少,消耗下降,如果赶上降雪少又刮风,天气干燥,室温偏高,所以冬天更容易上火,故在饮食方面应当做到平衡调护。

(二)适宜的茶饮——桔梗茶

原料:桔梗 2 茶匙。

方法:将 2 茶匙的干燥桔梗加入一杯热开水中,浸泡约 10 min 后,过滤即可饮用。可添加蜂蜜以增强口感。

功效:补气利咽。

(三)适宜的药膳——芪归红枣乌鸡汤

原料:乌鸡 1 只,黄芪 30 g,当归 30 g,红枣 30 g,冰糖少量。

方法:将乌鸡清理干净,切块,放入开水中焯去血水和多余油脂;在炖锅中放入适量矿泉水,放入黄芪、当归和乌鸡开始炖,大火沸腾后转小火持续 30 min;放入红枣继续炖 20 min;出锅前 5 min 放入 2～3 块冰糖。

功效:益气补血,养肝补虚,固肾益精。

（四）运动疗法——快速步行

快速步行是最简便易行的一种健身方法,其对于身心都有着良好的锻炼作用。快速步行时,两臂要自然下垂,随着步伐的摆动,保持节律与体态平衡;通过双臂动作,腰部尽量随着转动,可使关节牵引肌体活动,促进血液循环,消除疲劳。冬季不适合做会剧烈地大量出汗的运动,所以快速步行不失为一个良好的运动选择。

（五）情志调养

从内外两个方面来看,对外,要顺应自然界变化和避免邪气的侵袭;对内,要谨守虚无,心神宁静,即思想清净,畅达情志,使精气神内守而不失散。

（六）足浴药方

原料:苍术、香附各 20 g。

方法及注意事项同前文所述。

（七）中医外治法

1.耳穴压豆

取穴:脾俞穴、胃俞穴、甲状腺俞穴、神门穴。

方法及疗程同前文所述。

2.穴位按摩——命门穴

取穴:命门穴在背后正中线上第 2 腰椎棘突下凹陷中。简便定位方法:以肚脐为标准,围绕腰部画一个圆圈,在背后正中线的交点就是命门穴。

操作方法:用手掌心按摩命门穴,感到腰部发热即可。

功效:助阳生气。

3.艾灸

取穴:志室穴。

灸法:每日 1～2 次,穴位灸每次 10～15 min。6 次为一个疗程。

二十、小雪,寒气渐盛,雨凝为雪

（一）饮食注意

中医理论认为,羊肉能补虚,有"人参补气,羊肉补形"的说法,适合畏寒怕冷、形体瘦弱及年老体衰者冬令进补。冬季吃羊肉,推荐人参羊肉汤、羊肉胡桃汤、虫草炖羊肉等。

（二）适宜的茶饮——绞股蓝龙须茶

原料:绞股蓝 6 g。

方法:把绞股蓝置于杯中,加热水,焖泡 10 min 后,温度适宜时可开盖饮用。

功效:养心安神,清热解毒,化痰止咳。

（三）适宜的药膳——栗子烧排骨

原料：排骨 500 g，栗子肉 150 g，酱油、绍酒、糖、葱花、盐、味精各适量。

方法：排骨切成小块洗净，加绍酒、盐、酱油拌匀备用。炒锅上火，加油烧至六成热时，放排骨炸透后捞出控干。炒锅中留少许油，倒入栗子肉翻炒，再放入炸好的排骨，烹入酱油，加适量水，转用小火焖至熟后，撒上葱花即可。

功效：补益脾肾，强筋健骨。

（四）运动疗法——补肾固虚功

具体方法：自然站立，双脚分开与肩同宽，双臂自然下垂，掌心朝内侧，中指指尖紧贴风市穴，拔顶，舌抵上腭，提肛，清除心中杂念。全身自然放松，两手心向下侧平至肩平，掌心转向前，两手由侧平向前合至身前向下 45°，两掌相合摩擦 36 次。然后两手转向背后，两掌心贴肾俞穴上，两手同时上下摩擦 36 次（一上一下为一次）。掌心翻转向外，半握拳，指尖不接触掌心，手背贴肾俞穴，站立 20 min。本功法有强肾、补虚的作用。

（五）情志调养

常晒太阳能帮助升发人体的阳气，特别是在冬季，由于大自然处于"阴盛阳衰"状态，人也不例外，故冬天常晒太阳更能起到壮人阳气、温通经脉的作用。从西医角度说，冬季多晒太阳可以帮助补充维生素 D，有利于人体对钙的吸收；阳光还能帮助合成 5-羟色胺，有利于克服抑郁。

（六）足浴药方

原料：艾叶、红花、姜汁各 10 g。

方法及注意事项同前文所述。

（七）中医外治法

1.穴位按摩——涌泉穴

取穴方法：屈足蜷趾，前脚掌最凹陷处即涌泉穴。

操作方法：弯曲食指，用指关节或拇指按压涌泉穴 1～3 min，以有酸胀感为度。

功效：补肾壮阳。

2.艾灸

取穴：肝俞穴。

灸法：每次随症选取 1～2 个穴，艾条温和灸，每穴 2～3 min，或艾炷灸 3～5 壮。

二十一、大雪，雪盛至极，千里冰封

（一）饮食注意

大雪之后，我国很多地区大量降雪，天气十分寒冷。因此，人体调养、温肾护阳就显得格外重要。在此节气,可多食高热量、高蛋白的食物,如羊肉、牛肉等以增强机体的抗寒能力。烹饪食物时也可加桂皮、花椒、芫荽、葱、姜、韭菜、韭黄等温性佐料。

(二)适宜的茶饮——橘皮茯苓茶

原料:橘皮 5 g,茯苓 6 g,枸杞 6 g,大枣 1 枚。

方法:将上述茶材分别用清水洗净,大枣去核,把诸药放入开水焖泡 15 min 左右,加入冰糖搅拌均匀,温度适宜时饮用。

功效:滋肾补肝,利水渗湿,健脾宁心。

(三)适宜的药膳——黑米鸡肉汤

材料:黑米 100 g,鸡肉 500 g,花椒、料酒、葱段、姜片。

方法:先将鸡肉洗净,切块,焯水;黑米洗净,浸泡 3 h,水分控干。将黑米与鸡块一起放入砂锅,加入开水和料酒、花椒、葱段、姜片等调料,炖至鸡肉与黑米烂熟后,加盐调味,淋上香油即成。

功效:滋阴补肾,益气活血。

(四)运动疗法——跳绳

跳绳是一项简便有效、以足部弹力为主的健身运动,不仅能增强人体内脏器官的功能,而且能发达下肢肌肉,锻炼腿部力量。研究证明,连续跳绳半小时所消耗的热量与游泳大致相同。需要注意的是,虽然跳绳是一项适合在冬季进行的运动,但平素有腰椎间盘突出和膝关节疾病的人不宜参加。

(五)情志调养

增加体育活动,让人体的血液循环加快,使心脏和大脑的供氧量更加充足,精力更加充沛;多吃蔬菜与坚果类食物也有改善人情绪的作用。如果感到急躁心烦,可以在做好保暖的前提下适当进行外出活动,气机的舒畅在一定程度上可以缓解烦躁症状。

(六)足浴药方

组成:香附、合欢皮各 15 g。

方法及注意事项同前文所述。

(七)中医外治法

1.耳穴压豆

取穴:肝俞穴、胆俞穴、神门穴、内分泌俞穴。

方法及疗程同前文所述。

2.经络拍打——足少阴肾经

操作方法:首先要按顺序拍打,顺着经络的走向进行补拍,或者是倒着经络的方向泄拍。拍打足少阴肾经的时间在酉时最好,也就是 17 时至 19 时,这个时间段肾脏进入储藏精华的阶段。拍打经络时应该情绪放松,心无杂念。可以反复拍打多次。

3.穴位按摩——关元穴

取穴:关元穴在脐下 3 寸。简易定位方法是将大拇指以外的其余四指并拢放在下腹部,四指下面的地方就是此穴。

操作方法:先搓热双手,然后用手掌按揉,力度宜轻,每次可进行 5 min,以发热为宜。

4.艾灸

取穴:气海穴。

灸法:首先在腧穴处涂抹一定量的凡士林,然后将大小适宜的艾炷置于穴位上点燃施灸,当艾炷燃剩 1/4 而受术者感到微有灼痛时,即可换新的艾炷,待将规定壮数点完为止。一般穴位局部皮肤会微微发红而不起疱。

二十二、冬至,寒冬已至,日行南至

(一)饮食注意

中医主张冬季养生要避寒就温、保护阳气,以保持阴阳相对平衡,在饮食上讲究阴阳并补,保持平衡。

(二)适宜的茶饮——紫苏茶

原料:紫苏 6 g,白芷 5 g,绿茶 6 g。

方法:用清水将紫苏、白芷洗净,置入开水中煎煮 10 min。取汁,冲泡绿茶。

功效:健脾理气化湿。

(三)适宜的药膳——玄参桔梗炖老鸭

原料:玄参 15 g,桔梗 20 g,老鸭 1 只,葱、姜、料酒、酱油、盐等调料。

方法:将玄参、桔梗切片后,和提前准备好的老鸭及葱、姜、料酒一同放入锅中,加入适量的清水,用武火烧沸,再改用文火炖煮至老鸭熟透,撒上盐、鸡精即可。

功效:健脾除湿,滋阴补肾。

(四)运动疗法——补心功

冬至常练此功可补心调神、增强体质,对心脑血管病、心肺疾病、气血虚证以及中老年患者均有较好的效果。具体步骤如下:

(1)站立,心静气平,排除杂念。

(2)双脚平行开立,与髋同宽,脚心微微腾起,身体自然直立,胸稍提起,腹稍回收,头正项直,下颌微收,两眼向前平视,面带微笑。

(3)以意带力,依序起动:以肩带肘,以肘带手,掌心向上,屈肘端掌,顺任脉徐徐自然上提至胸部,同时收腹提胸吸气,两眼圆睁,炯炯有神,目视前方至无穷远处,手至胸前,吸气至极限,稍停片刻。

(4)呼气,全身放松,微微闭目,手随气落,反掌还原,静息片刻。

重复做5~9次。

（五）情志调养

在冬至的时候,在精神调摄方面仍然要以静养为主,保持心境清静,以顺养初生的阳气;保持良好的修养,做到宽宏大量,谦让和善,热爱生活,精神畅达乐观。

（六）足浴药方

原料:杜仲 6 g,牡蛎 15 g,夜交藤 10 g,吴茱萸 10 g。

方法及注意事项同前文所述。

（七）中医外治法

1.穴位按摩——足三里穴

取穴:足三里穴在小腿外侧,髌骨窝下 3 寸,距胫骨前缘一横指（中指）。简单定位方法:用同侧手张开虎口围住膝盖,其余四指直下,中指尖位置即为该穴。

操作方法:盘腿而坐,双手拇指朝上,其余四指朝下,从大腿根部一直向下按压,就可同时刺激脾胃二经,巩固后天之本。按摩之后,用艾条灸足三里穴效果更好。

2.艾灸

取穴:命门穴、关元穴、三阴交穴、肾俞穴。

灸法:每穴灸 10~15 min,每日一次,10 次为一个疗程,疗程间休息 1 d。

二十三、小寒,天寒地冻,滴水成冰

（一）饮食注意

小寒宜食八宝粥。李时珍在《本草纲目》上说,粥能"益气、生津、养脾胃、治虚寒"。在阴冷的小寒期间,在糯米、白米、小米中加入板栗、赤豆、红枣、花生、松子、葡萄干、莲子、桂圆等营养价值极高的干果,用慢火熬一碗热气腾腾的八宝粥,不但营养丰富、香甜可口,还可暖胃护脾、滋养全身。

（二）适宜的茶饮——茯苓薄荷茶

原料:茯苓 12 g,薄荷 6 g,大枣 3 枚。

方法:茯苓加水煮沸,持续 10 min。放入薄荷关火闷 1 min,可调入适量蜂蜜。

功效:健脾补气,化湿利咽。

（三）适宜的药膳——芹菜炒双菇

原料:芹菜 300 g,香菇、蘑菇各 50 g,白糖、淀粉、酱油、麻油、料酒、油盐等适量。

方法:分别将芹菜、香菇、蘑菇洗净,芹菜切段,菌菇切片,炒锅烧热入油,下芹菜及双菇煸炒后,放入酱油、糖、料酒、姜末继续煸炒,使之入味,加汤焖熟后,放入鸡精、盐等,用水淀粉勾芡并淋上麻油,即可食用。

功效:益气安神,补气生津。

(四)运动疗法——吞津液

吞下舌头下边的津液,每天数十次,就可以养肾。中医认为,肾主唾,将口腔中的津唾吞下去可以养肾、助消化、增加抵抗力,还可以延年益寿。此法长期坚持可滋肾潜阳,补肾养气,可以对甲亢症状起到一定的缓解作用。

(五)情志调养

激动的情绪对甲亢症状缓解不利,因此要平静安详地生活,保持淡泊宁静、乐观自信的情绪,避免过于激动和大喜大悲。

(六)足浴药方

原料:丹参、荷叶各 15 g,川椒 5 g。

方法及注意事项同前文所述。

(七)中医外治法

1.穴位按摩——三焦俞穴

取穴方法:先确定第 7 颈椎,向下数至第 12 胸椎,下一个突起便为第 1 腰椎,在其棘突下左右各旁开 1.5 寸处为此穴。

操作方法:用两手手指指腹按压或揉压 3～5 min,以有酸胀感为度。

2.艾灸

取穴:腰俞穴。

灸法:灸 10～15 min,每日一次,10 次为一个疗程,疗程间休息 1 d。

二十四、大寒,寒气逆极,岁终春来

(一)饮食注意

大寒养生的基本原则应以"藏热量"为主,植物的根茎蕴藏能量,可多吃根茎类的食物,如芋头、山药、土豆、南瓜等,它们所具有的丰富的淀粉及多种维生素、矿物质可快速提升人体的抗寒能力。

(二)适宜的茶饮——玫瑰花茶

原料:干玫瑰花苞 10 朵,红茶、蜂蜜适量。

方法:在锅中放入 250 mL 水煮开,接着放入干玫瑰花苞,改小火煮 2 min后熄火,再将适量红茶包放入锅中浸泡 2 min,然后将茶汁过滤到杯中,加入适量的蜂蜜,拌匀即可。

功效:疏肝理气,健脾理胃。

（三）适宜的药膳——韭菜虾米粥

原料:韭菜、虾米各 50 g,粳米 100 g,盐、姜、葱适量。

方法:将韭菜洗净切碎,葱、姜洗净切末,虾米洗净,粳米淘洗干净;将粳米加水煮粥,待粥将熟时,放入虾米、韭菜、姜末、葱末及精盐拌匀,煮至虾熟米烂即可。

功效:调补阴阳,补气化湿。

（四）运动疗法——揉腹调息功

临睡前,全身自然放松,两手重叠,左手在内,左手心贴紧小腹,右手心对着左手背,两手按照顺时针方向转 36 圈,再向逆时针方向转 36 圈,慢慢吸气入小腹,吸气时两手握紧拳,同时小腹内收提肛,然后徐徐呼出,如此反复吸气 7 次,睡觉时屈膝侧卧,坚持锻炼,可以滋肾潜阳,改善甲亢症状。

（五）情志调养

要很好地调节自己的精神状态,精神抑郁、萎靡、焦虑的心情容易诱发甲亢或者使病情加重。患者平素应当多宽松心情,多进行劳动,少思虑压抑,要保持与他人的沟通交流。

（六）足浴药方

原料:当归 20 g,赤芍 15 g,红花 15 g,川断 15 g。

方法及注意事项同前文所述。

（七）中医外治法

1.耳穴压豆

取穴:肾俞穴、命门穴、三焦俞穴、膀胱俞穴。

方法:用火柴棒探压穴区,找出痛敏感点,酒精消毒,贴胶布或伤湿止痛膏（约 0.5 cm）前,将王不留行籽贴压上述穴位,每日按压 4～12 次,每次每穴 2～5 min。

疗程:每隔 1～2 d 换贴压另一侧耳穴,10 次为一疗程,休息 10～15 d 再做下一疗程治疗。

2.穴位按摩——照海穴

取穴:照海穴位于足内侧,内踝尖下方凹陷处。

操作方法:每天按压照海穴 2 次,每次 10 min。

功效:补肾助眠。

3.刮痧

取穴:大椎穴、身柱穴。

操作方法:每个部位都要刮到出现痧痕为宜,刮后用指端点揉阿是穴 5～10 min,需要用重手法。

第七章　甲状腺功能减退症

第一节　甲状腺功能减退症概述

甲状腺功能减退症(简称"甲减")系因甲状腺激素合成与分泌不足,或甲状腺激素生理效应不好而致的全身性疾病。若功能减退始于胎儿或新生儿期,称为"克汀病",始于性发育前儿童称为"幼年型甲减",始于成人称为"成年型甲减"。女性甲减较男性多见,且随着年龄的增加,其患病率也在上升。新生儿甲减的发生率约为1/7000,青春期甲减的发病率可见降低,成年期后则见上升。甲减的病因以慢性淋巴细胞性甲状腺炎为多。

一、甲减的诊断

甲减典型的临床表现有畏寒、少汗、体温偏低、乏力、少言、动作缓慢、厌食、体重不减、记忆力减退、智力低下、反应迟钝、嗜睡、精神抑郁、神经质表现等神经系统的表现。

诊断甲减除了临床表现之外,主要依靠血激素的水平,总甲状腺激素和游离甲状腺激素降低而促甲状腺激素升高是甲状腺腺性甲减或原发性甲减的表现。

早期轻症的甲减一般表现不典型,需要和贫血、特发性水肿、肾病综合征、肾小球肾炎以及冠心病相鉴别,同时还应该排除第四综合征或者是第三综合征。

二、甲减的检查指标

甲减的检查指标主要是基础代谢率低于正常,血清 TT_4 低于 40 ng/mL,血清 TT_3 低于 0.6 ng/mL,甲状腺摄碘 131 率低于正常水平(3 h 小于 10%,24 h 小于 15%)。

血清促甲状腺激素方面:

(1)原发性甲减症:亚临床型甲减症血清 TT_4、TT_3 值可正常,而血清促甲状腺激素升高(超过 10 mU/L),血清促甲状腺激素水平在促甲状腺激素释放激素兴奋剂试验后,反应比正常人高。

（2）垂体性甲减症:血清促甲状腺激素水平低,对促甲状腺激素释放激素兴奋试验无反应。应用促甲状腺激素后,血清 TT_4 水平升高。

（3）下丘脑性甲减症:血清促甲状腺激素水平低或正常,对促甲状腺激素释放激素兴奋试验反应良好。

X 线片表现为心脏扩大,心包积液,颅骨平片示蝶鞍可增大。心电图示低电压、窦性心动过缓,Q-T 间期延长,ST-T 异常。超声心动图示心肌增厚,心包积液。血脂、肌酸磷酸激酶活性增高,葡萄糖耐量曲线低平,贫血。

三、甲减的治疗

（一）甲状腺制剂终身替代治疗

早期轻型病例以口服甲状腺片或左甲状腺素为主。左甲状腺素是治疗甲减的首选药物,因其能有效地减轻甲减的各种症状,长期应用经验证明,左甲状腺素具有不良反应小,依从性好,肠道吸收好,血清半衰期长,治疗成本低等优点(推荐强度:强,证据质量:高)。使用时注意检测甲状腺功能,维持促甲状腺激素在正常范围。

（二）对症治疗

中、晚期重型病例除口服甲状腺片或左甲状腺素外,还需对症治疗,如给氧、输液、控制感染、控制心力衰竭等。

第二节　中医二十四节气在甲减慢病管理中的应用

随着生活水平的提高,人们对于自身健康的关注也越来越多。中医的核心观点是整体观念中的"天人相应"观点,"天人相应"要求人的饮食、起居等要与所处的自然环境相适应,顺应大自然四季变化的节拍,让身体的节律同自然一致,才能防病于未然,从而保持健康。

一年当中,每个节气的更替都预示着气候的变化,也揭示着阴阳二气的运动变化,如立春标志着气候转暖、阳气上升的春季开始了;立夏代表着气温明显升高,炎暑即将到来;大寒则是一年中最冷的时候等。气候的变化时刻影响着人体脏腑、阴阳、气血的变化,我们必须了解和顺应二十四节气的规律,随时调整饮食、起居、运动、保健等方面,才能够真正做到顺应四时、天人合一。总之,甲减患者要顺应四时节气的阴阳消长、节气转换交替规律,这样才能保持阴阳平衡、脏腑协调,这对甲减疾病的预防、辅助治疗及预后保健起着不可替代的作用。

一、立春,四时之始,万象更新

(一)饮食注意

立春之时,人体阳气升发,气血趋向体表,形成阳盛于外而虚于内的生理特征。而甲减患者阳气易虚,此时可摄食适当的养阳之品,如羊肉、大枣等,使阳虚体质得以纠正,恢复人体阴阳的动态平衡。

(二)适宜的茶饮——黄芪枸杞茶

原料:黄芪 5 g,枸杞 5 g。

方法:将上述两味茶材分别用清水洗净,然后放入茶杯中,加适量沸水冲泡。盖盖浸泡半小时后,代茶饮用。

功效:益气健脾。

(三)适宜的药膳——山药胡桃粥

原料:鲜山药 100 g,扁豆、胡桃肉各 50 g,粳米 60 g。

方法:将山药洗净切片,与扁豆、胡桃肉、粳米同入锅内,加水适量煮粥,待粥熟后加低碘盐、味精、生姜、葱花调味食用。

功效:补气健脾,润肠通便。

(四)运动疗法

打太极拳是一种健康的运动方式,其特点是动作柔和、轻盈连贯、动中有静、静中有动,能够放松全身肌肉,改善血液循环,提高平衡力,有助于睡眠。

(五)情志调养

《黄帝内经》言:"行不欲离于世,举不欲观于俗",要做到"志闲而少欲,心安而不惧,形劳而不倦,气从以顺……所以年皆度百岁,而动作不衰",提示我们要保持心境平和,不争不抢,从而能够达到祛除疾病、保持健康、长寿延年的目的,可见情绪对人体的影响之大。甲减患者要学会调节情绪,向心无杂念、豁达开朗、积极向上的心理状态方向努力。

(六)足浴药方

原料:附子 20 g,白芷 20 g,白术 15 g。

方法:将所有药材放入锅中,加水煎煮 30 min,去渣取汁,将汁液倒入浴盆中,再加入适量开水,先熏蒸后浴足,熏泡,后待水温合适后(40 ℃左右)进行脚部按摩。每晚睡前泡脚半小时左右。

注意事项:时间不能太长,以身上微微汗出为宜;饭后半小时内不宜泡脚,以免影响胃的消化吸收;泡脚用具最好能让双脚舒服地平放,水位以浸泡到小腿为宜;皮肤有外伤者忌用此方法;患有严重疾病者请在医生的指导下应用。

（七）中医外治法

1.耳穴压豆

取穴：脾俞穴、神门穴、三焦俞穴、内分泌俞穴。

方法：耳郭常规消毒后，将胶布剪成 0.8 cm×0.8 cm 大小，放 1 粒王不留行籽粘上，随即贴压在所选耳穴上，由轻到重按压数十下。患者每日自己按压耳贴 3～5 次，每次每穴按压 1～2 min。

疗程：每隔 1～2 d 换贴压另一侧耳穴，10 次为一疗程，休息 10～15 d 再做下一疗程治疗。

2.经络拍打——足太阳膀胱经

拍打足太阳膀胱经有助于通达全身经络，促进身体微循环，放松身体，促进排毒。

具体方法：拍打时，从头顶沿后背中线两侧两指至四指处进行拍打，向下拍打至大腿、小腿后侧正中，每次拍打 5 遍，每天 2 次。拍打的力度要适中，可随时随地进行操作，不必拘泥。

3.穴位按摩——命门穴

取穴方法：命门穴和肚脐眼是前后相对的，只要以肚脐为中心围绕腰部做一个圆圈，圆圈与背后正中线的交点就是命门穴。

操作方法：可使用左掌或右掌的大鱼际根部来回施以顺时针揉法 100 次，每天 2 次。

4.艾灸

取穴：太冲穴。

灸法：太冲穴在足背部第 1～2 趾间，跖骨底结合部前方凹陷处，足背动脉搏动处。可于立春后 5 日内以热力深透的黄金艾施灸，连灸 3 日即可，每天 10～15 min，灸后可见太冲脉动增强。

二、雨水，乍暖还寒，雨水始降

（一）饮食注意

雨水时节，天气还未完全变暖，由于寒冷的刺激可使体内的蛋白质分解加速，导致机体抵抗力降低，而甲减患者本身抵抗力较弱，因此早春期间还需要补充富含优质蛋白质的食品，如鸡蛋、鱼类、虾、牛肉、鸡肉、兔肉等。

（二）适宜的茶饮——参枣枸杞茶

原料：党参 5 g，枸杞 5 g，红枣 3 枚。

方法：将上述两味茶材分别用清水洗净，然后放入茶杯中，加适量沸水冲泡。盖盖浸泡半小时后，代茶饮用。

功效：补中益气，养血安神。

（三）适宜的药膳——茰肉枣柿饼

原料：红枣 30 g，柿饼 50 片，面粉 100 g，山茱萸肉 10 g。

方法：柿饼切块，红枣去核，掰开，与山茱萸肉一起捣碎，拌匀，研成细粉，加水适量，制成小饼。下热油锅，烙熟。

功效：补益肝肾，益气养血。

（四）运动疗法

下述运动疗法简单易操作，长久坚持可收到明目聪耳、固齿健脑、健脾和胃的效果，适合甲减患者练习。

第 1 节：对两手掌呵气两口，搓热，摩擦两鼻旁、双眼 15 通；将两耳揉捏扯拽，卷向前后 15 遍。

第 2 节：两手抱脑后，用中、食二指弹击脑后 24 下。

第 3 节：耸肩舒臂，做开弓势，左右交替各八遍。

第 4 节：叩齿 35 下，上下牙相互叩击，嘴尽量张大，力量适中。待津液满口时，分 3 次缓缓咽下。

第 5 节：按摩腹部，顺时针、逆时针各 50 下。

结束后，饮用热水一杯。

（五）情志调养

甲减患者容易疲劳和忧伤，平时可以多听一些激扬、高亢、豪迈的音乐，以调动情绪，改善悲忧的情绪状态，还可以多参加有益的社会活动，多与身边的人沟通交流；以积极进取的态度面对生活，对待生活中不顺心的事情，学会从正反两方面分析，及时消除悲观消极的情绪。

（六）足浴药方

原料：杜仲 25 g，党参 30 g，牛膝 15 g。

方法及注意事项同前文所述。

（七）中医外治法

1.耳穴压豆

取穴：脾俞穴、神门穴、胃俞穴、内分泌俞穴。

方法及疗程同前文所述。

2.经络拍打——手太阳小肠经

拍打手太阳小肠经能够促进全身气血运行，有助于疏通肝气，促进脾胃运化。

拍打方法：手太阳小肠经的经络走向为经手小指尺侧端（少泽穴）起始，沿前臂后边尺侧直上（小海穴），向上沿上臂后边内侧（肩贞穴）出行到肩关节后面（肩中俞穴),绕行肩胛,在大椎穴与督脉相会,脉气由此与足太阳膀胱经相接。手握空拳,然后沿着经络的走向(补拍)或者逆着经络的走向(泄拍)拍打。每天一次,每次以不超过 5 min 为宜,力度要适中,以拍打时感到舒适为宜。可随时随地进行操作,不必拘泥。

3.艾灸

取穴:太溪穴。

灸法:太溪穴位于足内侧,内踝后方与脚跟骨筋腱之间的凹陷处。把点燃的艾条靠近穴位,点燃艾条,将艾条悬于太溪穴上方 2～3 cm 处,以使局部有温热感而不至烫伤皮肤为宜,灸 15～20 min,灸至局部皮肤微微发红即可,避免烫伤皮肤。

4.穴位按摩——中脘穴

取穴方法:中脘穴位于上腹部前正中线上,脐中上 4 寸。

操作方法:将手掌掌心附着在中脘穴上,以腕关节为中心,连同前臂做节律性的环旋运动。操作时,肘关节自然屈曲,腕部放松。着力面应向顺时针方向,沿圆形轨迹回旋运行,周而复始,同时要适当地扩大按摩范围,争取能够覆盖胃的全部范围,频率以每分钟 80～90 次为宜。每次操作时间应不少于 5 min,以中脘穴局部有温热感,并持续向腹内渗透为度。

三、惊蛰,春雷乍动,蛰虫复苏

(一)饮食注意

惊蛰之时天气渐暖,甲减患者应少食肉类及油腻刺激的食物,以富含蛋白质、维生素的清淡饮食为宜,如春笋、奶、蛋、山药、银耳等,此类饮食能够顺应肝性,助益脾气,令五脏平和。

(二)适宜的茶饮——肉桂枸杞茶

原料:肉桂 5 g,枸杞 5 g。

方法:将上述两味茶材分别用清水洗净,然后放入茶杯中,加适量沸水冲泡。盖盖浸泡半小时后,代茶饮用。

功效:温阳健脾,益气安神。

(三)适宜的药膳——荷叶鸡

原料:鲜荷叶 2 张,火腿 30 g,鸡脯肉 250 g,蘑菇 50 g,玉米粉 12 g,盐、白糖、绍酒、葱、姜、胡椒粉、味精、香油各适量。

方法:鸡肉、蘑菇洗净后均切成薄片,火腿切 10 片,葱切段,姜切薄片。荷叶洗净,用开水稍烫,去掉蒂梗,切成 10 块三角形小块备用。蘑菇用开水焯透捞出,与鸡肉一起放入容器内,加入盐、味精、白糖、绍酒、胡椒粉、玉米粉、香油、葱段、姜片搅拌均匀,然后分放在 10 片三角形的荷叶上,再各加一片火腿,包成长方形包,放在盘内,上笼蒸约 2 h,或放在高压锅内蒸 15 min 即可。

功效:清淡养心,升运脾气。

(四)运动疗法

甲减患者可以选择练习太极剑,其动作细腻且舒展大方,能有效锻炼关节肌肉,加强身体的平衡性和协调性,调节平衡,加强小脑和脑干的功能,促进血液循环和身体代谢。

(五)情志调养

在精神调养上,甲减患者应该使自己的精神保持轻松、愉快的状态,避免恼怒忧郁的情绪状态,要有意识地控制自己的情绪,不要使消极情绪过极而影响身体健康。

(六)足浴药方

原料:肉桂 20 g,黄芪 30 g,泽泻 30 g。

方法及注意事项同前文所述。

(七)中医外治法

1.耳穴压豆

取穴:肝俞穴、神门穴、小肠俞穴、内分泌俞穴。

方法及疗程同前文所述。

2.穴位按摩——关元穴

取穴方法:关元穴位于脐下 3 寸处,腹正中线上。

操作方法:用掌根着力于穴位,做轻柔缓和的环旋活动,按揉 2～3 min,每天操作 2 次。

3.针刺

取穴:足三里穴、百会穴、太冲穴、中脘穴。

方法:各穴均用平补平泻法,以补法为主,针刺每次留针 20 min。此法有益气温阳的作用。

4.艾灸

取穴:关元穴。

灸法:关元穴位于脐下 3 寸处,腹正中线上。把点燃的艾条靠近穴位,点燃艾条,将艾条悬于关元穴上方 2～3 cm 处,使局部有温热感而不至烫伤皮肤为宜,灸 15～20 min,灸至局部皮肤微微发红即可,感觉到很烫的时候就移开一点。也可以采用隔姜灸,切一块厚度 3 mm 左右的姜片,用针刺上许多小孔,将艾绒捏成圆锥状放到姜片上,点燃艾绒,燃烧 10～15 min。

四、春分,仲春之月,昼夜均分

（一）饮食注意

春分时节可食滋肝益肾之品,如枸杞、花生、大枣、桂圆,也可食时令的樱桃、草莓等水果。同时要注意"酸伤肝",像羊肉、海鱼、虾、螃蟹等酸性食物要尽量少吃。晚饭可饮红酒少量,以畅通气血。

（二）适宜的茶饮——参地茶

原料:党参 5 g,熟地 5 g。

方法:将上述两味茶材分别用清水洗净,然后放入茶杯中,加适量沸水冲泡。盖盖浸泡半小时后,代茶饮用。

功效:滋阴益气。

（三）适宜的药膳——蒸甲鱼

原料:甲鱼 1 只,西洋参 2 g,调料适量。

做法:甲鱼去内脏,加西洋参、酒、酱油、姜片等作料,上笼蒸熟,食肉喝汤。

功效:滋阴益气,安神益智。

（四）运动疗法

甲减患者可以选择春季踏青,春季踏青有助于人体肝气疏泄,阳气生发。肝开窍于目,肝气越旺盛,目也越清明。在青山绿水中远眺,会使人视力敏锐,心境平静。

（五）情志调养

甲减患者要培养开朗、豁达的性格,多参加有益的社会活动,结交知心朋友,及时向朋友倾诉不良情绪,寻求朋友的帮助;也可多参加一些社会活动,多与社会接触,多和他人交流,多想一些开心的事,这样能够陶冶性情,保持良好的心态。

（六）足浴药方

原料:吴茱萸 20 g,补骨脂 30 g,牛膝各 25 g。

方法及注意事项同前文所述。

（七）中医外治法

1.耳穴压豆

取穴:肝俞穴、肾俞穴、心俞穴、三焦俞穴。

方法及疗程同前文所述。

2.穴位按摩——百会穴

取穴方法:百会穴位于后发际正中上 7 寸,两耳尖直上,头顶正中。

操作方法:用拇指着力于穴位,做轻柔缓和的环旋活动,每天早晚各按摩一次,每次按摩 3～6 min。按摩此穴可以调理气机升降,使全身气血阴阳趋于平衡。

3.艾灸

取穴:至阳穴。

灸法:至阳穴位于当后正中线与肩胛下角水平线的交点处,第 7 胸椎棘突下凹陷中。点燃艾条,将艾条悬于至阳穴上方,使局部有温热感而不至烫伤皮肤,灸 15～20 min,灸至局部皮肤微微发红即可。也可将艾条点燃放入艾灸盒,放在患者背上至阳穴的位置。

4.针刺

取穴:足三里穴、大椎穴、丰隆穴、涌泉穴。

方法:各穴均用提插捻转平补平泻法,针刺每次留针 20 min。

五、清明,气清景明,草木始发

(一)饮食注意

清明时节宜饮食清淡,营养均衡,多吃时令蔬菜瓜果。甲减患者身体需要充足的蛋白质,应多服用蛋类、奶类、肉类、鱼类等,并留意天然植物蛋白质与畜类蛋白质的相辅相成。

(二)适宜的茶饮——参冬茶

原料:党参 5 g,麦冬 5 g。

方法:将上述两味茶材分别用清水洗净,然后放入茶杯中,加适量沸水冲泡。盖盖浸泡半小时后,代茶饮用。

功效:益气生津。

(三)适宜的药膳——生脉龙眼粥

原料:龙眼(桂圆)肉 50 g,人参、五味子各 6 g,麦冬 10 g,粳米 100 g。

做法:共加水适量熬粥,每天服 200 mL,1 个月为一个疗程。

功效:温补心肾,强心复脉。

(四)运动疗法

清明时节正是花粉传播的时期,花粉飘浮在空中,被人吸入体内后,常出现鼻塞、流涕、打喷嚏、鼻腔以及全身发痒等症状。因此,建议患有急性病、身体弱或过敏体质的人群,要尽量避免过多的室外活动,避免直接接触各类容易诱发过敏症状的植物。患者可以选择一些室内运动,如室内羽毛球、乒乓球、跳绳等。

(五)情志调养

清明时节充满了人们怀念已逝亲人的哀思,人们会在此期间前去扫墓,献上鲜花,寄托对先人的怀念。然而触景伤情,很容易产生不良情绪。所以在此时节要注意稳定情绪,不要过度悲伤,最好有亲人相陪。

（六）足浴药方

原料:黄芪 30 g,细辛 20 g,白术 15 g。

方法及注意事项同前文所述。

（七）中医外治法

1.耳穴压豆

取穴:肾俞穴、神门穴、心俞穴、三焦俞穴。

方法及疗程同前文所述。

2.经络拍打——足阳明胃经

拍打足阳明胃经能够促进全身气血畅行,有助于增强消化功能。

拍打方法:足阳明胃经起于(迎香穴),从喉咙向下后行至大椎,折向前行,下行穿过胃,至腹股沟外(髀关穴),然后下行至大腿前侧(阴市穴),经脉膝下(足三里穴)下行入足大趾内侧端(隐白穴),交于足太阴脾经。可手握空拳,沿着经络的走向(补拍)或者逆着经络的走向(泄拍)拍打,腹部以上轻拍。力度要适中,可随时随地进行操作,不必拘泥。

3.艾灸

取穴:足三里穴。

灸法:足三里穴位于小腿前侧,犊鼻下 3 寸,犊鼻与解溪穴连线上。施灸时,将艾条的一端点燃,对准足三里穴,距离皮肤 2～3 cm,以局部有温热感而无灼痛为宜,灸 10～15 min,至皮肤出现红晕为止。一天之中最佳的艾灸时间是上午,因上午阳气生发,艾灸此穴能够疏通经络,激发经脉之气,协调阴阳,调理中焦。

六、谷雨,雨生百谷,滋养万物

（一）饮食注意

暮春之时,少食燥热之物,多吃一些低脂肪、高维生素、高蛋白的食物。甲减患者易便秘,谷雨之时可多吃富含纤维素的食物,比如糙米、蔬菜、水果等,都能增加肠道蠕动,减少便秘的发生。同时要避免食入油腻的食物,预防胆固醇升高。

（二）适宜的茶饮——芪术茶

原料:黄芪 5 g,白术 5 g。

方法:将上述两味茶材分别用清水洗净,然后放入茶杯中,加适量沸水冲泡。盖盖浸泡半小时后,代茶饮用。

功效:补气健脾。

（三）适宜的药膳——六味地黄粥

原料:六味地黄丸 100 g,红枣 10 枚,粳米 100 g,红糖 20 g。

做法:放入原料,加入适量水,熬粥。

功效:滋阴补肾,益气养血。

（四）运动疗法

春季可以选择多种锻炼方式,如常见的散步、跑步、打球、跳绳等。春练对于年轻患者而言可能更为简单易行,但对于中老年患者而言,春练更要科学合理、有针对性,建议选择慢走、太极拳、五禽戏、八段锦等运动。

（五）情志调养

清代医学家吴尚先在《理瀹骈文》序中提出:"七情之病,看花解闷,听曲消愁,有胜于服药者也。"谷雨时节百花齐放,忧思恼怒者可以走进自然,观花观鸟,也可以听一些和缓流畅的音乐,疏解心中烦闷,若心情抑郁过深可寻求专业医师的帮助,同时可配合中医音乐治疗仪、中医心理治疗仪等治疗。

（六）足浴药方

原料:熟地 20 g,乌药 20 g,细辛 15 g。

方法及注意事项同前文所述。

（七）中医外治法

1.耳穴压豆

取穴:胃俞穴、神门穴、脾俞穴、内分泌俞穴。

方法及疗程同前文所述。

2.穴位按摩——膏肓穴

取穴方法:患者取俯卧位,膏肓穴位于背部,第 4 胸椎棘突下,肩胛骨内侧,一压即疼,为膏肓穴。

操作方法:使用左掌或右掌的大鱼际根部,顺时针、逆时针各揉 50 次,每天早晚各按摩一次。

3.艾灸

取穴:丰隆穴。

灸法:丰隆穴位于人体的小腿前外侧,外踝尖上 8 寸,条口穴外 1 寸,距胫骨前缘两横指(中指)。点燃艾条,将艾条悬于丰隆穴上方 2～3 cm 处,以使局部有温热感而不至烫伤皮肤为宜,灸 15～20 min,灸至局部皮肤微微发红即可。艾灸此穴位有温阳祛湿的作用。

4.针刺

取穴:灵骨穴、太白穴。

方法:各穴均用提插捻转手法,以补法为主,以深针为主,深透上、中、下三焦,针刺每次留针 30 min。此法有温阳补气的作用。

七、立夏,夏之初始,万物旺盛

（一）饮食注意

立夏时节,饮食上尽量不要吃高脂肪和辛辣上火的食物,可适当地多吃一些凉性的水果或者蔬菜。由于天气逐渐转热,夏季饮食要考虑养护脾胃,最好多进稀食,喝粥再合适不过,既清凉解暑、生津止渴,又能养护脾胃。随着气温升高,人体开始大量出汗,丢失的水分增多,必须及时补充。饮水宜温,不宜喝冷饮,以免损伤脾胃功能,引起腹痛、腹泻等问题。

（二）适宜的茶饮——生脉饮

原料:太子参 20 g,麦冬 15 g,五味子 5 g,水适量。

方法:凉水泡 30 min,放砂锅内煎 30 min,晾凉饮用。

功效:益气养阴,是夏季汗出较多时的较佳饮品。

（三）适宜的药膳——桂圆粥

原料:桂圆 30 g,粳米 120 g,白糖少许。

方法:将桂圆同粳米共入锅中,加适量的水,熬煮成粥,调入白糖即成。

功效:补益心脾,养血安神。尤其适用于劳伤心脾、思虑过度、健忘失虑、身体瘦弱、月经不调等症。

注意:喝桂圆粥忌饮酒、浓茶、咖啡等物。

（四）运动疗法——散步

在立夏时节,进行散步可以促使心情舒畅,消除疲劳,缓和神经、血管和肌肉的紧张,是一剂良好的"镇静剂"。在环境舒适且空气比较清新的户外进行有节奏的慢走,能使大脑皮质细胞得以放松,可以促进血液循环,促使血压下降,缓解血管痉挛,并可减肥、降血脂,延缓动脉粥样硬化的发生。慢走宜选择在清晨或傍晚进行,每次 30 min 左右。

（五）情志调养

甲减患者要淡泊宁静,安然度夏。《黄帝内经》特别强调,夏季"更宜调息净心,常如冰雪在心,炎热亦于吾心少减。不可以热为热,更生热矣"。《素问·四气调神大论》中也提到"使志无怒",就是要人注意不要因为心情烦躁而滥发脾气。"使气得泄,若所受在外"就是要让气之宣泄平和、畅达,如其所受在外一样舒畅,可见淡泊宁静的心境很重要。因此,不管天气如何炎热,我们都需要保持心态平和、情绪稳定,唯有如此,才可取得"心静自然凉"的效果。

（六）足浴药方

原料:黄芪 30 g,远志 30 g,败酱草 20 g。

方法及注意事项同前文所述。

（七）中医外治法

1.耳穴压豆

取穴：肾俞穴、膀胱俞穴、内分泌俞穴、心俞穴。

方法及疗程同前文所述。

2.穴位按摩——阳陵泉穴、胆囊穴

取穴方法：阳陵泉穴在小腿外侧，腓骨小头前下方凹陷处；胆囊穴为正坐或侧卧位时，在小腿外侧上部，腓骨小头前下方凹陷处（阳陵泉穴）直下 2 寸。

操作方法：于小腿外侧中间、膝关节稍下方找到腓骨小头，于腓骨小头前下方取阳陵泉穴，再于阳陵泉穴直下 2～3 指处找敏感点，取胆囊穴。重刺激阳陵泉穴和胆囊穴，以在胀的基础上出现麻的感觉为佳，持续刺激至少 10 s，反复刺激，左右交替，两穴交替。

3.艾灸

取穴：肝俞穴。

方法：常用温和灸，每次 5～10 min，或艾炷灸 3～5 壮，隔日一次，每月不超过 10 次；孕妇忌用。

八、小满，雨水丰沛，谷趋盈满

（一）饮食注意

小满时要多食苦味，从现代医学分析，其实苦味食物中含有氨基酸、维生素、生物碱、微量元素等，具有抗菌消炎、消除疲劳、解暑祛热、提神醒脑等多种功效。小满时天气炎热潮湿，各种疾病容易乘虚而入，因此建议，夏日不妨多吃点"苦"，对人体健康有益，这有益也是"补"。

（二）适宜的茶饮——金银青叶茶

原料：金银花 20 g，大青叶 6 g，板蓝根 20 g，菊花 6 g。

方法：将大青叶、板蓝根煎煮 3 min；将金银花、菊花置于杯内，将上步煎煮好的汤汁倒入杯中，冲泡 3 min 即可。

功效：清热解毒，预防感冒。

（三）适宜的药膳——荷叶蒸鸭块

原料：嫩鸭半只，冬菇 30 g，荷叶 1 张，葱、姜、盐、料酒、老抽、香油、胡椒粉、淀粉各适量。

方法：荷叶在沸水中烫一下，捞出晾凉。冬菇泡发后去蒂洗净。嫩鸭洗净，切成块。葱、姜切片。将鸭块放入器皿中，加冬菇、姜片、葱段、盐、料酒、胡椒粉、老抽、淀粉拌匀，腌制 20 min。蒸锅上火，将荷叶放入笼屉上，在荷叶的表面抹上适量香油,放入调好的鸭块,蒸 30～35 min 即可。

功效:解暑止渴,生津润肺。

（四）运动疗法

小满节气运动量不宜过大,避免自身大汗淋漓。春夏宜养阳,此节气运动不宜过于剧烈,剧烈运动可致身体大量出汗,气阴会随汗液损失,因此大汗伤阴又伤阳。这个节气适合选择散步、慢跑、太极拳等运动方式,运动强度不可过大,锻炼时间不宜过长,以身体微微汗出为度。最重要的是保持心情愉快,多多接触大自然。

（五）情志调养

倾诉是缓解压抑情绪的重要手段。当一个人被心理负担压得透不过气来的时候,如果有人真诚而耐心地听患者倾诉,患者就会有一种如释重负的感觉。倾听不仅能使倾诉者释放压力,对于倾听者也有一定的好处。倾诉者会感觉到自己终于被人理解了,内心有一种欣慰之感,进而使压抑感得到缓解,心理上似乎感到一种解脱,还会产生某种感激之情,愿意说出更多心里话,这便是转变的开始。

（六）足浴药方

原料:大血藤 30 g,黄檗 15 g,苦参 20 g。

方法及注意事项同前文所述。

（七）中医外治法

1.耳穴压豆

取穴:肝俞穴、胰胆俞穴、心俞穴、小肠俞穴。

方法及疗程同前文所述。

2.穴位按摩——梁丘穴

取穴方法:伸直小腿,找到髌骨,在髌骨外侧缘与上缘交点直上约三横指处取穴。

操作方法:按揉梁丘穴。梁丘穴为胃经郄穴,擅长理气止胃痛、腹痛。

3.艾灸

取穴:外关穴。

方法:常用温和灸,每次 5～10 min,或艾炷灸 3～5 壮,隔日一次,每月不超过 10 次;孕妇忌用。

九、芒种,有芒之谷,种植之时

（一）饮食注意

芒种节气之后,天地之间处于“气缓”的状态。在这种状态下,一部分人,尤其是年老体弱的人会感到中气不足,个别人会有心肌供血不足或心脏停搏的情况发生。在这种情形下,适合吃些温补和热补的食物,能喝白酒,吃辣椒、生姜的人可适量选用。人参、大枣、虫草、韭菜、蜂王浆、蒜苗、南瓜、洋葱、茴香等温补之物可经常性地食用。

(二)适宜的茶饮——五叶芦根饮

原料:藿香叶、荷叶、薄荷叶各 3 g,枇杷叶、佩兰叶、鲜芦根各 30 g,冬瓜50 g,白糖适量。

方法:将上述原料洗净,先以枇杷叶、冬瓜共煎汤代水约 500 mL,再加入其他药同煎 10 min,调入白糖即成。

功效:芳香化湿,健脾醒胃。

(三)适宜的药膳——陈皮绿豆煲老鸭

原料:老鸭 1 只,冬瓜 600 g,绿豆 200 g,陈皮 1 块,姜 1 片,盐、胡椒粉各适量。

方法:鸭可先切去一部分肥膏和皮,切成大块氽汤后洗净,沥干留用。绿豆略浸软,冲洗,沥干;浸软陈皮,刮瓤洗净,冬瓜连皮和籽洗净,切成大块待用。烧滚适量清水,放入以上所有材料,待再滚起,改用中小火煲至绿豆糜烂和材料熟软及汤浓,加入调味料即可盛出,趁热供食用。

功效:滋五脏,清虚热,养胃生津,补血行水。

(四)运动疗法

端坐,左手按于右手手腕上,两手举过头顶,调匀呼吸。呼气时双手用力上举,如托重物,吸气时放松。如此做 10~15 次后,左右手交换,以右手按于左手手腕,再做一遍,动作如前。这种动作可以疏通经络,行气活血,活动上肢的肌肉及关节。

(五)情志调养

不少心理专家认为,耗氧运动在改变不良情绪、振奋进取精神方面,比服用任何药物的效果都好。宋代陈直的《养气歌》说:"一者少言语,养内气;二者戒色欲,养精气;三者薄滋味,养血气;四者咽津液,养脏气;五者莫嗔怒,养心气;六者美饮食,壮胃气;七者少思虑,养神气。"

(六)足浴药方

原料:黄芩 15 g,白花蛇舌草 30 g,香附 20 g。

方法及注意事项同前文所述。

(七)中医外治法

1.耳穴压豆

取穴:肝俞穴、脾俞穴、大肠俞穴、小肠俞穴。

方法及疗程同前文所示。

2.穴位按摩——承山穴

取穴方法:承山穴位于人体的小腿后面正中,委中与昆仑穴之间,当伸直小腿或足跟上提时,腓肠肌肌腹下出现的尖角凹陷处即是。

操作方法:点按承山穴,按揉时不需要太过用力,点揉至肌层,一边按揉一边活动肩背,直至缓解。

3.艾灸

取穴:曲池穴。

方法:常用温和灸,每次 5～10 min,或艾炷灸 3～5 壮,隔日一次,每月不超过 10 次;孕妇忌用。

十、夏至,日长之至,阳极阴生

(一)饮食注意

夏至时,人体容易大量出汗,体内盐分随汗液流失,中医认为此时宜多食咸味以补心肌缺盐,多吃酸味以固表,调养食物有粳米、面条、绿豆、红豆、芹菜、丝瓜、小白菜、西红柿、绿豆芽、荷叶、苦瓜、冬瓜、胡萝卜、猪肉、鸡肉、兔肉、鲫鱼、鸭肉、枣、西瓜、桃、杏、乌梅、莲子、木瓜、龙眼、杧果、梅子、杨梅等。

(二)适宜的茶饮——菊花枸杞茶

原料:干菊花 6 g,枸杞 20 g,冰糖适量。

方法:把菊花、枸杞用水稍稍洗下;锅里放清水 2 碗,把洗好的菊花、枸杞和冰糖一起放到锅里,煮开;转小火再煮 5 min 后熄火;把菊花和枸杞用密筛网过滤掉,即可饮用。

功效:散风清热,平肝明目。

(三)适宜的药膳——虾米拌芹菜

原料:芹菜 300 g,虾米干 15 g,酱油、香油、盐、味精各适量。

方法:将虾米泡洗好;将芹菜理好,去叶,用开水烫熟,沥去水分,放在盘上。将泡洗好的虾米放在芹菜上,倒上酱油、香油、味精即成,食时要拌匀。

功效:具有一定的保护血管和镇静的作用,对预防高血压、动脉硬化等都十分有益。另外,常食芹菜可部分抵消烟草中有毒物质对肺的损害,能起到预防肺癌的功效。

(四)运动疗法

游泳是此时节再好不过的运动之一,既锻炼身体又能使心情舒畅。水的热传导系数比空气大 26 倍,在同样温度的水里运动比在空气里更加消耗身体的能量,所以游泳是不错的选择。游泳时,处于水平状态的人体十分有利于身体静脉和下肢血液回流到心房,水对胸腔的压力促使呼吸加深,增加肺活量,水温对皮肤的冷刺激使血管急剧收缩和扩张。游泳时,腹部也会受到水的压力,呼吸肌得以锻炼,可以治疗肺气肿和气管炎,对各种慢性病的治疗也是非常有利的。

（五）情志调养

据心理学家介绍,在炎热天气的刺激下,正常人的生理状况往往会发生变化,比如肝火会变得旺盛。在这种生理条件下,人们往往会变得很烦躁,情绪一般处于易激动和不稳定之中,由此也导致人们在行为和情绪控制能力上与平时相比差了许多。如果心理上存在一定疾病因素的影响,一旦有外界刺激,就容易发生过激行为。自杀就是一种情绪失控的极端体现。因此特别提醒,在炎热的天气下,那些情绪易波动者除保持一个平稳的心态外,最好不要做具有刺激性的剧烈运动。

（六）足浴药方

原料:柴胡 15 g,穿心莲 30 g,牡丹皮 30 g。

方法及注意事项同前文所述。

（七）中医外治法

1.耳穴压豆

取穴:肾俞穴、小肠俞穴、大肠俞穴、内分泌俞穴。

方法及疗程同前文所述。

2.穴位按摩——血海穴

取穴方法:屈膝,在大腿内侧,髌底内侧端上 2 寸,股四头肌内侧头的隆起处为此穴。

操作方法:点按血海穴,血海穴是脾经穴位,有健脾化湿、调经理血的作用,对月经不调、经闭、功能性子宫出血,及荨麻疹、湿疹、皮肤瘙痒等皮肤症状皆有效。

3.艾灸

取穴:天柱穴。

方法:常用温和灸,每次 5～10 min,或艾炷灸 3～5 壮,隔日一次,每月不超过 10 次;孕妇忌用。

十一、小暑,出梅入伏,夏雷阵阵

（一）饮食注意

小暑节气,阳气过旺使人体气血、津液代谢过快,人体动力之本的心脏,其机能处于超负荷状态,要防止心力衰竭,注意适当清补,养心防暑。饮食上,要补充水分,多食富含维生素、矿物质的食物,多吃蔬菜水果。但食用瓜果不可过量,否则会增加胃肠负担,重者可造成腹泻。这是因为此节气中,阴气已升,故生、冷、硬的食物对胃有所伤害。

（二）适宜的茶饮——消暑解毒茶

原料：银花 20 g，鲜竹叶 10 g，连翘 15 g。

方法：将金银花、鲜竹叶、连翘洗净；将洗净的药材放入砂锅内煎 20 min；沥出药渣，晾凉饮用。

功效：清热解毒。

（三）适宜的药膳——冬菇芥菜炖老鸭

原料：冬菇 4 朵，芥菜心 1 棵，鸭肉 600 g，盐 2 小匙。

方法：冬菇用清水泡软后，每朵对切成 4 块；芥菜洗净，切大片待用；鸭洗净，放入滚水内氽烫去除血水后捞出；把处理好的材料放入汤锅内，加 10 碗水，用大火煮开后转小火炖煮 40 min，待肉熟透，加盐调味即成。

功效：清热解毒，除烦止渴，利水消痰，祛湿解暑。

（四）运动疗法

小暑时节天气炎热，若晚上休息不好，失眠、多梦，很容易患上神经衰弱。因此，在小暑时节进行散步可以缓解精神紧张和精神压力。古人云："散步者，散而不拘之所谓，且行且立，且立且行，须持一种闲暇自如之态。"研究也表明，每天做较长距离的散步（2～3 km）有助于调整大脑皮质的兴奋和抑制过程，减轻血管活动失调的症状，如头痛、两太阳穴跳痛等。

（五）情志调养

钓鱼不仅在于获鱼，更在于怡养性情，增益身心。大暑天，每当人来到水库、池塘边，在繁茂的树荫下，清风吹拂，可阅繁茂生长万物之气态，闻斜阳中蝉鸣，视绿波中"白浮"跳跃……寻得这舒悦和宁静，自然得心地清凉，驱烦抑躁之情志，这是多么惬意啊！而经常体验这种怡乐之情，自然有利于健康，益寿延年。

（六）足浴药方

原料：黄芩 15 g，檀香 15 g，蒲公英 30 g。

方法及注意事项同前文所述。

（七）中医外治法

1.耳穴压豆

取穴：神门穴、肝俞穴、胰胆俞穴、三焦俞穴。

方法及疗程同前文所述。

2.穴位按摩——气海穴

取穴方法：气海穴在下腹部，一般平躺着取穴，直线连接肚脐与耻骨上方，将其分为十等分，从肚脐起 3/10 的位置即为此穴。

操作方法：深呼吸，在气止时用食指缓缓用力按压穴位，缓缓吐气；持续数秒，再慢慢放手，如此反复操作。

3.艾灸

取穴:脾俞穴。

方法:常用温和灸,每次 5～10 min,或艾炷灸 3～5 壮,隔日一次,每月不超过 10 次。

十二、大暑,炎热至极,湿热交蒸

(一)饮食注意

大暑宜温食。盛夏时人们虽然喜欢凉拌菜,但是要暖食,不要贪凉。盛夏心旺肾衰,不宜食冰冷之物。气候湿热病菌多,易患肠胃病,特别要注意保护肠胃。"六月债,还得快",如果盛夏不注意保护肠胃,很快到秋季就会有更严重的病出现。体弱者可以服用一些蜂王浆、花蜜、蜂胶之类;心脑血管病患者可以吃些卵磷脂、鱼油、辅酶等,也可多吃些软化血管的食物,如木耳、洋葱、大蒜、芹菜、苹果、胡萝卜等。

(二)适宜的茶饮——香薷茶

原料:香薷 15 g,陈皮 15 g,荷叶 10 g,薄荷 5 g。

方法:先将香薷、陈皮、荷叶三味药煎煮 30 min,再加入薄荷煮 5 min;沥去药渣,加适量白糖调味,即可饮用。

功效:消暑理气,祛湿解表。

(三)适宜的药膳——绿豆冬瓜汤

原料:绿豆 200 g,冬瓜 800 g,鲜汤 300 g,姜、葱、精盐各适量。

方法:绿豆洗净;冬瓜去皮洗净,切块备用;姜切丝,葱切段。锅上火,倒入鲜汤煮沸,撇去浮沫,放葱、姜,再放绿豆,用中火煮 1 h 后,放冬瓜煮至软而不烂时,撒精盐即可。

功效:清热消暑,祛瘀解毒,降脂降压。

(四)运动疗法

由于夏天出汗多,人们就懒于运动了。其实夏日仍需维持适量的运动,但要注意不应在阳光下运动。同时,由于夏天运动出汗量更大,对排毒有好处,但要注意及时补充水分,防止出汗过多导致血黏度升高。提倡饭后 1 h 进行运动,且运动不宜太激烈,不要流过多汗。散步、慢跑、游泳等运动就很适合在夏季进行。同时,夏季一定要多饮水,及时补充水分,排除毒素,减轻心脏负担。

(五)情志调养

盘腿闭目而坐,平心静气,令呼吸缓和均匀,两眼注视鼻尖,以保持清醒状态。然后默数呼吸次数,要自然轻数,绵绵不断,呼吸要深、细、长、匀。数至数百,则心火下降,气爽神清。

（六）足浴药方

原料：大青叶 20 g，芦根 15 g，白芥子 15 g。

方法及注意事项同前文所述。

（七）中医外治法

1.耳穴压豆

取穴：肝俞穴、胰胆俞穴、三焦俞穴、脑干俞穴。

方法及疗程同前文所述。

2.穴位按摩——少商穴

取穴方法：少商穴位于拇指末端桡侧，指甲根角侧上方 0.1 寸处。

操作方法：点掐少商穴，拇指指甲缘或指腹置于穴位处，缓缓向下用力掐点。按摩少商穴可以起到祛肺火的作用，当出现嗓子嘶哑、疼痛时，对这个穴位进行点掐可起到较好的效果。

3.艾灸

取穴：地机穴。

方法：地机穴是足太阴脾经的郄穴，具有很好的统调气血运行的作用。以艾条点燃后缓缓靠近穴位处，至有温热感而不烫，慢慢绕着圈灸，每天每侧灸半支艾条即可。

十三、立秋，秋之初始，阴气渐长

（一）饮食注意

立秋之时是人体食欲增强的重要节气，但在此时也要控制食量，切不可暴饮暴食。阳虚体质的人由于体内阳气不足，常常有倦怠乏力、四肢冰凉的症状。同时，立秋之后阴气渐长、天气渐凉，阳虚体质的人要避免食入生冷的食物，如螃蟹、冷饮等，也可以将少量鹿茸炮制药茶或者熬粥服用。

（二）适宜的茶饮——补骨脂补阳茶

原料：补骨脂 10 g，杜仲 10 g。

方法：将上述两味茶材分别用清水洗净，然后放入茶杯中，加适量沸水冲泡。盖盖浸泡半小时后，代茶饮用。

功效：补益肝肾，温脾止泻。

（三）适宜的药膳——姜归烧羊肉

原料：当归 50 g，生姜 150 g，羊肉 1000 g，葱适量。

方法：将羊肉洗净，切成小块；将生姜煨熟，再将当归加入砂锅内，煎熬 2 h 后放入羊肉、煨姜、葱，加水适量炖煮，直至羊肉熟烂为止。

功效：温阳散寒。

（四）运动疗法

立秋节气后，天气还未完全寒冷，甲状腺功能减退的患者可以适当进行"秋冻"来达到适当锻炼的目的。甲状腺功能减退患者多为阳虚体质，适当"秋冻"要求暂时不加衣物，且阳虚体质的患者若在"秋老虎"天气中增添衣服出汗较多，更会耗伤阳气而加重不适。

（五）情志调养

立秋之后，人的机体经过了炎热的暑期，将进入自我休整的阶段，此时，人将感觉到疲惫，即所谓的"秋乏"。甲状腺功能减退患者可以在此时外出散步，以调节情志、缓解疲乏。散步的速度以"慢走"为宜，不可着急赶路，也不可漫无目的地原地止步；散步的强度以不觉腿脚酸痛为宜。

（六）足浴药方

原料：巴戟天 15 g，益智仁 15 g，补骨脂 10 g。

方法及注意事项同前文所述。

（七）中医外治法

1.经络拍打——足少阴肾经

拍打足少阴肾经可以起到温补肾阳的作用，可以缓解患者手足冰冷、头晕目眩、腰膝酸软的不适感。

具体方法：可平坐亦可站立，手握空拳，以掌根自左胸部向下拍打至左乳头，然后再向下沿着左侧距前正中线 0.5 寸的纵线向下拍打至脐下，然后再以掌根自右胸部向下拍打至右乳头，然后再向下沿着右侧距前正中线 0.5 寸的纵线向下拍打至脐下，以上为一次。每天循经拍打左右胸腹各 100 次，力度要适中，可随时随地进行操作，不必拘泥。

2.穴位按摩——气海穴

取穴方法：采用仰卧姿势，气海穴位于人体下腹部，直线连接肚脐与耻骨上方，将其分为十等分，肚脐以下 3/10 的位置。

操作方法：左手大拇指紧按右侧气海穴，用拇指腹部或指尖做按压转动的动作，同时做顺时针滑动。然后换右手大拇指紧按左侧气海穴，动作要领相同。用力需要轻柔、均匀、和缓，力度以感舒适为度。每次按摩 100～160 次，每日早晚各一遍。

3.针刺

取穴：气海穴、关元穴、足三里穴。

方法：各穴均用平补平泻法，以补法为主，针刺每次留针 20 min。此法有温补肾阳的作用。

4.艾灸

取穴:气海穴、足三里穴、命门穴。

灸法:每次随症选取 1～2 个穴,艾条温和灸,每穴 2～3 min,或艾炷灸 3～5 壮。

十四、处暑,暑气渐消,秋风渐肃

(一)饮食注意

处暑时节秋风渐起,甲减患者应当顾护脾胃。甲减患者多为阳虚体质,易受风寒,出现头痛头晕的症状。阳虚体质之人在此时可多食入羊肉、牛肉、榴莲、芒果等温性食物。

(二)适宜的茶饮——杜仲姜茶

原料:杜仲 15 g,菟丝子 15 g,干姜 15 g。

方法:将上述三味茶材分别用清水洗净,然后放入茶杯中,加适量沸水冲泡。盖盖浸泡半小时后,代茶饮用。

功效:补肾益肝,温阳散寒。

(三)适宜的药膳——核桃羊肉粥

原料:核桃仁 10 g,羊肉 100 g,羊肾一对,大米 100 g,葱、姜、盐等调味品适量。

方法:将羊肉洗净,切细;羊肾剖开,去筋膜,切细;再取大米煮沸,放入羊肉、羊肾。煮至粥熟后,加入适量葱、姜、盐等调味品,即可食用。

功效:温补肾阳。

(四)运动疗法

处暑节气是气温下降最快的时期,阳虚体质患者在此时易受风邪侵袭,应当选择在阳光充足、气候温暖的场地进行幅度较小的锻炼,如练习五禽戏等。五禽戏通过模仿虎、鹿、熊、猿、鸟的生活姿态与习性,舒展关节与肌肉,舒展颈部,疏通经络,可达到强身健体、提高机体免疫力的作用。

(五)情志调养

"立秋三场雨,麻布扇子高搁起",在处暑时节,秋雨落下,此时天气已经没有了夏日的炎热温暖。寒邪侵入人体易至郁闭,也会导致甲减患者情志的低落。阳虚体质患者在处暑时节应当理性看待问题,不可感性看待事情的发展,以免增长消极情绪。

(六)足浴药方

原料:吴茱萸 15 g,干姜 15 g,肉桂 15 g。

方法及注意事项同前文所述。

（七）中医外治法

1.耳穴压豆

取穴：脾俞穴、肾俞穴、胃俞穴、内分泌俞穴。

方法及疗程同前文所述。

2.穴位按摩——合谷穴

取穴方法：患者一手的拇指第一个关节横纹正对另一手的虎口边，拇指屈曲按下，指尖所处位置即为合谷穴。

操作方法：左手大拇指紧按右侧合谷穴，用拇指腹部或指尖做按压转动的动作，同时做顺时针滑动。然后换右手大拇指紧按左侧合谷穴，动作要领相同。用力需要轻柔、均匀、和缓，力度以感舒适为度。每次按摩 100～160 次，每日早晚各一遍。

3.针刺

取穴：合谷穴、商阳穴、足三里穴。

方法：各穴均用平补平泻法，以补法为主，针刺每次留针 20 min。此法有温补肾阳的作用。

4.拔罐

取穴：脾俞穴、肾俞穴、胃俞穴。

方法：操作时，患者取卧位，选取中口径玻璃罐，以"闪火法"吸拔诸穴10 min。此法有温补肾阳的作用。

十五、白露，湿凝为露，天气渐凉

（一）饮食注意

甲减患者多因阳虚所致，在天气逐渐转凉的白露时节，甲减患者可以多食入羊肉、桂圆、核桃等性质温热的食物。桂圆不仅能温补脾阳，还能安神益智，改善甲状腺功能减退而出现的失眠症状。

（二）适宜的茶饮——五味子温阳茶

原料：肉豆蔻 15 g，五味子 15 g。

方法：将上述两味茶材分别用清水洗净，然后放入茶杯中，加适量沸水冲泡。盖盖浸泡半小时后，代茶饮用。

功效：温中行气，涩肠止泻。

（三）适宜的药膳——鹿茸炖羊腰

原料：羊肾一对，鹿茸 10 g，菟丝子 10 g，大料适量，胡椒适量，食盐料酒适量，生姜葱段适量。

方法：将鹿茸研成细末，把洗净的菟丝子以及大料等同时装进纱布袋内封口,接着把其他调味料都处理好,最后把羊肾从中间剖开,去干净其中的臊膜,洗净后切片,入沸水灼烫后取出;将所有材料一起下锅,煮至羊肾熟烂后服用。

功效:壮元阳,补气血,强筋骨。

（四）运动疗法

白露节气时寒凝为露,露水的形成预示着收获季节的到来。阳虚体质之人可以在此时练习太极拳。太极拳将中医思想中的阴阳、太极理念结合,具有以静制动、以柔克刚、借力发力的特点,通过呼吸的吐纳达到锻炼的目的,也能在运动的过程中保护膝盖等关节和全身的韧带。

（五）情志调养

素体阳虚之人不可感受寒邪。白露时节为一年中温差最大的节气,此时寒邪肆虐,寒为阴邪,阴盛则阳病,寒邪的侵袭会导致脾肾阳气的进一步虚弱,导致患者的食欲缺乏,失眠症状更加严重。当保护机体不被寒邪侵袭时,相应的情志症状也会得到改善。患者平素也要着重顾护腰部,寒邪的侵袭会导致腰部筋脉拘急,导致腰酸背痛等不适。

（六）足浴药方

原料:锁阳 15 g,鸡血藤 15 g,制附片 5 g。

方法及注意事项同前文所述。

（七）中医外治法

1.经络拍打——足少阴肾经

拍打足少阴肾经可以起到温补肾阳的作用,可以缓解患者手足冰冷、头晕目眩、腰膝酸软的不适感。

具体方法:可平坐亦可站立,手握空拳,以掌根自左胸部向下拍打至左乳头,然后再向下沿着左侧距前正中线 0.5 寸的纵线向下拍打至脐下,然后再以掌根自右胸部向下拍打至右乳头,然后再向下沿着右侧距前正中线 0.5 寸的纵线向下拍打至脐下,以上为一次。每天循经拍打左右胸腹各 100 次,力度要适中,可随时随地进行操作,不必拘泥。

2.穴位按摩——气海穴

取穴方法:取穴时,一般可采用仰卧的姿势,肚脐至耻骨联合上缘为 5 寸,将其分为十等分,肚脐下 3/10 的位置即为此穴。

操作方法:大拇指紧按气海穴,用拇指腹部或指尖做按压转动的动作,同时做顺时针滑动。用力需要轻柔、均匀、和缓,力度以感舒适为度。每次按摩100～160 次,每日早晚各一遍。

3.艾灸

取穴:关元穴、合谷穴、足三里穴。

灸法:每次随症选取 1~2 个穴,艾条温和灸,每穴 2~3 min,或艾炷灸 3~5 壮。

4.拔罐

取穴:肝俞穴、肾俞穴、大肠俞穴。

方法:操作时,患者取卧位,选取中口径玻璃罐,以"闪火法"吸拔诸穴10 min。此法有温补肾阳的作用。

十六、秋分,阴阳相半,平分秋色

(一)饮食注意

秋分时节也应调补肾阳,又因甲减患者多为脾肾阳虚质,故可食入韭菜、枸杞子等温补肾阳的食物。阳虚之人在秋分时节后不可食寒凉性质的食物,平素可多食入粗粮、鸡蛋等高蛋白食物。

(二)适宜的茶饮——仙茅枸杞饮

原料:仙茅 10 g,枸杞子 10 g。

方法:将上述两味茶材分别用清水洗净,然后放入茶杯中,加适量沸水冲泡。盖盖浸泡半小时后,代茶饮用。

功效:补肾温阳。

(三)适宜的药膳——山药菟丝子粥

原料:山药 30 g,菟丝子 10 g,粳米 100 g。

方法:菟丝子捣碎,煎水取汁,山药研成细末;与粳米共煮粥,粥熟加白糖服用。

功效:温补脾阳,补肾益精。

(四)运动疗法

甲减患者可以进行适当的健身操锻炼,或户外漫步、瑜伽、室内游泳等运动。"秋不分不凉",阳虚体质之人在运动前要进行充分的热身运动,在运动后应注意保暖,这样既能防止肌肉拉伤,也能很好地预防寒邪的侵袭。

(五)情志调养

秋分节气后天气寒冷,此时甲状腺功能减退患者易感受寒邪。寒邪即阴邪,具有收引的特点,寒邪的侵袭会导致阳虚体质之人的失眠、乏力、气短等症状更加明显。甲减患者也可能因失眠、难以入睡的症状困扰情志,可以通过睡前阅读的方式改善睡眠质量,睡前放下手机可以降低睡觉之前大脑的兴奋性,便于进入睡眠状态。

(六)足浴药方

原料:艾叶 15 g,花椒 15 g。

方法及注意事项同前文所述。

（七）中医外治法

1.经络拍打——足少阴肾经

拍打足少阴肾经可以温补肾阳，也可以缓解患者手脚冰凉、疲倦乏力、月经不调、腰膝酸软的不适感。

具体方法：可平坐亦可站立，手握空拳，以掌根自左胸部向下拍打至左乳头，然后再向下沿着左侧距前正中线 0.5 寸的纵线向下拍打至脐下，然后再以掌根自右胸部向下拍打至右乳头，然后再向下沿着右侧距前正中线 0.5 寸的纵线向下拍打至脐下，以上为一次。每天循经拍打左右胸腹各 100 次，力度要适中，可随时随地进行操作，不必拘泥。

2.针刺

取穴：合谷穴、关元穴、足三里穴。

方法：各穴均用平补平泻法，以补法为主，针刺每次留针 20 min。此法有温补肾阳的作用。

3.艾灸

取穴：关元穴、商阳穴、足三里穴。

灸法：每次随症选取 1～2 个穴，艾条温和灸，每穴 2～3 min，或艾炷灸 3～5 壮。

4.拔罐

取穴：肝俞穴、脾俞穴、肾俞穴。

方法：操作时，患者取卧位，选取中口径玻璃罐，以"闪火法"吸拔诸穴 10 min。此法有温补肾阳的作用。

十七、寒露，寒湿凝露，秋意渐浓

（一）饮食注意

寒露时节，偶有阴雨天气导致气温只降不升，甲减患者应多食温阳食物，如粗粮、高粱、糯米、南瓜、韭菜、扁豆等。阳虚体质之人平素可用奶酪代替牛奶。

（二）适宜的茶饮——白术饮

原料：干姜 15 g，白术 10 g。

方法：将上述两味茶材分别用清水洗净，然后放入茶杯中，加适量沸水冲泡。盖盖浸泡半小时后，代茶饮用。

功效：补肾温阳。

（三）适宜的药膳——淫羊藿茯苓炖鹌鹑

原料：淫羊藿 30 g，茯苓 30 g，鹌鹑 1 只。

方法：宰杀鹌鹑去毛，除去内脏，洗净后切块，与药材共同放入炖盅内，隔水炖 3 h，调味，食肉饮汤。

功效:温补肾阳,强健筋骨。

(四)运动疗法

对于阳虚患者来说,五禽戏是很好的锻炼方式。五禽戏是人通过模仿虎、鹿、熊、猿、鸟的生活体态与习性,以达到舒展身体、疏通经络、调和气血的目的。长期练习五禽戏不仅可以增强体魄,也可以调节体质,缓解阳虚症状。

(五)情志调养

重阳节又被称为"登高节",同时九月九日又由于"九九"谐音"久久"而有长长久久之意。甲减患者可在此时登高望远、插茱萸,帮助其驱虫祛湿、抵御初寒。甲减患者也可以外出赏菊,将菊花入茶,品味菊花的清香与茶叶的醇厚,达到舒心的作用。

(六)足浴药方

原料:丁香 15 g,肉桂 15 g。

方法及注意事项同前文所述。

(七)中医外治法

1.耳穴压豆

取穴:肝俞穴、脾俞穴、肾俞穴、胃俞穴。

方法及疗程同前文所述。

2.穴位按摩——神阙穴

取穴方法:取穴时患者取仰卧位,腹部正中脐中央部位即为神阙穴。

操作方法:大拇指紧按神阙穴,用拇指腹部或指尖做按压转动的动作,同时做顺时针滑动。用力需要轻柔、均匀、和缓,力度以感舒适为度。每次按摩100~160次,每日早晚各一遍。

3.针刺

取穴:关元穴、足三里穴、命门穴。

方法:各穴均用平补平泻法,以补法为主,针刺每次留针 20 min。此法有温补肾阳的作用。

4.拔罐

取穴:肝俞穴、脾俞穴、肾俞穴。

方法:操作时,患者取卧位,选取中口径玻璃罐,以"闪火法"吸拔诸穴10 min。此法有温补肾阳的作用。

十八、霜降,气肃而凝,露结为霜

(一)饮食注意

霜降节气是气温明显降低的节气,甲减患者可以多食南瓜、韭菜等温阳食物,也可以多食龙眼、樱桃、核桃等热性食物。

(二)适宜的茶饮——桂姜茶

原料:肉桂 15 g,生姜 10 g。

方法:将上述两味茶材分别用清水洗净,然后放入茶杯中,加适量沸水冲泡。盖盖浸泡半小时后,代茶饮用。

功效:补肾温阳。

(三)适宜的药膳——韭菜炒胡桃仁

原料:胡桃仁 50 g,韭菜 200 g,麻油、食盐适量。

方法:胡桃仁开水浸泡去皮,沥干备用。韭菜择洗干净,切成寸段备用。麻油倒入炒锅,烧至七成热时加入胡桃仁,炸至焦黄,再加入韭菜、食盐,翻炒至熟即可。

功效:温补肾阳。

(四)运动疗法

阳虚的患者可以通过室内做瑜伽、室内打太极、户外慢跑等方式锻炼。五禽戏是很好的锻炼方式。长期练习五禽戏不仅可以增强体魄,也可以调节体质,缓解阳虚症状。

(五)情志调养

"霜降见霜,米烂成仓",若在霜降节气降霜,则预示着未来一年不会荒年。阳虚之人在空闲之余可以观察霜降节气时的景色,了解下霜程度,盼望来年硕果累累。甲减患者将情志寄托于美好的愿望,能起到精神依托的作用,可帮助甲减患者平素保持积极的心态。

(六)足浴药方

原料:党参 15 g,白术 15 g,甘草 15 g。

方法及注意事项同前文所述。

(七)中医外治法

1.耳穴压豆

取穴:肝俞穴、脾俞穴、肾俞穴、内分泌俞穴。

方法及疗程同前文所述。

2.经络拍打——足太阴脾经

拍打足太阴脾经可以温补脾阳,并缓解全身疼痛、胃痛胁痛、腹胀便溏的症状。

具体方法:可平坐亦可站立,手握空拳,以掌根自锁骨下窝沿着前正中线旁开 6 寸至第五肋间,再向下沿着前正中线旁开 4 寸至腹股沟,由大腿内侧前方向下至膝盖,再从小腿内侧向下至足大趾内侧拍打,以上为一次。每天循经拍打左右经脉各 100 次。力度要适中,可随时随地进行操作,不必拘泥。

3.艾灸

取穴:关元穴、神阙穴、足三里穴。

灸法:每次随症选取 1～2 个穴,艾条温和灸,每穴 2～3 min,或艾炷灸 3～5 壮。

4.刮痧

取穴:气海穴、命门穴、足三里穴。

操作方法:仰卧位,刮气海穴、命门穴、足三里穴,以皮肤潮红为度。刮痧采用平补平泻法,刮至皮肤微有热感或皮肤微微发红即可,不必刻意追求出痧。刮痧后嘱患者多饮白开水,当天勿洗浴,注意保暖。

十九、立冬,冬之初始,万物敛藏

(一)饮食注意

立冬之后,自然界万物生机闭藏,天人相应,此时人体的阳气也开始潜藏于内。饮食上要以温补养阴为主,多食黑色食物,少食生冷食物,以免使阳气受损,但不可盲目进补。

(二)适宜的茶饮——黑豆茶

原料:黑豆 100 g,苏木 10 g,红糖适量,清水 700 mL。

方法:黑豆用水清洗,沥干水分后备用。在锅中加入适量清水、苏木和黑豆,将其煮熟后取出苏木和黑豆等沉渣。汁中加入适量红糖,将其搅拌彻底融化后即可饮用。

功效:活血乌发。

(三)适宜的药膳——木耳枸杞炒山药

原料:黑木耳 400 g,山药半根,枸杞 6 g,姜葱少许,橄榄油、盐、黄酒等调料适量。

方法:先将黑木耳泡发,用黄酒浸泡枸杞 10 min 左右,姜切丝,葱切段。在火炉上先将山药未去皮时的须烧掉,然后再去皮,切片后放入水中,防止氧化。将油倒入锅中,烧热后,将姜丝爆香,再放入山药炒几分钟,接着放入黑木耳和酒泡过的枸杞。最后将黄酒倒入,翻炒几下,最后下盐、葱段,翻炒调味后即可出锅。

功效:益气养精、补脾肺肾。

(四)运动疗法——立冬十月坐功

患者可于每日凌晨 3 时至 5 时练习此功。方法为端坐,右手张开,用力按住右膝盖,左手握拳,肘弯曲,用力向后拉 5 次。再用同样方法按左膝拉右肘 5 次,左右交替。然后叩齿 36 次,调息吐纳,将津液咽入丹田 9 次。

（五）情志调养

入冬后,人体的代谢相对缓慢,体内阳气也随着自然界的转化而潜藏于内。冬季养生需顺应自然界闭藏之规律,调养精神,"使志若伏若匿,若有私意,若已有得",要做到恬淡虚无,心平气和,清净安泰。假若七情过度,则易扰动机体的阳气,使阴阳失衡,就会导致疾病的发生。

（六）足浴药方

原料:桂枝 20 g,白术 15 g,五味子、炙甘草各 10 g。

方法及注意事项同前文所述。

（七）中医外治法

1.经络拍打——督脉

督脉起于小腹内,下出于会阴部,向后行于脊柱内部,上达项后风府,进入脑内,行巅顶,沿前额下行鼻柱。督脉是全身的"阳脉之海",对全身阳经脉气有统率、督促的作用。

操作方法:按照拍打顺序,沿着经络的走向（补拍）或者逆着经络的走向（泄拍）,一般一次拍打 5～10 min 即可。除此之外,一些人选择用较大力度按摩的方法击打督脉,也可以收到良好效果。

2.穴位按摩——涌泉穴

取穴:涌泉穴位于足底前 1/3 与 2/3 交界处,即当脚趾屈起时,脚底前凹陷处。

操作方法:每次按摩 5 min 左右便可。按揉时可用对侧手的拇指按揉,也可以使用按摩棒或光滑的木棒按揉;按揉的力度除了要有酸胀的感觉之外,还要有麻麻的感觉。

3.艾灸

取穴:关元穴。

灸法:可在腧穴处涂抹一定量的凡士林,然后将大小适宜的艾炷置于穴位上点燃施炎,当艾炷燃剩 1/4 而受术者感到微有灼痛时,即可换新的艾炷,待将规定壮数点完为止。一般穴位局部皮肤会微微发红而不起疱。

二十、小雪,寒气渐盛,雨凝为雪

（一）饮食注意

冬季主入肾,肾主咸味,心主苦味,咸能胜苦。因此,小雪饮食之味宜减咸增苦,抵御肾水,以养心气,以保心肾相交。苦味食物有苦瓜、莲子、杏仁、莴苣、橘皮、苦菜等。

（二）适宜的茶饮——姜糖茶

原料：取生姜 3 片，红糖适量。

方法：以开水冲泡，每日 1～2 次，随时温服。

功效：祛风解表。

（三）适宜的药膳——双耳汤

原料：银耳 10 g，黑木耳 10 g，冰糖 30 g

方法：先将银耳、黑木耳用温水发泡，摘除蒂柄及杂质，洗净后放入盛有冰糖的碗内，加水适量；然后将碗置入蒸笼中，蒸 1 h，待木耳、银耳熟透即可。

功效：滋阴、补肾、潜阳。

（四）运动疗法

站式八段锦：两手托天理三焦。此功对于疏通人体三焦的气机效果极好，能通调全身气机，防止水、气在体内淤滞，尤适宜于前列腺炎、各种不明原因的水肿、各种肺脏疾患等疾病的预防和治疗。操作如下：

（1）自然站立，两脚平行分开，与肩同宽，两手自然下垂。

（2）两手如捧物（手指相对），由腹前提至胸前，翻掌心向下。

（3）两小臂内旋，双手上托至头上，充分展臂如托天状；同时提起脚跟，吸气。

（4）两臂外旋，转掌心向身体，顺体前下落至体两侧；同时脚跟落地，呼气。

重复以上动作，共做 9 次。

（五）情志调养

小雪时节，天气寒冷阴暗，阳光少，人们的情绪会受到影响，表现为冬季郁郁寡欢，情绪低落，整日无精打采，注意力不集中，失眠，烦躁不安，严重者甚至悲观厌世，甲减的症状也有加重。所以患者应当积极主动地调节情绪，可以多进行日光照射，常常参与外出活动，与亲朋交流，以此逐渐调节情绪。

（六）足浴药方

原料：桂枝 20 g，生姜 30 g，花椒 5 g。

方法及注意事项同前文所述。

（七）中医外治法

1.耳穴压豆

取穴：肝俞穴、脾俞穴、胃俞穴、神门穴、内分泌俞穴。

方法：用火柴棒探压穴区，找出痛敏感点，酒精消毒，用胶布或伤湿止痛膏（约 0.5 cm²）将白芥籽贴压上述穴位后，每日按压 4～12 次，每次每穴 2～5 min。

疗程：每隔 1～2 d 换贴压另一侧耳穴，10 次为一个疗程，休息 10～15 d 再开始下一个疗程。

2.穴位按摩——命门穴

取穴方法:命门穴位于第 2～3 腰椎棘突间。

操作方法:点按命门穴约 1 min;用鱼际直擦背部命门处,横擦肾俞、命门等穴 10～20 次,以感到发热为佳。

3.艾灸

取穴:神阙穴。

灸法:在取穴处隔姜,或者以面碗为底,然后将大小适宜的艾炷置于穴位上点燃施炎,当艾炷燃剩 1/4 而受术者感到微有灼痛时,即可换新的艾炷,待将规定壮数点完为止。一般穴位局部皮肤会微微发红而不起疱。

二十一、大雪,雪盛至极,千里冰封

(一)饮食注意

大雪之后,天气愈来愈冷,阴气最盛,这时可适量饮用药酒养生。酒本身就是药,有祛风散寒、舒筋活血的作用;再与部分药材配伍,一则御寒,二来防病益寿。《千金方》曾载:"冬三月宜服药酒一二杯,立春则止。终身常尔,百病不生。"当然,养生药酒不能乱喝,应当请医生结合自身体质,辨证选择。

(二)适宜的茶饮——菟丝子茶

原料:菟丝子 15 g,地肤子 10 g,山药 10 g。

方法:将上述茶材分别用清水洗净,把诸药放入开水煎煮 15 min 左右,加入冰糖搅拌均匀,去渣取汁,温度适宜时饮用。

功效:温阳化湿,健脾益气。

(三)适宜的药膳——山药芝麻酥

原料:黑芝麻 15 g,鲜山药 300 g,白糖 120 g,植物油适量。

方法:黑芝麻淘洗干净,炒香待用;鲜山药洗干净切块。净锅置于火上,注入植物油,烧至七成热时,下山药块油炸成外硬、中间酥软,浮于油面时捞出待用。砂锅置于火上烧热,用少许植物油滑锅后放入白糖,加水炼至糖汁呈米黄色,随即倒入山药块,并不停地翻炒,使其外面包上一层糖浆,直至全部包牢,然后撒上黑芝麻,装盘即成。

功效:补肝肾,益精血,润肠燥。

(四)运动疗法——爬楼梯

遇到风雪天气,户外活动难以进行时,可以利用楼梯进行有效的锻炼。普通人用正常的速度爬楼梯,循着 6 层楼的楼梯上下 2～3 次,相当于平地慢跑800～1500 m 的运动量。爬楼梯时,尽可能不要抓扶手,要弯腰屈膝,抬高脚步,两臂自然摆动,每秒爬 1 级,连续爬,每天坚持往返 2～3 遍。

（五）情志调养

大雪时节人的身心容易处于低落状态，改变情绪低落的最佳方法就是多做运动，如慢跑、跳舞、滑冰、打球等，这些都是消除冬季烦闷、保养精神的"良药"。

（六）足浴药方

组成：黄芪 20 g，党参 15 g，五味子 10 g，麦冬 10 g，炙甘草 10 g。

方法及注意事项同前文所述。

（七）中医外治法

1.耳穴压豆

取穴：神门穴、心俞穴、肾俞穴。

方法：耳郭常规消毒后，患者每日自己按压耳贴 3～5 次，每次每穴按压 1～2 min，以出现酸胀感为宜。

疗程：每隔 1～2 d 换贴压另一侧耳穴，10 次为一个疗程，休息 10～15 d 再开始下一个疗程。

2.经络拍打——足厥阴肝经

足厥阴肝经是联系肝脏与其他脏腑的重要通路，通过拍打该经，可以起到疏肝理气、补益肝脏、调节体质的作用。

具体方法：可平坐亦可站立，手握空拳，以掌根自头顶沿着头两侧至两胁，再向下沿着大腿内侧至内踝拍打，以上为一次。每天循经拍打左右经脉各 100 次，力度要适中，可随时随地进行操作，不必拘泥。

3.穴位按摩——劳宫穴

取穴方法：劳宫穴位于手心部。

操作方法：一手握拳，揉搓另一只手的手心部，直至感到手心微热，再换另一只手，交替进行。

二十二、冬至，寒冬已至，日行南至

（一）饮食注意

冬季，尤其是冬至前后，是进补的大好时期。《饮膳正要》记载："冬令寒，宜食以热性治其寒。"谷物、牛、羊、木耳等均是有益的滋补食品，但也不可过量食用燥热及肥甘之味。

（二）适宜的茶饮——苹果红茶

原料：苹果半个，红茶包 1 个，肉桂 3 g。

方法：把苹果连带果皮放入锅中，加入清水，撒上肉桂粉煮沸，转中小火煮上 5 min，然后加入一个红茶包，放适量糖调味即可。

功效：补气养阴。

（三）适宜的药膳——当归生姜羊肉汤

原料：当归 30 g，生姜 30 g，羊肉 500 g，料酒等调料适量。

方法：先将羊肉和生姜洗净，大块生姜与羊肉入沸水中，煮 10 min 去除血水，捞出备用。砂锅内放入适量清水，将羊肉、当归和生姜同入锅中，大火烧沸后去浮沫，改用小火将羊肉炖至酥烂，加适量调味品，食肉喝汤。

功效：温中散寒，益气补血。

（四）运动疗法——健脑保健操

健脑保健操的具体做法是：

（1）吐纳：双足开立，闭目养神，摒弃杂念，两臂向上高举，扩胸用鼻吸气，然后双臂放下，稍用力由口呼气，反复 8 次。

（2）梳发：搓揉头皮，两手插入发中，由前向后梳头 8 次。

（3）揉太阳穴：用两手大拇指同时揉两侧太阳穴，旋转揉动时按先顺时针、后逆时针的顺序，反复各转 12 次。

（4）干洗脸：两手摩擦生热后，在面部皮肤由上而下摩擦 12 次。

（5）鸣天鼓：两手掌按住左右耳朵，两手指架在中指上，放在头后部轻轻叩打 12 次；然后用手掌按耳朵，再骤然放开，连续做 8 次。

做上述动作时要闭目养神，排除杂念，手法由轻渐重，次数由少增多。

（五）情志调养

患者要先养善良、宽厚之心，心底宽自无忧。冬季养生要静神少虑，保持精神畅达乐观，不为琐事劳神，不要强求名利、患得患失；避免长期超负荷运转，防止过度劳累，积劳成疾。

（六）足浴药方

原料：苍术 10 g，香附 10 g，佛手 5 g，党参 10 g。

方法及注意事项同前文所述。

（七）中医外治法

1.耳穴压豆

取穴：肝俞穴、胃俞穴、肾俞穴、神门穴、眼俞穴。

方法及疗程同前文所述。

2.穴位按摩——涌泉穴

取穴方法：涌泉穴位于足底部，蜷足时足前部的凹陷处，约为足底第 2～3 跖趾缝纹头端与足跟连线的前 1/3 与后 2/3 交点上。

操作方法：用食指的指尖立起来，用力点按涌泉穴的位置，或者用指尖用力掐这个穴位，或者用指腹用力点揉涌泉穴这个位置。点按、掐、揉的时候，要保持这个动作一段时间。

3.艾灸

取穴:血海穴、足三里穴。

灸法:用艾条做艾灸,每周艾灸足三里穴和血海穴 1~2 次,每次灸 15~20 min。艾灸时应让温度稍高一点,使局部皮肤发红,艾条缓慢沿穴位上下移动,以不烧伤局部皮肤为度。

二十三、小寒,天寒地冻,滴水成冰

(一)饮食注意

中医认为,寒为阴邪,最易损伤阳气,而最寒冷的节气也是阴邪最盛的时期。从饮食养生的角度讲,小寒时节要特别注意多食用温热食物来补益身体,抵御寒冷气候对人体的侵袭。

(二)适宜的茶饮——姜甘茶

原料:生姜 3 g,甘草 3 g,红茶 3 g。

方法:先将干姜、甘草置于 250 mL 水中,煎煮至水沸后 30 min,再泡茶饮用。冲饮至味淡。

功效:温阳补气。

(三)适宜的药膳——姜丝枸杞炒山药

原料:山药 500 g,枸杞子 30 g,姜 25 g,油、盐、味精适量。

制作方法:山药去皮,放沸水中焯过;枸杞子用水泡开;姜去皮后切细丝。锅内加植物油烧热,加姜丝炒香,即放入山药片炒,加入盐、味精和枸杞炒熟即可。

功效:健脾益胃,滋阴补肾。

(四)运动疗法

锻炼前,热身运动要做好。俗话说"冬练三九",意为此时正是人们加强身体锻炼,提高身体素质的大好时节。由于冬季人体血液流动缓慢,关节僵硬,因而在锻炼前一定要做好充分的准备活动。此时肌肉的黏滞性增高,关节的灵活性降低,运动过猛极易发生运动损伤,可采用慢跑、擦面、浴鼻及拍打全身肌肉等方法完成运动前的热身准备。

(五)情志调养

小寒时节正处于冬月,此时阳气潜伏。在精神调养方面,应宁神定志,避免情绪过于激动,保持心态乐观,莫要劳神忧事。甲状腺功能与情绪关系密切,冬季的情绪调节尤其重要。

(六)足浴药方

原料:香附、合欢皮、百合、夏枯草各 15 g。

方法及注意事项同前文所述。

（七）中医外治法

1.耳穴压豆

取穴：肝俞穴、内分泌俞穴、神门穴。

方法：耳郭常规消毒后，将胶布剪成 0.8 cm×0.8 cm 大小，放 1 粒王不留行籽粘上，随即贴压在所选耳穴上，由轻到重按压数十下。湿热证用中等刺激强度。患者每日自己按压耳贴 3～5 次，每次每穴按压 1～2 min。

疗程：每隔 1～2 d 换贴压另一侧耳穴，10 次为一个疗程，休息 10～15 d 再开始下一个疗程。

2.穴位按摩——阳陵泉穴

取穴方法：患者可取坐位，屈膝成 90°，膝关节外下方，腓骨小头前缘与下缘交叉处有一凹陷，即是本穴。

操作方法：取穴后，右手大拇指紧按右腿阳陵泉穴，用拇指腹部或指尖做按压转动的动作，同时做顺时针滑动。每次按摩 100～160 次，然后换左手按摩左腿阳陵泉，动作要领相同，早晚各一遍。

功效：疏肝利胆。

3.拔罐——天宗穴

取穴：天宗穴属手太阳小肠经穴，在背部肩胛冈下窝内，乳房的投影区中，约为肩胛冈中点与肩胛骨下角连线上 1/3 与下 2/3 交点凹陷中。

操作方法：有增生时，天宗穴附近多有明显痛点，挤捏痛点使其充血，用采血针点刺数针致出血，在放血处拔罐。取罐时，先用卫生纸围在罐口附近，再轻压罐口附近以起罐。也可以点揉、刮痧。

二十四、大寒，寒气逆极，岁终春来

（一）饮食注意

大寒时节以清淡易消化食物为主，搭配适量果蔬，有高血压时应该少盐。大寒时节寒气袭人，此时应该进食一些温润的食物，以增加机体阳气，抵御寒冷侵袭。可以吃羊肉火锅、糖炒栗子、烤白薯等；在煨汤炖肉的时候，还可以加一些茴香、桂皮等温中散寒的调料。

（二）适宜的茶饮——柴胡桑叶茶

原料：柴胡 15 g，桑叶 10 g，绿茶 3 g。

方法：将柴胡、桑叶、绿茶直接开水冲泡，5 min 后即可饮用。

功效：疏肝明目，理气化湿。

（三）适宜的药膳——糯米炖鲤鱼

原料：糯米 90 g，鲤鱼 1 条（500～1000 g），姜汁酒 50 mL，清水适量 。

制法:姜切碎,压汁与米酒拌匀;鲤鱼宰杀洗净,去腮和内脏。用姜汁酒均匀涂抹于鱼身内外,再涂生油;糯米洗净放入锅中,将鱼放在糯米上面,加盖隔水炖2 h,加适量盐调味。

功效:益气旺血,温中固肾。

(四)运动疗法

在严冬时节,养成搓手的习惯对身体很有好处。常搓双手能锻炼手指,使手指灵活自如,从而能激发大脑活性。室内搓手能促进血液循环和新陈代谢,预防感冒;室外搓手可预防冻伤的发生。

(五)情志调养

现在的社会竞争激烈,人们生活压力较大,常常导致情绪处于变动不居的状态。《黄帝内经》中说:"正气存内,邪不可干;邪之所凑,其气必虚;精神内守,病安从来?"只有心境平和,五脏元真通汇,人即安和,才不会生病。

(六)足浴药方

原料:党参 15 g,黄芪 20 g,白术 15 g。

方法及注意事项同前文所述。

(七)中医外治法

1.经络拍打——足厥阴肝经

足厥阴肝经简称"肝经",是联系肝脏与其他脏腑的重要通路。通过拍打肝经,可以起到疏肝理气、补益肝脏、调节体质的作用。

操作方法:可平坐亦可站立,手握空拳,以掌根自头顶沿着头两侧至两胁,再向下沿着大腿内侧至内踝,以上为一次。每天循经拍打左右经脉各 100 次,力度要适中,可随时随地进行操作,不必拘泥。

2.穴位按摩——太冲穴

取穴:太冲穴在足背部第 1~2 趾间,趾骨底结合部前方凹陷中,足背动脉搏动处。

操作方法:用拇指指尖用力点在该穴位上,此时食指放在手或足内侧的对应位置上,相对用力,以加强点按力道,使穴区出现明显的酸胀感,甚至向四周放散。每穴点 30 s,然后改为揉法 1 min,揉时力道稍减轻,但也要保持一定的向下点压的力量。

3.艾灸

取穴:太冲穴。

灸法:以热力深透的黄金艾施灸,连灸 3 日即可,每天 10~15 min,男灸左,女灸右,灸后相当于太冲脉动增强。

第八章 甲状腺结节

第一节 甲状腺结节概述

甲状腺结节是指在甲状腺内的肿块,可因吞咽动作而随甲状腺上下移动,是临床常见的病症,可由多种病因引起。

临床上有多种甲状腺疾病,如甲状腺退行性变、炎症、自身免疫病以及新生物等都可以表现为甲状腺结节。甲状腺结节可以单发也可以多发,多发结节比单发结节的发病率更高,但单发结节甲状腺癌的发生率较高。

甲状腺结节是内分泌系统的多发病和常见病。触诊获得的甲状腺结节患病率为 3%～7%,高分辨率 B 超检查获得的甲状腺结节的患病率为 20%～76%。甲状腺结节中,甲状腺癌的患病率为 5%～15%。近年来,我国甲状腺癌的发病率呈现增高的趋势,非必要的甲状腺结节手术率也显著升高。

甲状腺结节在临床表现上分为结节性甲状腺肿、结节性毒性甲状腺肿及炎性结节。高清晰甲状腺超声检查是评价甲状腺结节最敏感的方法,它可判别甲状腺结节的性质,如结节的位置、形态、大小、数目、结节边缘状态、内部结构、回声形式、血流状况和颈部淋巴结情况,对甲状腺囊肿性结节具有可靠的诊断价值,也可用于超声引导下的 FNAC 检查。

第二节 中医二十四节气在甲状腺结节慢病管理中的应用

甲状腺结节在中医中属于"瘿病""瘿瘤"范畴,中医学者往往将甲状腺结节的基本病机归纳为"气滞血瘀",病理因素以气、痰、瘀为主,治疗均着眼于理气解郁、化痰散结、活血化瘀。将二十四节气与甲状腺结节的慢病管理相结合,顺应节气进行症状调节,可以增长正气并免受外界邪气的侵害。例如,春季适合气机升发,在此季节,配合情志调节、运动、饮食等方法,采用积极的生活方式,就能达到"未病先防,既病防变"的效果;顺应节气,维护健康就可以实现"事半功倍"。甲状腺结节不可怕,去除病因,积极干预,病情就能有较明显的改善。

一、立春,四时之始,万象更新

(一)饮食注意

甲状腺结节患者应合理膳食,保证食物种类的多样化,粮食、豆类、鱼、蛋、蔬菜、水果、油、糖等兼有,不宜偏食,应注意荤素搭配,粗细搭配,干稀搭配,咸甜搭配,还要注意食品比例合适。充足的热量和蛋白质、多种维生素及适量的微量元素可增强身体免疫力,有利于疾病的向好发展。

(二)适宜的茶饮——夏枯草枸杞茶

原料:夏枯草 5 g,枸杞 5 g。

方法:将上述两味茶材分别用清水洗净,然后放入茶杯中,加适量沸水冲泡。盖盖浸泡半小时后,代茶饮用。

功效:清热解毒,养阴调肝。

(三)适宜的药膳——川贝海带粥

原料:川贝 20 g,丹参 20 g,海带 20 g,薏苡仁 50 g,冬瓜 50 g,适量红糖。

做法:食材取川贝、丹参等,先进行煎汤处理,之后去渣,加入适量的海带、薏苡仁、冬瓜以及适量红糖等煮粥。

功效:活血化瘀,消痰散结。

(四)运动疗法

立春时节天气较冷,外出运动时衣服不要过于单薄,要根据天气的寒热增减衣物,运动后如果出汗较多,切不可穿着汗湿的衣物在冷风中停留太久。可以选择散步、慢跑、太极拳这些运动力度较轻的运动方式,做到循序渐进。

(五)情志调养

立春时节天气转暖,心情烦闷之时,可以到公园、郊外或者乡间小路上散散步,能够使气血冲和,心宁神安,身心能够得到放松。因为绿色植物不仅赏心悦目,还能净化空气,降低环境中的噪声,舒缓疲惫的神经,改善患者的情绪和劳累状态。

(六)足浴药方

原料:夏枯草 20 g,蒲公英 20 g,桃仁 15 g,红花 15 g。

方法:将所有药材放入锅中,加水煎煮 30 min,去渣取汁,将汁液倒入浴盆中,再加入适量开水,先熏蒸后浴足,熏泡,后待水温合适后(40 ℃左右)进行脚部按摩。每晚睡前泡脚半小时左右。

·

注意事项：时间不能太长，以身上微微汗出为宜；饭后半小时内不宜泡脚，以免影响胃的消化吸收；泡脚用具最好能让双脚舒服地平放，水位以浸泡到小腿为宜；皮肤有外伤者忌用此方法；患有严重疾病者请在医生的指导下应用。

（七）中医外治法

1.耳穴压豆

取穴：脾俞穴、三焦俞穴、心俞穴、内分泌俞穴。

方法：耳郭常规消毒后，将胶布剪成 0.8 cm×0.8 cm 大小，放 1 粒王不留行籽粘上，随即贴压在所选耳穴上，由轻到重按压数十下。患者每日自己按压耳贴 3～5 次，每次每穴按压 1～2 min。

疗程：每隔 1～2 d 换贴压另一侧耳穴，10 次为一疗程，休息 10～15 d 再做下一疗程治疗。

2.经络拍打——足厥阴肝经

足厥阴肝经简称"肝经"，是联系肝脏与其他脏腑的重要通路，通过拍打，可以有效地疏通肝经，调畅肝气，起到疏肝理气、调节体质的作用。

具体方法：可平坐亦可站立，手握空拳，以掌根自头顶沿着头两侧至两胁，再向下沿着大腿内侧至内踝拍打，以上为一次。每天循经拍打左右经脉各 100 次，力度要适中，可随时随地进行操作，不必拘泥。

3.穴位按摩——太冲穴

取穴方法：在足背第 1～2 跖骨间，跖骨结合部前方凹陷中，或触及动脉波动处为此穴。

操作方法：取正坐姿势，拇指指面紧贴太冲穴，顺时针按揉 3～5 min，力量不宜过大，以局部发热为佳。太冲具有平肝息风、清热利湿、通络止痛之功。

4.穴位贴敷

药物：夏枯草 2 g，柴胡 2 g，蒲公英 2 g，瓜蒌 2 g。

穴位：天突穴。

方法：将药物研成细末，加入适量凡士林调成糊状，外敷于穴位上，外盖纱布，胶布固定。每次贴 3～6 h，每周贴一次。

二、雨水，乍暖还寒，雨水始降

（一）饮食注意

雨水时节，饮食以升补为主，疏肝解郁，养肝健脾，辅助阳气。饮食上应少吃生冷黏杂、辛辣香燥、滋补油腻的食物，以防损伤脾胃或引动肝火，应保持清淡饮食，营养均衡，多吃新鲜蔬菜，以促进机体的代谢；多饮汤、粥，以健脾和胃，补充水分。

（二）适宜的茶饮——陈皮公英茶

原料：蒲公英 5 g，川芎 5 g，菊花 5 g。

方法：将上述三味茶材分别用清水洗净，然后放入茶杯中，加适量沸水冲泡。盖盖浸泡半小时后，代茶饮用。

功效：清热解毒，散结明目。

（三）适宜的药膳——糯米萝卜粥

原料：糯米 100 g，萝卜 50 g，葱白 30 g，姜一小块，适量米醋、盐、糖。

方法：将糯米淘洗干净，葱白和姜均切丝。糯米和萝卜加适量水，熬 0.5 h 左右，等黏稠时再加入葱白丝、姜丝共煮 5 min。加入米醋、盐、糖搅匀即可起锅装碗。

功效：养血生精，散结消肿。

（四）运动疗法

在寒冷的冬季里，人体各脏腑的阳气都有所下降，因而入春后，可以通过加强锻炼的方式助生体内阳气。空气清新之地是运动场所的最佳选择，如公园、广场、树林、河边、山坡等地，运动方式可以选择打球、慢跑、打拳、做操等，可使春气升发有序，阳气增长有路。

（五）情志调养

《黄帝内经》言："恬淡虚无，真气从之，精神内守，病安从来。"注重情志调养，便可以调心养性，做到乐观愉悦，心无杂念，豁达开朗，则脏腑和顺，气血调畅。

（六）足浴药方

原料：蒲公英 30 g，红花 25 g，桃仁 20 g。

方法及注意事项同前文所述。

（七）中医外治法

1.耳穴压豆

取穴：神门穴、心俞穴、肺俞穴、内分泌俞穴。

方法及疗程同前文所述。

2.穴位按摩——曲泉穴

取穴方法：曲泉穴位于屈膝时，膝内侧横纹头上方，半腱肌、半膜肌止端的前缘凹陷处。

操作方法：按摩时屈膝，在膝关节内侧，大腿与小腿连接褶皱尽头的凹陷处便是曲泉穴。按摩时可以用大拇指反复按揉曲泉穴，每次 5～8 min，每天早晚各 1 次。曲泉穴是足厥阴肝经的合穴，按揉此穴具有滋阴养肝的作用。

3.针刺

取穴:天柱穴、大柱穴、内关穴、曲骨穴。

方法:各穴均用平补平泻法,针刺每次留针 20 min。此法有疏肝解郁、通经活络、化痰散结的功效。

4.穴位贴敷

药物:牡蛎 3 g,龙骨 3 g,白芥子 2 g,瓜蒌 2 g。

穴位:天鼎穴。

方法:将药物研成细末,加入适量凡士林调成糊状,外敷于穴位上,外盖纱布,胶布固定。每次贴 3～6 h,每周贴一次。

三、惊蛰,春雷乍动,蛰虫复苏

(一)饮食注意

惊蛰节气的膳食调养应体现天人相应、食药一体的营养观,故可选用合适的药膳。甲状腺结节患者不宜多吃含碘量高的食物,如海蜇、海参、干贝、紫菜、海带、龙虾、甲鱼等,忌辛辣刺激性食物,如花椒、辣椒、葱、桂皮等,忌肥腻、油煎食物,忌烟、酒。

(二)适宜的茶饮——青皮茶

原料:青皮 5 g,橘核 5 g。

方法:将上述两味茶材分别用清水洗净,然后放入茶杯中,加适量沸水冲泡。盖盖浸泡半小时后,代茶饮用。

功效:清热散结。

(三)适宜的药膳——二豆菜

原料:土豆 2 个,豆腐丝 100 g,葱 3 根,面酱 2 大匙,酱油 1 大匙,料酒、水淀粉各 1 小匙,盐、味精各 1 小匙。

做法:土豆去皮洗净切成丝,葱切成丝。土豆丝和豆腐丝分别用开水焯一下,捞出沥水。炒锅放到火上,倒入油烧热,锅内留油少许,煸葱丝、面酱,出香味时倒入料酒,放入土豆丝、豆腐丝、酱油、盐、味精,用水淀粉勾芡即可。

功效:和胃散结。

(四)运动疗法

"二月惊蛰节,鱼儿滩上歇",春季是垂钓的好时光,垂钓能去除杂念,平心静气,修身养性,舒缓神经,对于高血压、神经衰弱、消化不良的患者均有益处,有利于甲状腺结节疾病的向好发展。

(五)情志调养

甲状腺结节患者应尽量把生活安排得有节奏,适当增加业余爱好,如养鱼、养花、绘画、下棋、听音乐等，丰富个人生活不仅可以增加生活乐趣，还能保持良好的大脑功能状态，促进身心健康，对防治身心疾病大有益处。

（六）足浴药方

原料：猫爪草 15 g，天南星 15 g，红花 15 g。

方法及注意事项同前文所述。

（七）中医外治法

1.耳穴压豆

取穴：肝俞穴、心俞穴、食道俞穴、内分泌俞穴。

方法及疗程同前文所述。

2.穴位按摩——阳陵泉穴

取穴方法：患者可取坐位，屈膝成 90°，膝关节外下方，腓骨小头前缘与下缘交叉处有一凹陷，即是本穴。

操作方法：取穴后，右手大拇指紧按右腿阳陵泉穴，用拇指腹部或指尖做按压转动的动作，同时做顺时针滑动。每次按摩 100～160 次，然后换左手按摩左腿阳陵泉穴，动作要领相同，早晚各一遍。阳陵泉穴是胆经上的要穴，其改善胆腑功能的作用重大。经常按摩阳陵泉穴，可以协助脾脏疏导人体内聚集的水湿，加强脾脏运化水湿的功能，清利湿热，并通过胆腑调节气机升降的功能协调人体内的气化作用。

3.针刺

取穴：扶突穴、水突穴、天突穴。

方法：各穴均用平补平泻法，针刺每次留针 20 min。此法有疏肝解郁、化痰散结、通达经络的功效。

四、春分，仲春之月，昼夜均分

（一）饮食注意

春季有非常多的时令食物上市，比如春笋、菠菜、豆苗、韭菜等。还有许多野菜也长满了田野，有时间的时候，可以挖一些回家炒食。春分节气时，应该为身体补充营养物质，以便适应天气的变化。其中，时令蔬果中含有大量的矿物质、维生素，摄入它们能够帮助人体维持营养平衡。

（二）适宜的茶饮——荔枝玫瑰茶

原料：荔枝核 5 g，玫瑰花 5 g。

方法：将上述两味茶材分别用清水洗净，然后放入茶杯中，加适量沸水冲泡。盖盖浸泡半小时后，代茶饮用。

功效：行气散结。

（三）适宜的药膳——拌油菜

原料：取鲜嫩油菜200 g，马齿苋100 g，蒜泥、香油适量。

方法：先将油菜、马齿苋洗净，用沸水焯熟，切段，下锅煮滚至熟；然后将油菜和马齿苋放入碗内，加蒜泥、香油及适量食盐、味精拌匀，即可食用。

功效：解毒散结。

（四）运动疗法

春季气温回升较快，所以这时候应该多参加户外活动，加快人体的血液循环，有助于促进气血的运行。春季踏青时，可以做一些缓和的运动，如放风筝、散步、慢跑、打太极拳等，这对患者是非常有好处的。运动之前应做好热身活动，年轻人可以在运动前慢跑，让身体微微有出汗的感觉，然后根据运动种类，有针对性地活动各关节；老年人应先通过慢走让身体热起来，然后做些简单的体操。

（五）情志调养

有不良情绪时，可以通过转移注意力的方法改善不良情绪，即把注意力从引起不良情绪的事情转移到其他事情上，这样有助于从消极情绪中解脱出来，激发积极、愉快的情绪反应。当发现自己情绪不佳时，可以做一些自己平时感兴趣的事，转移注意焦点，使自己的身心愉悦起来。

（六）足浴药方

原料：桂枝20 g，续断15 g，川芎15 g。

方法及注意事项同前文所述。

（七）中医外治法

1.耳穴压豆

取穴：肝俞穴、颈俞穴、心俞穴、内分泌俞穴。

方法及疗程同前文所述。

2.经络拍打——足厥阴肝经

足厥阴肝经是联系肝脏与其他脏腑的重要通路，通过拍打肝经，可以起到疏肝理气、补益肝脏、调节体质的作用。

具体方法：可平坐亦可站立，手握空拳，以掌根自头顶沿着头两侧至两胁，再向下沿着大腿内侧至内踝拍打，以上为一次。每天循经拍打左右经脉各100次，力度要适中，可随时随地进行操作，不必拘泥。

3.穴位按摩——大椎穴

取穴方法：取定穴位时，患者正坐低头，该穴位于人体的颈部下端，第7颈椎棘突下凹陷处。

操作方法：使用左掌或右掌的大鱼际根部，来回施以顺时针揉法60次，每天早晚各按摩一次。

五、清明，气清景明，草木始发

（一）饮食注意

清明时节，晨起漱口后饮白开水一杯，既有冲洗胃肠的作用，又可稀释血液，降低血液黏稠度，使血液循环畅通，促进代谢。甲状腺结节患者宜多吃具有增强免疫力的食物，如木耳、香菇、蘑菇、薏米、红枣、核桃、山药和新鲜水果等，也宜多吃具有消结散肿作用的食物，包括油菜、芥菜、菱、猕猴桃等。

（二）适宜的茶饮——猫爪玫瑰茶

原料：猫爪草 5 g，玫瑰花 5 g。

方法：将上述两味茶材分别用清水洗净，然后放入茶杯中，加适量沸水冲泡。盖盖浸泡半小时后，代茶饮用。

功效：散结养颜。

（三）适宜的药膳——黄花木耳粥

原料：黄花菜 10 g，泡发木耳 50 g，粳米 100 g，油、盐、味精适量。

方法：黄花菜用热水氽后沥干，木耳切丝，粳米加水后煮开，加入黄花菜、木耳煮粥。

功效：清热消肿。

（四）运动疗法

春季运动宜符合"春夏养阳"的要求，运动场所可以选择室外阳光好的地方。年老行动不便之人可乘风日融和、春光明媚之时，在园林亭阁虚敞之处凭栏远眺，以畅生气，但不可默坐，以免生郁气，碍于舒发。

（五）情志调养

清明时节人易产生消极情绪，如果消极情绪不能适当地疏泄，抑郁长期压制在心中，易影响心身健康。如果长期处在不良的情绪当中，可以通过适当的途径排遣和发泄。伤心时，想哭泣可以哭一场；心烦时，可以找知心朋友倾诉；情绪低落时，可以唱些欢快的歌，听一些欢快喜乐的歌曲。

（六）足浴药方

原料：夏枯草 20 g，三棱 15 g，莪术 15 g。

方法及注意事项同前文所述。

（七）中医外治法

1.耳穴压豆

取穴：颈俞穴、脾俞穴、肝俞穴、内分泌俞穴。

方法及疗程同前文所述。

2.经络拍打——足少阳胆经

足少阳胆经简称"胆经",是联系胆与其他脏腑的重要通路,通过拍打胆经,可以起到疏肝理胆、清泄胆火、调节体质的作用。

具体方法:可平坐亦可站立,手握空拳,以掌根自耳前沿着头两侧至两胁,再向下沿着大腿外侧至外踝拍打,以上为一次。每天循经拍打左右经脉各100次,力度要适中,可随时随地进行操作,不必拘泥。

3.穴位按摩——膻中穴

取穴方法:膻中穴位于胸部前正中线上,平第4肋间,两乳头连线之中点。

操作方法:患者取仰卧位,用中指端按揉,揉50～100次。该穴具有调理人身气机之功能。

4.针刺

取穴:天突穴、肾俞穴、肝俞穴、三阴交穴。

方法:各穴均用平补平泻法,针刺每次留针20 min。

六、谷雨,雨生百谷,滋养万物

(一)饮食注意

谷雨时节空气湿度增大,可食用一些健脾祛湿的食物,如白扁豆、赤豆、薏苡仁、山药、冬瓜、陈皮等。注意,"祛湿"与"喝水"不是相悖的,谷雨时节感冒频发,平时需多喝水。同时,甲状腺结节患者要注意规律饮食,饮食遵循低盐、低脂、低糖、低刺激的原则。

(二)适宜的茶饮——茉莉玫瑰茶

原料:茉莉花5 g,玫瑰花5 g。

方法:将上述两味茶材分别用清水洗净,然后放入茶杯中,加适量沸水冲泡。盖盖浸泡半小时后,代茶饮用。

功效:行气散结。

(三)适宜的药膳——香绿红花老鸭汤

原料:老鸭1只,香附50 g,绿梅花10 g,三七花10 g,生姜、葱、料酒适量。

方法:老鸭剁块,飞水,油锅爆炒,入料酒,炒出香味;姜拍松,葱切段。将香附、绿梅花、三七花用清水冲洗沥干,以净布包起;然后同老鸭一同放入锅内,加入姜、葱,用大火烧开后改用小火微煲,直至酥软,加入调料即可食之。

功效:疏肝理气,活血通络。

(四)运动疗法

谷雨时节可以选择的运动有游泳、交谊舞、太极拳、八段锦、长寿功、健身操等,这些运动可使气血通畅,五脏六腑调和,能够改善人的体质,促进疾病的痊愈。

（五）情志调养

当情绪不好时，运动不失为一种好办法。运动可以使大脑的内啡肽分泌增多，从而使患者心情振奋、愉悦；运动还可以让人体的交感神经与副交感神经作用更趋平衡，可以帮助患者稳定心情，产生愉悦感。当不良情绪出现时，可以运动起来，以此调节情志，改善不良情绪。

（六）足浴药方

原料：浙贝母 20 g，猫爪草 20 g，桃仁 15 g。

方法及注意事项同前文所述。

（七）中医外治法

1.耳穴压豆

取穴：肝俞穴、颈俞穴、三焦俞穴、内分泌俞穴。

方法及疗程同前文所述。

2.针刺

取穴：阴陵泉穴、大敦穴、委中穴、血海穴。

方法：在穴位处用拇指指尖划一个"十"字定穴，用酒精棉球进行穴位消毒，随后使用一次性采血针迅速刺破皮肤，挤出 3～5 滴血，针刺完毕后，用消毒干棉球擦拭穴位处的血渍。

3.拔罐

取穴：肝俞穴、脾俞穴、大椎穴、丰隆穴。

方法：操作时，患者取坐位，选取中口径玻璃罐，以"闪火法"吸拔诸穴10 min。此法有疏肝解郁、祛湿散结的作用。

七、立夏，夏之初始，万物旺盛

（一）饮食注意

立夏之后，天气逐渐转热，饮食宜清淡，应以易消化、富含维生素的食物为主，大鱼大肉和油腻辛辣的食物要少吃，比如火锅。中医认为"立夏"后阳气上升，天气逐渐升温，如果此时人们还多吃油腻或是易上火的食物，就会造成身体内外皆热，从而出现痤疮、口腔溃疡、便秘等病症。

（二）适宜的茶饮——夏枯草当归茶

原料：夏枯草 12 g，当归 5 g，香附 10 g。

方法：将夏枯草、当归、香附放入锅中，加入适量的清水煎煮 20 min，去渣取汁。出锅后，加入适量冰糖即可服用。

功效：消肿散结，清热解毒。

（三）适宜的药膳——醪糟豆腐烧鱼

原料：鲜鱼 1 条，豆腐 1 块，姜末、蒜末、醪糟各 1 大匙，葱花半大匙，料酒 1 大匙，辣豆瓣酱 2 大匙，酱油 2 大匙，盐半小匙，白糖 2 小匙，醋半大匙，香油 1 小匙，水淀粉少许。

方法：锅中烧热油，将鱼的两面稍微煎一下，盛出。放入姜、蒜末爆香，再放入辣豆瓣酱和醪糟同炒，淋下调味料一起煮滚，放入鱼和豆腐，一起烧煮约 10 min。见汁已剩一半时，将鱼和豆腐盛出装盘。水淀粉勾芡，加入醋和香油炒匀，把汁淋在鱼身上，撒上葱花即可。

功效：具有益气、生津、活血、散结、消肿的功效，不仅利于孕妇利水消肿，也适合哺乳期妇女通利乳汁。

（四）运动疗法

甲状腺结节患者可多参与一些户外活动，可在清晨参加体育锻炼，以散步、慢跑、打太极拳等为宜，不宜做过于剧烈的运动，避免大汗淋漓，伤阴也伤阳。

（五）情志调养

在"立夏"之季，甲状腺结节患者要做好自我调节，笑口常开，保持平和的心态，切忌狂喜大怒；要多做一些偏静的事情，如绘画、练书法、听音乐、下棋、种花、钓鱼等，以调节紧张的情绪，保持心情舒畅。

（六）足浴药方

原料：夏枯草 15 g，合欢皮 30 g，黄芪 30 g。

方法及注意事项同前文所述。

（七）中医外治法

1.耳穴压豆

取穴：肝俞穴、心俞穴、内分泌俞穴、肾俞穴。

方法及疗程同前文所述。

2.穴位按摩——承泣穴、四白穴

取穴方法：承泣穴在瞳孔直下，眼球与眶下缘之间；四白穴在瞳孔直下，眶下孔凹陷处。

操作方法：操作时，自内眼角下沿眼眶下缘至外眼角做抹法，抹动时需用一指按住外眼角，以免皮肤过度牵拉使眼角歪斜，持续 1 min。这样的方法可以刺激眼眶下方的承泣、四白两穴，这两个穴位正是足阳明胃经起始部的穴位，具有很好的保健作用。

3.艾灸

取穴：足三里穴。

方法：常用温和灸，每次 5～10 min，或艾炷灸 3～5 壮，隔日一次，每月不超过 10 次；孕妇忌用。

八、小满,雨水丰沛,谷趋盈满

(一)饮食注意

小满时气候潮湿,湿邪最易伤的就是人体的脾胃。人们可能有过这种感觉,就是一到夏天总感觉不想吃东西,其实就是因为脾为湿邪所困而致。而红豆与薏米则是小满除湿的"好帮手"。红豆也就是我们平常所说的"赤小豆",中医认为它有利水、消肿的效果,另外红色入心,所以吃红豆对于夏季补心也是很有好处的;薏米又叫"薏苡仁",既可健脾益胃,又能利水祛湿,与红豆搭配效果很好。小满时节可经常食用这两种食物,除湿健脾,有益健康。

(二)适宜的茶饮——荷叶饮

原料:鲜荷叶 6 g,山楂 5 g,生薏苡仁 5 g。

方法:将荷叶、山楂、薏苡仁洗净,沥干;将所有材料放入杯中,以开水冲泡;加盖焖泡约 5 min 即可饮用。

功效:健脾消食,利水祛湿。

(三)适宜的药膳——柠檬汁银鳕鱼

原料:松仁 200 g,鳕鱼肉 300 g,芹菜、面粉、鸡蛋、柠檬汁各适量,黄油、白葡萄酒、盐、胡椒粉各适量。

方法:鳕鱼洗净切段,放器皿中加盐、胡椒粉、白葡萄酒、柠檬汁拌匀入味,腌渍 20 min;芹菜洗净切末,鸡蛋打匀。腌渍好的鱼块逐个蘸匀面粉,裹上鸡蛋液。起锅热黄油,放鱼块煎至两面金黄色,再撒松仁、芹菜末炒匀,出锅装盘中即可。

功效:鳕鱼低脂肪、高蛋白、刺少,是老少皆宜的营养食品。鳕鱼肉具有高蛋白、低胆固醇、易于被人体吸收的优点,适合小满时节食用。

(四)运动疗法

养花是一种令人愉快的劳动,如浇水、施肥、修枝、灭虫等,劳动强度虽然不大,但可舒筋活络,消除疲劳,加快体内的新陈代谢。特别是当看到自己亲手培育的花草发芽吐绿、花蕾绽开的时候,那种愉悦的心情是无法形容的。

(五)情志调养

压抑情绪能量的发泄的确是来势汹汹,好像不可阻挡。实际上,在一定控制范围内的适当宣泄,可以改善自己的情绪健康状态。比如,当感到压抑时,不妨赶快跑到其他地方宣泄一下,甚至干脆出去跑一圈,或做一些既能消耗体力又能转移自己思想的体育运动,踢足球或打篮球都是不错的选择。特别是在运动中与他人的合作和接触,能有效改善之前的不良情绪。当累得满头大汗气喘吁吁时,活动者会感到精疲力竭,相信这时压抑的情绪已经基本被抚平了。

（六）足浴药方

原料:浙贝 15 g,玄参 30 g,佛手 20 g。

方法及注意事项同前文所述。

（七）中医外治法

1.耳穴压豆

取穴:肺俞穴、大肠俞穴、内分泌俞穴、三焦俞穴。

方法及疗程同前文所述。

2.穴位按摩——天枢穴

取穴方法:天枢穴位于腹部脐旁 2 寸。

操作方法:按揉天枢穴。天枢穴为足阳明胃经穴,又为大肠募穴,乃大肠精气输注之处,按揉该穴可以调整大肠的传导功能。

3.艾灸

取穴:丰隆穴。

方法:常用温和灸,每次 5～10 min,或艾炷灸 3～5 壮,隔日一次,每月不超过 10 次;孕妇忌用。

九、芒种,有芒之谷,种植之时

（一）饮食注意

芒种饮食宜清补。芒种时期,人体新陈代谢旺盛,易出汗,耗气伤津,宜多吃具有祛暑益气、生津止渴的食物,忌食过咸、过甜的食物。饮食过咸,则体内钠离子过剩,尤其是老年人,因其年龄较大,运动量小,导致血压升高,甚至可造成脑血管功能障碍;饮食过甜,则体内糖类的代谢能力降低,随着年龄增长会更加明显,容易引起中间产物如蔗糖的积累,严重者还可诱发糖尿病。

（二）适宜的茶饮——苦瓜蜜茶

原料:苦瓜 20 g,蜂蜜适量,水适量。

方法:将苦瓜置于杯中,加注热水冲泡;加盖焖泡 15 min 左右,直至味道渗出;待温热后,依照个人口味,加入适量蜂蜜即可饮用。

功效:清热消暑,益气生津,补肾健脾。

（三）适宜的药膳——冬瓜白术煲猪蹄

原料:冬瓜 300 g,猪蹄 350 g,猪瘦肉 150 g,猪脊骨 150 g,白术 15 g,老姜少许,盐适量,鸡粉少许。

方法:冬瓜切块;猪脊骨、猪蹄斩块,猪瘦肉切片。猪瘦肉、猪脊骨、猪蹄滚焯一下,去表面血沫,倒出,用清水洗净。砂锅内装清水,放在炉上用猛火煲滚后,放入猪脊骨、猪瘦肉、猪蹄、冬瓜、白术、老姜，煲 2 h 后调入盐、鸡粉，即可食用。

功效：和血脉，润肌肤，填肾精。

（四）运动疗法

芒种节气中生物代谢旺盛，生长迅速。散步时腿和臂持续的运动能促使血管的弹性增加，特别是腿的持续运动可促使更多的血液回到心脏，改善血液循环，提高心脏的工作效率。这时散步有助于减轻体重，有利于放松精神，减少忧郁与压抑情绪，提高人体免疫力。有观点认为，临睡前进行一次 30 min 的快步行走能帮助睡眠，其效果不亚于口服镇静剂。

（五）情志调养

运动移情法也是很好的宣泄不良情绪的方法。中医认为，当思虑过度、心情不快时，应外出旅游或锻炼，让山清水秀的环境调节消极情绪，使人陶醉在蓝天白云、鸟语花香的大自然里，以舒畅情怀，忘却烦恼。

（六）足浴药方

原料：白芥子 15 g，皂角刺 15 g，鱼腥草 20 g。

方法及注意事项同前文所述。

（七）中医外治法

1.耳穴压豆

取穴：肝俞穴、脾俞穴、胃俞穴、内分泌俞穴。

方法及疗程同前文所述。

2.穴位按摩——合谷穴

取穴方法：手背第 1～2 掌骨间，第 2 掌骨桡侧的中点处为此穴；或以一手的拇指指骨关节横纹放在另一手拇、食指之间的指蹼缘上，拇指尖下为此穴。

操作方法：用拇指指腹顺时针轻揉手掌虎口处的合谷穴 5 min，使穴位局部出现轻微的酸胀感。

3.艾灸

取穴：阳陵泉穴。

方法：常用温和灸，每次 5～10 min，或艾炷灸 3～5 壮，隔日一次，每月不超过 10 次；孕妇忌用。

十、夏至，日长之至，阳极阴生

（一）饮食注意

从阴阳学角度看，夏月伏阴在内，饮食不可过寒，冷食不宜多吃，少则犹可，贪多定会寒伤脾胃。而预防的方法主要是不要过度贪凉，室内空调的温度不要设得过低，饮食要注意卫生，生食蔬菜水果要洗净，凉拌菜中加大蒜可预防肠道传染病。西瓜、绿豆汤、乌梅小豆汤虽为解渴消暑之佳品,但不宜冰镇食之。

(二)适宜的茶饮——普洱茶

原料:玫瑰花 10 g,普洱茶 3 g,蜂蜜适量。

方法:先将普洱茶放在杯碗中,注入开水;第一泡茶倒掉不喝,第二泡茶加入玫瑰花,再注入水泡 15 min,待凉些加入蜂蜜即可。

功效:疏肝解郁,清热泻火。

(三)适宜的药膳——泡椒墨鱼子

原料:墨鱼子 500 g,圆形泡椒 150 g,芹菜 4 根,野山椒适量,盐 1 小匙,鸡精少许,白糖半小匙,花椒油 2 小匙,香油 2 小匙。

方法:将芹菜洗净,切段备用;墨鱼子洗净,稍微汆烫后捞起。将油倒入锅内,油热之后放入泡椒、野山椒翻炒,炒出泡椒味再放入墨鱼子、芹菜一起炒,最后加盐、鸡精、白糖、花椒油炒匀;淋入香油,起锅装盘即可。

功效:养血滋阴,益胃通气,祛瘀止痛。

(四)运动疗法

夏至是阳气最旺的时节,养生要顺应夏季"阳盛于外"的特点,注意保护阳气。可以通过体育锻炼来活动筋骨,调畅气血,养护阳气。此时的运动重在精神调摄,保持愉快而稳定的情绪。

(五)情志调养

中医认为,盛夏养心,宜调神安,实为养心之首要。《医钞类编》说:"养心在凝神,神凝则气聚,气聚则形全。"所谓"凝神",是指要保持精神上的安谧和清静。这样,人的神气自然会心平气和,血脉流畅,促进身体健康;所谓"情志",主要是指人的情绪,包括喜、怒、忧、思、悲、恐、惊七情,情绪对人的影响极大,而对心的影响就更大,特别是在盛夏季节。在人们的日常生活中,因大怒、大悲、恐惧等原因而诱发心脏病者已屡见不鲜。因此中医特别强调,夏季养心必须节制情志。

(六)足浴药方

原料:远志 30 g,三棱 15 g,泽泻 15 g。

方法及注意事项同前文所述。

(七)中医外治法

1.耳穴压豆

取穴:神门穴、肾俞穴、心俞穴、交感穴。

方法及疗程同前文所述。

2.穴位按摩——关冲穴

取穴方法:仰掌,微屈指,在手无名指末节尺侧,距指甲根角 0.1 寸处为此穴。

操作方法：用指甲或者牙签掐关冲穴，每次掐 15 s，放松 3 s 后重复掐按，每侧手指掐按 5 次。掐按时用力要均匀，使穴位能够感到微微酸痛。

3.针刺

取穴：耳尖穴。

方法：准备一支三棱针，用 75% 的酒精消毒干净。一手反复揉搓患者耳朵，特别是耳尖处，使其充血；另一手用三棱针快速点刺耳尖，出血不畅时可用手挤压伤口，挤出 3～5 滴即可，然后用干净的棉球按压止血。

十一、小暑，出梅入伏，夏雷阵阵

（一）饮食注意

小暑节气是消化道疾病多发的时节。在饮食调节上，要改变饮食不节、饮食不洁、饮食偏嗜的不良习惯，冷饮冷食不宜过多，一切都应以适量为宜。由于天气炎热，人们的食欲减退，故饮食的选择要以清淡芳香为主，因为清淡易于消化，芳香刺激食欲，进补要能使体内阳气向外宣泄，这与情志调节的目的一样，与"夏长"之气相适应。

（二）适宜的茶饮——金盏花消暑茶

原料：金盏花 6 g，绿茶 1 包。

方法：将金盏花置于杯中，加注少量热水，浸泡 35 s 后清洗干净；将金盏花与绿茶一起放入杯中，加入热水冲泡；加盖焖泡 5 min 后即可饮用。

功效：消热解暑，养肝明目，美容养颜。

（三）适宜的药膳——夏枯草瘦肉汤

原料：夏枯草 40 g，猪瘦肉 150 g，法半夏 6 g，精盐、味精各适量。

方法：将夏枯草、法半夏洗净，猪瘦肉洗净切块。把全部用料一同放入砂锅，加适量清水，大火煮沸后，再用小火煮 1～1.5 h，加精盐、味精，再煮沸即成。

功效：清肝泻火，消暑利湿。

（四）运动疗法

小暑节气时天气炎热，人非常容易变得烦躁不安，此时练瑜伽可起到安神养性的作用。瑜伽起源于印度，是一种古老的健身术和身体锻炼法。有研究表明，长期坚持练习瑜伽有助于发挥意念对自主神经系统的控制与调节。在小暑时节练习瑜伽，可以使人保持心境平和，帮助舒缓烦躁情绪，安然度过炎热的夏季。

（五）情志调养

中医"四季养生"的理论认为，夏属火，通心，人容易烦躁不安，出现疲劳、胸闷、睡眠不好、头痛、心悸等症状。有规律的作息可以安定情绪，如果失眠，可以在仰卧或侧卧时放松全身肌肉，或者注意腹部呼吸的起伏，排除杂念，心静了自然就可以安然入睡。进入高温炎热的天气后,要保持平和、快乐的心态。

（六）足浴药方

原料:败酱草 30 g,莪术 15 g,龙胆草 15 g。

方法及注意事项同前文所述。

（七）中医外治法

1.耳穴压豆

取穴:神门穴、肝俞穴、三焦俞穴、交感穴。

方法及疗程同前文所述。

2.穴位按摩——百会穴

取穴方法:百会穴位于后发际正中上 7 寸,两耳尖直上,头顶正中。

操作方法:轻轻揉按百会穴,调动人体百脉,四两拨千斤,一穴通全身,一窍通而百窍通,使身体经络气血做好充分的准备。

3.艾灸

取穴:大椎穴。

方法:在大椎穴处点刺放血后拔罐,然后再艾灸大椎穴,常用温和灸,每次 5~10 min,或艾炷灸 3~5 壮,隔日一次,每月不超过 10 次;孕妇忌用。

十二、大暑,炎热至极,湿热交蒸

（一）饮食注意

在炎热的夏季,随汗排出的除水分和盐以外,还有微量元素钾。如果体内缺钾,往往会使人感到倦怠无力,同时会出现代谢紊乱、心律失常和肌肉无力等。最好的补钾方法是在日常膳食中多吃些含钾丰富的食物,如大豆、毛豆、红豆、油菜、菠菜、芹菜、山药、莴苣、香蕉、西瓜等。此外,牛奶、鲤鱼、鲫鱼等食物中也含有一定量的钾,可经常食用。

（二）适宜的茶饮——木瓜丝茶

原料:木瓜丝茶 1 包。

方法:将木瓜丝茶包置于杯中,加注适量热水;加盖焖泡 5 min 后即可开盖饮用。

功效:消暑解渴,润肺止咳。

（三）适宜的药膳——绿豆南瓜汤

原料:绿豆 100 g,老南瓜 600 g,食盐少许。

方法:绿豆用清水洗净,加少许盐腌制几分钟后,用清水冲洗干净。南瓜去皮、瓤,用清水洗净,切块待用。锅内加 800 mL 水,烧开后,先下绿豆煮沸 2 min,淋入少许凉水,再煮沸,将南瓜入锅,盖上锅盖,用文火煮沸约 35 min,至绿豆开花,加入少许食盐调味即可。

功效:清暑利尿,生津益气。

(四)运动疗法

垂钓是脑、手、眼配合,静、意、动相助而成的一种活动。垂钓之际,眼、脑、神专注于浮标的动静,不声不响,意在丹田,形静实动,它对提高人的视觉和头脑的灵敏反应能力都起着积极的作用。如能经常体验这种怡乐之情,自然有利于健康。

(五)情志调养

大暑节气高温酷热,人们往往容易心情烦躁,加上工作、生活中遇到不顺,就易动"肝火",经常会出现莫名的心烦意乱、无精打采、食欲缺乏等问题。这对夏日的身心健康危害很大,特别是老年人、体弱者,情绪障碍严重时会造成心肌缺血、心律失常和血压升高,甚至还会引发猝死。因此,有心脑血管疾病的人一定要避免生气、着急等极端情绪,应尽量做到"心静自然凉"。

(六)足浴药方

原料:芦根 15 g,苦参 15 g,夏枯草 15 g。

方法及注意事项同前文所述。

(七)中医外治法

1.耳穴压豆

取穴:脑干俞穴、心俞穴、交感穴、内分泌俞穴。

方法及疗程同前文所述。

2.穴位按摩——承泣穴

取穴方法:承泣穴位于瞳孔直下,眼球与眶下缘之间。

操作方法:先用手指点压眼眶周围的承泣穴 5～10 次,然后在手指尖上适当蘸一些凡士林,在眼周呈同心圆形轻柔按摩,将油脂揉进皮肤里去,按摩持续 1 min左右。

3.艾灸

取穴:百会穴。

方法:常用艾炷灸,每次 3～5 壮,每次灸 5～10 min,隔日一次,每月不超过 10 次;孕妇忌用。

十三、立秋,秋之初始,阴气渐长

(一)饮食注意

甲状腺结节多由于气机郁滞、气滞血瘀而致,因此患者可以食用疏肝理气、活血化瘀的食物,如白萝卜、柑橘、生姜等。由于立秋后阴气渐长,甲状腺结节患者不可食用生冷食物,烹饪方法也应以清淡为主。

（二）适宜的茶饮——陈皮川芎茶

原料:陈皮 15 g,川芎 10 g,木香 10 g。

方法:将上述三味茶材分别用清水洗净,然后放入茶杯中,加适量沸水冲泡。盖盖浸泡半小时后,代茶饮用。

功效:疏肝理气,活血化瘀。

（三）适宜的药膳——当归炖鸡

原料:陈皮 20 g,当归 20 g,母鸡 1 只,姜、葱、盐、味精、料酒各适量。

方法:鸡宰杀后褪净羽毛,剖腹,去内脏,洗净,去爪,然后用开水氽透,捞出放入凉水中冲洗干净,沥净水分;当归洗净,按块大小顺切几刀;姜、葱洗净,姜拍破,葱切段待用。将陈皮、当归、姜、葱装入鸡腹内,再将鸡腹朝上放入砂锅内,注入适量水,加入盐、味精、料酒,置武火上烧开,再改用文火炖,直至鸡肉酥烂时即成。

功效:理气活血。

（四）运动疗法

气滞血瘀的患者可以加强有氧运动,在日常生活中多进行一些慢跑、骑自行车、游泳等运动,运动强度根据个人情况决定。气滞血瘀的患者也可以学习五禽戏等健身操。"春困秋乏",人们在立秋时节不应顺应秋季乏力的特点,可以通过每日慢跑调动机体的积极性,以提高免疫力,预防秋燥。

（五）情志调养

"睡起秋风无觅处,满街梧叶月明中",立秋叶落,易生伤感之情,人们在此时应思及立秋之后硕果累累,是收获的金秋时节,不应将情绪深藏于秋风之萧索中。立秋后,乞巧节也即将到来,此时牛郎织女鹊桥相会,人们则吃巧果来祝愿自己和朋友更加灵巧,也会拜织女和魁星,祈求能够得到美好的爱情。

（六）足浴药方

原料:枳实 15 g,青皮 15 g,川芎 10 g。

方法及注意事项同前文所述。

（七）中医外治法

1.耳穴压豆

取穴:脾俞穴、肺俞穴、肝俞穴、胆俞穴。

方法及疗程同前文所述。

2.穴位按摩——神门穴

取穴方法:患者取正坐位,伸手、仰掌,屈肘向上约 45°,在无名指与小指掌侧向外方,用另一手四指握住手腕,拇指弯曲,指甲尖所到的豆骨下、尺骨端凹陷处即是此穴。

操作方法:左手大拇指紧按右侧神门穴,用拇指腹部或指尖做按压转动的动作,同时做顺时针滑动。然后换右手大拇指紧按左侧神门穴,动作要领相同。用力需要轻柔、均匀、和缓,力度以感舒适为度。每次按摩100~160次,每日早晚各一遍。

3.针刺

取穴:神门穴、内关穴、天泉穴。

方法:各穴均用平补平泻法,以泻法为主,针刺每次留针20 min。此法有理气活血的作用。

4.刮痧

取穴:曲池穴、合谷穴、神门穴。

操作方法:患者取仰卧位,刮曲池穴、合谷穴、神门穴,以皮肤潮红为度。刮痧采用平补平泻法,刮至皮肤微有热感或皮肤微微发红即可,不必刻意追求出痧。刮痧后嘱患者多饮白开水,当天勿洗浴,注意保暖。

十四、处暑,暑气渐消,秋风渐肃

(一)饮食注意

因处暑时节秋风渐起,气滞血瘀的患者在此时应少食清热的食物,相应地可以多食活血化瘀、温经通络、疏肝理气的食物,如山楂、竹笋、茄子等。

(二)适宜的茶饮——陈皮川芎茶

原料:当归15 g,枳实10 g,甘草10 g。

方法:将上述三味茶材分别用清水洗净,然后放入茶杯中,加适量沸水冲泡。盖盖浸泡半小时后,代茶饮用。

功效:疏肝理气,活血化瘀。

(三)适宜的药膳——益气活血安神汤

原料:猪展350 g,黄芪30 g,田七10 g,百合30 g,麦冬15 g,红枣5枚,生姜5片,食盐适量。

方法:猪展切块洗净,焯水备用。把所有的食材放入炖盅内,加适量温开水,隔水清炖1.5 h,加入适量食盐调味。

功效:补气养血。

(四)运动疗法

甲状腺结节多因气滞血瘀所致。甲状腺结节患者在日常生活中可以通过加强有氧运动,如游泳、骑自行车等调节体质,同时,甲状腺结节患者也可以多去户外跑步、跳绳。每日跳绳可以促进血液循环,增强机体的灵敏性与协调性,提高平衡能力,同时也能增强免疫力,预防疾病的发生。

（五）情志调养

甲状腺结节患者在处暑时节易出现情绪急躁或者自己消化情绪的情况。甲状腺结节患者可以通过深呼吸缓和自己的急躁情绪,或者适当抒发自己的低落情绪。甲状腺结节患者也可以在处暑时节放河灯以寄托美好的祝愿,在放走河灯的时候,也预示着厄运随河灯沿河道漂往远处,带走人们不愉快的情绪。

（六）足浴药方

原料:青皮 15 g,木香 15 g,生地 10 g。

方法及注意事项同前文所述。

（七）中医外治法

1.耳穴压豆

取穴:脾俞穴、肺俞穴、肝俞穴、心俞穴。

方法及疗程同前文所述。

2.针刺

取穴:神门穴、内关穴、曲池穴。

方法:各穴均用平补平泻法,以泻法为主,针刺每次留针 20 min。此法有理气活血的作用。

3.刮痧

取穴:内关穴、合谷穴。

操作方法:患者取仰卧位,刮内关穴、合谷穴,以皮肤潮红为度。刮痧采用平补平泻法,刮至皮肤微有热感或皮肤微微发红即可,不必刻意追求出痧。刮痧后嘱患者多饮白开水,当天勿洗浴,注意保暖。

4.拔罐

取穴:肝俞穴、脾俞穴、肺俞穴。

方法:操作时,患者取卧位,选取中口径玻璃罐,以"闪火法"吸拔诸穴 10 min。此法有理气活血的作用。

十五、白露,寒凝为露,天气渐凉

（一）饮食注意

在天气渐凉的白露时节,寒邪的侵袭不仅会导致甲状腺结节患者气机的郁滞,更会导致机体寒凝血瘀,不利于患者体质的调节。气滞血瘀之人平素可多食白萝卜、柑橘、桃仁等理气活血的食物,也可以将玫瑰花、茉莉花等泡入茶中饮用。

（二）适宜的茶饮——枳实理气饮

原料：枳实 15 g，桃仁 10 g，赤芍 10 g。

方法：将上述三味茶材分别用清水洗净，然后放入茶杯中，加适量沸水冲泡。盖盖浸泡半小时后，代茶饮用。

功效：破气消积，化痰散痞。

（三）适宜的药膳——蒜蓉木耳

原料：木耳 300 g，蒜瓣 10 瓣，香油、胡椒粉、醋、白糖、盐、生姜、葱若干。

方法：把木耳放入水中浸泡后清洗干净，捞出沥干水分，准备一个小碗，在碗中加入蒜、生姜末、醋、白糖、盐搅拌均匀，将调好的蒜、生姜末等放入锅中，加入香油，将油烧热后倒入木耳中，加入胡椒粉再次搅拌后食用。

功效：理气活血。

（四）运动疗法

气滞血瘀之人可以通过练习五禽戏与八段锦来运动。五禽戏是人通过模仿虎、鹿、熊、猿、鸟的生活习性与体态的健身操，经常练习五禽戏可以锻炼腰、腿、膝关节等，起到强身健体的作用。其中，虎戏可以锻炼周身肌肉，调节关节的灵活度；鹿戏可以疏通经络，强健筋骨；熊戏可以增强腰腹力量；猿戏可以增强四肢的灵活性，有利于大脑的发展；鸟戏可以增强呼吸功能。

（五）情志调养

民间有"白露白露，四肢不露"的说法，尤其在白露节气后，人们不可以赤足活动。寒邪由皮毛侵入机体会导致寒凝气滞与寒凝血瘀，也会导致气滞血瘀的精神不佳、易怒等情绪更加严重；寒邪侵袭经脉则会导致筋脉拘急、脉络不疏，使人出现腰酸疼痛、膝盖僵直疼痛的症状。

（六）足浴药方

原料：青皮 15 g，红花 15 g，川芎 10 g。

方法及注意事项同前文所述。

（七）中医外治法

1.耳穴压豆

取穴：肝俞穴、胃俞穴、胆俞穴、内分泌俞穴、心俞穴。

方法及疗程同前文所述。

2.穴位按摩——太冲穴

取穴方法：患者采用正坐或仰卧的姿势，太冲穴位于足背侧，第 1～2 趾跖骨连线部位的中点。

操作方法：左手大拇指紧按右侧太冲穴，用拇指腹部或指尖做按压转动的动作，同时做顺时针滑动。然后换右手大拇指紧按左侧太冲穴，动作要领相同。用力需要轻柔、均匀、和缓，力度以感舒适为度。每次按摩 100～160 次，每日早晚各一遍。

3.刮痧

取穴：悬钟穴、光明穴、蠡沟穴。

操作方法：患者取仰卧位，刮悬钟穴、光明穴、蠡沟穴，以皮肤潮红为度。刮痧采用平补平泻法，刮至皮肤微有热感或皮肤微微发红即可，不必刻意追求出痧。刮痧后嘱患者多饮白开水，当天勿洗浴，注意保暖。

4.拔罐

取穴：肝俞穴、胃俞穴、胆俞穴。

方法：操作时，患者取卧位，选取中口径玻璃罐，以"闪火法"吸拔诸穴10 min。此法有理气活血的作用。

十六、秋分，阴阳相半，平分秋色

(一)饮食注意

秋分之后，昼夜温差渐渐加大，甲状腺结节患者在秋分节气之后要远离寒凉性质的食物，尤其是西瓜、冷饮等。气滞血瘀之人可以多食桃仁、柑橘、白萝卜、香附、红枣等疏肝理气、活血止痛的食物。

(二)适宜的茶饮——枳实理气饮

原料：香附 15 g，桃仁 10 g，白芍 10 g。

方法：将上述三味茶材分别用清水洗净，然后放入茶杯中，加适量沸水冲泡。盖盖浸泡半小时后，代茶饮用。

功效：疏肝解郁，调经止痛。

(三)适宜的药膳——山楂红糖包

原料：山楂 10 g，红糖适量。

方法：将山楂与红糖研磨成馅，做成面粉包子，蒸熟即可。

功效：行气解郁，活血祛瘀。

(四)运动疗法

甲状腺结节患者多因气滞血瘀的体质导致，平素可以通过慢跑、游泳、户外散步等有氧运动进行锻炼。条件允许的情况下，甲状腺结节患者也可以通过室内健身器材进行锻炼，以缓解气滞血瘀的症状。

(五)情志调养

"多事之秋"的到来，会使甲状腺结节患者偶尔出现急躁的情绪。气滞血瘀之人往往由于气机的郁滞出现情绪急躁的情况，平素可以通过深呼吸保持冷静的方式来维持平和的情绪。甲状腺结节患者在遇到问题与困难时，不能手足无措以致情绪急躁,可以将事情按轻重缓急排列,并一个一个解决,或将事件分类依次解决。

(六)足浴药方

原料:红花 10 g,生姜 5 g,香附 15 g。

方法及注意事项同前文所述。

(七)中医外治法

1.经络拍打——手少阳三焦经

拍打手少阳三焦经可以缓解气滞血瘀导致的心胸烦闷、脾胃胀痛、水肿等不适,同时也能缓解患者的头痛耳鸣、食欲缺乏、失眠易怒等症状。

具体方法:可平坐亦可站立,手握空拳,以掌根自肩峰沿着上臂后侧至肘尖,再向下沿前臂至无名指外侧拍打,以上为一次。每天循经拍打左右经脉各 100 次,力度要适中,可随时随地进行操作,不必拘泥。

2.穴位按摩——外关穴

取穴方法:患者采用正坐或仰卧、俯掌的姿势,外关穴位于前臂背侧,当阳池与肘尖的连线上,腕背横纹上 2 寸,尺骨与桡骨之间即为外关穴。

操作方法:左手大拇指紧按右侧外关穴,用拇指腹部或指尖做按压转动的动作,同时做顺时针滑动。然后换右手大拇指紧按左侧外关穴,动作要领相同。用力需要轻柔、均匀、和缓,力度以感舒适为度。每次按摩 100～160 次,每日早晚各一遍。

3.针刺

取穴:外关穴、血海穴、三阴交穴。

方法:各穴均用平补平泻法,以泻法为主,针刺每次留针 20 min。此法有理气活血的作用。

4.拔罐

取穴:肝俞穴、心俞穴、三焦俞穴。

方法:操作时,患者取卧位,选取中口径玻璃罐,以"闪火法"吸拔诸穴 10 min。此法有理气活血的作用。

十七、寒露,寒凝为露,秋意深浓

(一)饮食注意

甲状腺结节患者在寒露节气后应当注意保暖,少食入寒凉食物。甲状腺结节患者在每日控制碘和盐摄入量的同时,可以多食山楂、木耳、洋葱等行气活血的食物。夏天喝凉茶有清热降火的作用,在寒露时节喝凉茶不仅不能缓解口干舌燥的症状,反而能加重"秋燥",导致脾胃功能失调。

（二）适宜的茶饮——桃红饮

原料：桃仁 15 g，红花 10 g，生地 10 g。

方法：将上述三味茶材分别用清水洗净，然后放入茶杯中，加适量沸水冲泡。盖盖浸泡半小时后，代茶饮用。

功效：活血祛瘀，止咳平喘。

（三）适宜的药膳——桃仁粥

原料：桃仁、生地各 10 g，粳米 100 g，桂心粉 2 g，红糖 50 g。

方法：桃仁浸泡后去皮弃尖，与生地二药洗净后加入适量冷水，武火煮沸，改文火慢熬。30 min 后除去药渣，将粳米洗净，加入药汁中煮粥。粥熟后加入桂心粉、红糖。粥的稀稠可根据个人嗜好掌握。每次食一小碗，每天 3～4 次。

功效：益脾和胃，活血化瘀。

（四）运动疗法

"伤风伤风，多在秋冬"，因此气滞血瘀患者在寒露时节要注意保暖，防止寒邪的入侵。患者可以在日光充足的环境中进行太极拳、八段锦、五禽戏等锻炼，也可以在环境温暖的室内进行慢跑运动。合理的锻炼可以增强体质，强健体魄，更能调畅气机，活血化瘀。

（五）情志调养

寒露时节易受寒邪侵袭，出现感冒伤风的症状。甲状腺结节患者在此时应谨防感受寒邪导致哮喘、肺炎等疾病，这会导致气机更加郁滞，情绪更加抑郁。因此，甲状腺结节患者在外出时应注意保暖，在运动前要做好拉伸运动，以防止寒邪入侵致咳嗽，继而引发哮喘与肺炎。

（六）足浴药方

原料：陈皮 15 g，柴胡 10 g，香附 5 g。

方法及注意事项同前文所述。

（七）中医外治法

1.耳穴压豆

取穴：肝俞穴、胆俞穴、肺俞穴、脾俞穴。

方法及疗程同前文所述。

2.穴位按摩——光明穴

取穴方法：患者仰卧或侧卧，小腿外侧外踝尖上 5 寸，腓骨前缘处取穴。

操作方法：左手大拇指紧按右侧光明穴，用拇指腹部或指尖做按压转动的动作，同时做顺时针滑动。然后换右手大拇指紧按左侧光明穴，动作要领相同。用力需要轻柔、均匀、和缓，力度以感舒适为度。每次按摩 100～160 次，每日早晚各一遍。

3.针刺

取穴:光明穴、太冲穴、内关穴。

方法:各穴均用平补平泻法,以泻法为主,针刺每次留针 20 min。此法有理气活血的作用。

4.刮痧

取穴:太冲穴、光明穴、蠡沟穴。

操作方法:患者取仰卧位,刮太冲穴、光明穴、蠡沟穴,以皮肤潮红为度。刮痧采用平补平泻法,刮至皮肤微有热感或皮肤微微发红即可,不必刻意追求出痧。刮痧后嘱患者多饮白开水,当天勿洗浴,注意保暖。

十八、霜降,气肃而凝,露结为霜

(一)饮食注意

随着霜降节气的到来,气滞血瘀患者应当少食辛辣寒凉的食物。甲状腺结节患者可多食橘子、麦芽、萝卜等行气活血的食物,亦可将玫瑰花用茶水冲泡,代茶饮用。

(二)适宜的茶饮——丹参活血饮

原料:丹参 15 g,赤芍 10 g。

方法:将上述两味茶材分别用清水洗净,然后放入茶杯中,加适量沸水冲泡。盖盖浸泡半小时后,代茶饮用。

功效:活血、祛瘀、调经。

(三)适宜的药膳——西兰花猪肉煲

原料:西兰花 30 g,猪腱肉 400 g,胡萝卜 2 根,蜜柚 2 个,洋葱丁适量,白糖、盐适量。

方法:西兰花洗净,掰成小块。蜜柚、胡萝卜去皮,蜜柚切块,胡萝卜切段。猪腱肉洗净切块备用。锅中下油烧热,放入所有食材翻炒。上色后加清水,大火煮沸,沸后放入所有调味料,继续煮 30 min 即可食用。

功效:理气健脾,活血祛瘀。

(四)运动疗法

雁南飞后,霜降节气到来,甲状腺结节患者可以进行慢跑、游泳、骑自行车等运动,在运动结束后要注意保暖,以防寒邪的侵袭。甲状腺结节患者多为气滞血瘀体质,也可以常去户外散步、深呼吸,或进行扩胸运动以调畅气机。

(五)情志调养

《素问》中有"使志安宁,以缓秋刑,收敛神气,使秋气平,无外其志,使肺气清"的说法。气滞血瘀之人在霜降时节要早卧早起,以顺应四时的变化,滋养肺阴,防止秋燥伤肺。同时,早卧早起也可以使人做到"含神内敛",达到静养身心的境界,保持心境的安宁与平和。

（六）足浴药方

原料:干姜 15 g,当归 10 g。

方法及注意事项同前文所述。

（七）中医外治法

1.经络拍打——足厥阴肝经

拍打足厥阴肝经可以疏肝理气,并能缓解气郁所致的胸胁胀痛、小腹胀痛等不适。

具体方法:可平坐亦可站立,手握空拳,以掌根自腹股沟沿着大腿前内侧至腘横纹内侧端拍打,再向下沿小腿前内侧至足大趾末节外侧拍打,以上为一次。每天循经拍打左右腿各 100 次,力度要适中,可随时随地进行操作,不必拘泥。

2.针刺

取穴:光明穴、三阴交穴、内关穴。

方法:各穴均用平补平泻法,以泻法为主,针刺每次留针 20 min。此法有理气活血的作用。

3.刮痧

取穴:太冲穴、内关穴、三阴交穴。

操作方法:患者取仰卧位,刮太冲穴、内关穴、三阴交穴,以皮肤潮红为度。刮痧采用平补平泻法,刮至皮肤微有热感或皮肤微微发红即可,不必刻意追求出痧。刮痧后嘱患者多饮白开水,当天勿洗浴,注意保暖。

4.拔罐

取穴:肝俞穴、心俞穴、脾俞穴。

方法:操作时,患者取卧位,选取中口径玻璃罐,以"闪火法"吸拔诸穴 10 min。此法有理气活血的作用。

十九、立冬,冬之初始,万物敛藏

（一）饮食注意

黄酒含有丰富的氨基酸、多种糖类、有机酸、维生素等,饮用后发热量较高,很适合冬季饮用。

（二）适宜的茶饮——红枣山楂归芎茶

原料:当归、川芎各 6 g,大枣 3 枚,山楂 10 g,冰糖适量。

方法:将上述茶材分别用清水洗净,红枣去核,当归切丝。把诸药放入开水煎煮 15 min 左右,加入冰糖搅拌均匀,温度适宜时饮用。

功效:补气、活血、养血。

(三)适宜的药膳——粳米芝麻粥

材料:黑芝麻 25 g,粳米 50 g。

方法:黑芝麻炒熟研末备用。粳米洗净,与黑芝麻入锅同煮,大火煮沸后,改用小火煮成粥。

功效:补益肝肾,滋养五脏。

(四)运动疗法

进行运动前要做准备活动,运动量宜逐渐增加,避免在严寒、大雪中锻炼,也不要过于剧烈运动而大汗淋漓。中老年人冬季锻炼若安排不当,容易引起感冒。尤其是对患有慢性病的老年人,寒冷刺激可能会引起严重的并发症,故老年人对感冒切不可掉以轻心。

(五)情志调养

当心有不平之气,很想发火时,切勿闷在心里,以免气郁成疾。不妨采取简便易行的穴位按摩法:生气时,立刻按摩脚背上的太冲穴(足背第1~2关节后方凹陷中),感到酸麻胀痛即可,可反复进行按摩。

(六)足浴药方

原料:鱼腥草 10 g,蝉蜕 10 g,夏枯草 15 g,郁金 10 g。

方法及注意事项同前文所述。

(七)中医外治法

1.经络拍打——足少阳胆经

足少阳胆经简称"胆经",是联系胆与其他脏腑的重要通路,通过拍打胆经,可以起到疏肝理胆、清泄胆火、调节体质的作用。

操作方法:可平坐亦可站立,手握空拳,以掌根自耳前沿着头两侧至两胁拍打,再向下沿着大腿外侧至外踝拍打,以上为一次。每天循经拍打左右经脉各100 次,力度要适中,可随时随地进行操作,不必拘泥。

2.穴位按摩——阴陵泉穴

取穴方法:患者应采用正坐或仰卧的取穴姿势,该穴位于人体的小腿内侧,膝下胫骨内侧凹陷中,与阳陵泉穴相对。

操作方法:右手大拇指紧按右腿阴陵泉穴,用拇指腹部或指尖做按压转动的动作,同时做顺时针滑动。然后换左手按摩左腿阴陵泉,动作要领相同。用力需要轻柔、均匀、和缓,力度以感舒适为度。每次按摩100~160 次,每日早晚各一遍,两腿都需按摩。

3.艾灸

取穴：太溪穴。

灸法：把点燃的艾条靠近穴位，以能明显感觉到烫为宜，感觉到很烫的时候就移开一点。每次两边共灸 15 min 左右就可以了。

二十、小雪，寒气渐盛，雨凝为雪

（一）饮食注意

虽然寒冷的日子里人们喜欢吃热乎乎的食物，但是过于麻辣的食物最好不要吃，这会助长体内的"内火"。另外，寒冷干燥的室内，大多数人感到口鼻干燥，好像要"冒火"了，此时可以多喝点热汤，比如白菜豆腐汤、羊肉白萝卜汤等，既暖和又能滋补津液。这个季节的白菜、萝卜都是当季食物，富含维生素及多种微量元素，而且白萝卜能清火降气、消食，非常适合这个节气食用。

（二）适宜的茶饮——蔗姜饮

原料：甘蔗 500 g，生姜 20 g。

方法：甘蔗、生姜榨汁；取甘蔗汁适量，生姜汁 1 匙，和匀温炖即成。可加入适量蜂蜜、白砂糖或果醋，口味更佳。

功效：健脾温胃。

（三）适宜的药膳——栗子粳米粥

材料：栗子 50 g，粳米 100 g。

制法：将栗子去壳去皮，磨碎，与粳米共同入锅，加水煮粥。

功效：补益肾气，健脾养胃。

（四）运动疗法——甩腿操

小雪时节有大风、大雾天气时，不宜外出锻炼，可以做做腿部保健操，即甩腿操。具体方法为：一手扶墙或扶树，先向前甩小腿，使脚尖向前向上翘起，然后向后甩动，一次甩 80～120 次为宜。

（五）情志调养

在日常生活中，不要只顾辛勤劳作，要学会放松，找找逸闻趣事。若劳累过度，积劳成疾，就得不偿失了。平日闲暇之余多晒晒太阳，和朋友聊聊天，多听听音乐或者种些花草树木，让众多美妙的事物为自己增添一些生活趣味。

（六）足浴药方

原料：杜仲、菟丝子、菊花、当归、佛手各 10 g。

方法及注意事项同前文所述。

（七）中医外治法

1.耳穴压豆

取穴：肝俞穴、胆俞穴、甲状腺俞穴、内分泌俞穴。

方法及疗效同前文所述。

2.穴位按摩

取穴：捻按至前额旁的太阳穴。

操作方法：患者坐位，施治者用拇指与其余四指相对。从前额正中央开始，紧贴皮肤，分别向两侧捻至太阳穴（在眉梢与外眼角连线中点向后1寸），反复操作约5 min。

3.艾灸

取穴：血海穴、足三里穴。

灸法：用艾条做艾灸，每周艾灸足三里穴和血海穴1～2次，每次灸15～20 min。艾灸时应让温度稍高一点，使局部皮肤发红，艾条缓慢沿穴位上下移动，以不烧伤局部皮肤为度。

二十一、大雪，雪盛至极，千里冰封

（一）饮食注意

大雪时节，饮食要注意养胃气，晨起服热粥，特别是羊肉粥、糯米红枣百合粥、八宝粥、小米牛奶冰糖粥等最适宜；晚餐宜少食。饮食忌黏硬生冷。冬季干燥，平时要多饮水。

（二）适宜的茶饮——银耳茶

原料：银耳20 g，茶叶5 g，冰糖20 g。

方法：先将银耳洗净，加水与冰糖（勿用绵白糖）炖熟；再将茶叶泡5 min，取汁和入银耳汤，搅拌均匀即可饮用。

功效：滋阴润肺，养胃生津。

（三）适宜的药膳——枸杞炖羊肉

原料：羊肉500 g，老姜1块，枸杞子30 g，盐2小匙，醋、料酒各1/2碗，植物油2大匙。

方法：羊肉洗净切块，倒入沸水中加醋，焯水去血，捞出备用；老姜刷净后拍裂。炒锅加热，放油，爆香姜段，下羊肉块拌炒，再入适量水和料酒，加枸杞子煮沸，改小火慢炖约1 h。待肉熟烂，加盐调味即可。

功效：补肾温阳，益气健脾。

（四）运动疗法——腰部导引功

腰部导引功的做法为：

（1）开脚站立，两脚距离与肩同宽，两臂松垂，掌心贴近股骨外侧，手中指尖紧贴风市穴。头顶正直，舌顶上腭，体重平均在两脚，摒除杂念，使身心达到虚静和松空。

（2）两手心向下，侧平上举至肩平，手心转向前，两掌合向身前45°处，上身微前倾，目视两掌，脚趾抓地，两手相搓36下。两手向后绕胯至背后，两手心贴肾俞穴，两手在肾俞穴上下摩擦，一上一下为一次，摩擦36次或64次。

（3）站姿同上，两臂自然松垂，头向左后转，以腰转到极度为限，两臂自然松随。然后再向右转到极限，左转右转为一次，转动108次。早晚各做一次。

（五）情志调养

冬季天气阴沉，人很容易产生消极抑郁情绪。经常在空气新鲜、阳光充足的地方活动，对防治冬季抑郁症有很好的疗效。多食一些富含叶酸的食物，如猕猴桃、橘子、香蕉、菠菜等，对改善抑郁症也有帮助。

（六）足浴药方

原料：熟附子8 g，肉桂10 g，川断10 g，寄生10 g，川芎10 g，川椒10 g。

方法及注意事项同前文所述。

（七）中医外治法

1.经络拍打——足少阳胆经

足少阳胆经简称"胆经"，是联系胆与其他脏腑的重要通路，通过拍打胆经，可以起到疏肝理胆、清泄胆火、调节体质的作用。

操作方法：可平坐亦可站立，手握空拳，以掌根自耳前沿着头两侧至两胁拍打，再向下沿着大腿外侧至外踝拍打，以上为一次。每天循经拍打左右经脉各100次，力度要适中，可随时随地进行操作，不必拘泥。

2.穴位按摩——神门穴

取穴方法：手腕上，手掌小鱼际上角有一个突起的圆骨，其后缘向上能够摸到条大筋，其外侧缘与手腕上靠近手掌的那条横纹的尺侧端（小拇指侧）的交点处就是神门穴。

操作方法：先用左手拇指尖端按压右手神门穴，垂直用力，向下按压，按而揉之，并屈伸活动右腕关节，然后轻揉放松。再用右手按压左侧的神门穴，两手可以交替按摩，反复操作即可。每天1~2次，每次控制在15 min以内。

3.艾灸

取穴：关元穴。

灸法：点燃艾条灸关元穴，每次10~15 min，同时也可配合灸腹中线（任脉）。也可以采用隔姜灸的方法，即切一片稍微厚一点的姜片，将10~15 min能烧完的艾绒用手捏成圆锥状，姜片放到关元穴上，再将圆锥状的艾绒放到姜片上,将艾绒引燃,等艾绒完全熄灭后即可。

二十二、冬至,寒冬已至,日行南至

（一）饮食注意

冬季人体的消化吸收功能相对较强,因此适当进补不仅能提高机体的免疫力,还能使营养物质转化的能量最大限度地贮存于体内,有助于体内阳气的升发,为来年开春乃至全年的健康打下良好的物质基础。

（二）适宜的茶饮

原料:白萝卜 100 g,茶叶 5 g,食盐少量。

方法:先将白萝卜洗净,切片,煮烂,加少量食盐调味,再将茶叶冲泡 5 min 后倒入萝卜汁内服用,每天 2 次,不拘时限。

功效:理气化湿,健脾养阴。

（三）适宜的药膳——麻油拌菠菜

材料:菠菜 500 g,食盐、麻油适量。

制法:菠菜洗净,焯水煮熟,捞出入盘,加入适盘食盐,淋上麻油,拌匀即可。

功效:化湿理气,止渴润燥。

（四）运动疗法——盘腿握脚功

具体方法:端坐于床上,两膝弯曲外展,两脚足心相对,两手握住两脚,向臀部靠拢,两手搬两膝向上,两脚掌不得离开,然后放松使两膝自然下落,回复原位,如此向上搬动两膝 24 次。两手抓住两脚,上身朝顺时针方向旋转 24 圈,再朝逆时针方向旋转 24 圈。

（五）情志调养

适当长吁短叹有益于健康,当人们在悲伤焦虑的时候,长吁短叹后会有胸宽郁解的豁亮感;在惊恐惆怅的时候,长吁短叹后会有心神安定的坦然感;在受疾病困扰的时候,长吁短叹会减轻痛苦。

（六）足浴药方

原料:磁石 30 g,菊花 15 g,黄芩 15 g,夜交藤 15 g,合欢花 15 g。

方法及注意事项同前文所述。

（七）中医外治法

1.耳穴压豆

取穴:心俞穴、神门穴、交感穴、内分泌俞穴、甲状腺俞穴。

方法及疗程同前文所述。

2.穴位按摩——后溪穴

取穴方法:微握拳,第 5 掌骨小头后方关节后尺侧(即外侧)的远侧掌横纹头

赤白肉际处为此穴。

操作方法：平时伏案工作时，可以每过 1 h 把双手后溪穴放在桌沿上来回滚动 3～5 min，对腰膝疼痛及肾气不足都有良好的助益效果。

3.艾灸

取穴：肾俞穴。

灸法：患者在家人的帮助下，用点燃的艾条温灸 10～15 min，以穴区局部温暖红热为度，切勿烫伤皮肤。

二十三、小寒，天寒地冻，滴水成冰

（一）饮食注意

饮食不当是导致人体阳气损伤的第一因素。冬天人的脾胃功能相对虚弱，若再食生冷寒凉食物，易损伤脾胃阳气。因此冬季应少吃柿子、生萝卜、生黄瓜、西瓜、鸭肉等性凉的食物。

（二）适宜的茶饮——奶茶

原料：红茶 3 g，牛奶 100 g，食盐、冰糖适量。

方法：将红茶放入锅中，加水煎煮 5 min。茶叶过滤掉，另以一只锅煮牛奶。将牛奶煮沸后加入茶汁，然后加入食盐、冰糖搅拌。

功效：补气、化湿、健胃。

（三）适宜的药膳——山药番茄炖羊肉

原料：番茄、山药各 200 g，羊肉 500 g，香菜 50 g，葱 20 g，植物油 20 mL，料酒 10 mL，味精、胡椒粉、盐、花椒适量。

方法：番茄去皮切滚刀块，山药去皮切滚刀块，油锅烧热，投入花椒，炸出香味，羊肉切条块，焯水去血，捞出花椒不要。锅内加葱段煸炒，加入羊肉块翻炒，烹入料酒，加高汤、盐烧沸，用小火煨炖至八成熟，加山药块炖熟，再加入番茄块炖软，加入味精、胡椒粉，撒香菜，淋花椒油即可。

功效：温肾填精，补气活血。

（四）运动疗法

冬季锻炼时，适当的热身不可少：冬季室外气温过低，体表血管遇冷收缩，流速减慢，肌肉僵硬，韧带的弹性和关节的柔韧性降低，马上进行大运动量活动极易造成运动损伤。因此活动前应做好适当的热身，以活动全身肌肉和韧带，使全身微微发热后再进行运动。

（五）情志调养

生活中要面对的事物总是纷繁复杂的，带来喜、怒、忧、思、悲、恐、惊等不同的心理感受，很多人性格悲观、心思重，遇到不如意的事或难以决断的事习惯于反反复复去想,甚至吃不下饭睡不好觉,严重影响了生活质量和身体健康。这个时候应当学会"遗忘",这对保持心境平和、减轻大脑负担很有好处。情绪的宽松对于症状的改善有很明显的效果。

(六)足浴药方

原料:苦杏仁 20 g,绿茶 10 g,佛手 10 g,香附 10 g。

方法及注意事项同前文所述。

(七)中医外治法

1.耳穴压豆

取穴:心俞穴、肝俞穴、脾俞穴、肾俞穴。

方法及疗程同前文所述。

2.穴位按摩——涌泉穴

取穴方法:涌泉穴在足底,屈足卷趾时足心凹陷处即是。

操作方法:左手握左脚,将右手手心对准左脚脚心,进行快速的摩擦,使手心及脚心产生温热的感觉,待续摩擦 5～6 min,然后交换摩擦另一只脚,如此这样交替摩擦 10 次左右。

3.艾灸

取穴:身柱穴。

灸法:点燃艾条的一端,以点火端置于穴位上,距离皮肤 2～3 cm,进行温和灸,每穴每次灸 10～15 min。

二十四、大寒,寒气逆极,岁终春来

(一)饮食注意

冬季人们活动较少,饮食又很多,易出现食积不消化的情况。乌龙茶和普洱茶有消食化积的作用,可以适量饮用;积食者可根据自身情况,选择中药大山楂丸和保和丸;腹部感觉过于饱胀时可以缓慢步行,并用手掌按顺时针方向轻轻按摩腹部。

(二)适宜的茶饮——玄参茶

原料:玄参 10 g,麦冬 6 g,绿茶 3 g。

做法:用开水冲泡后焖 15 min,即可饮用。可加冰糖,味道更佳。

功效:滋阴降火,化湿除烦。

(三)适宜的药膳——远志枣仁粥

原料:远志 10 g,酸枣仁 10 g,粳米 50 g。

方法:将远志、枣仁、粳米洗净。粳米放入砂锅中,加适量清水,大火煮沸,然后放入远志、枣仁,小火煮至米烂粥稠即成。

功效:补益肝肾,养血安神。

(四)运动疗法

冬季活动、锻炼对人体有特殊意义。大寒时节的运动可分室内及室外两种,可进行慢跑、打太极拳、做八段锦、打篮球等体育锻炼,但均应注意适宜、适度,同时进行室外活动不可起得太早,等日出后为好。

(五)情志调养

甲状腺结节患者要严格控制情绪。情绪激动是甲状腺结节病情加重的主要诱发因素。避免不良情绪的刺激,保持心平气和,是预防甲状腺结节的重要措施。甲状腺结节患者要注意情志调节,不可过于暴躁。

(六)足浴药方

原料:党参 15 g,黄芪 20 g,白术 15 g,香附 15 g。

方法及注意事项同前文所述。

(七)中医外治法

1.经络拍打——足少阴肾经

操作方法:首先要按顺序拍打,顺着经络的走向进行补拍,或者是倒着经络的方向泄拍,在腹部以上的部位手法要轻一些。拍打足少阴肾经的时间在酉时最好,也就是 17 点至 19 点,这个时间段肾脏进入储藏精华的阶段,在这个时间不应该做剧烈活动,也不要大量喝水。拍打可以用手掌或者按摩锤来进行。

2.穴位按摩——复溜穴

取穴方法:太溪穴直上 2 寸。

操作方法:用食指及中指着力于穴位,做轻柔缓和的环旋活动,按揉 2～3 min,每天操作 1～2 次。

3.艾灸

取穴:足三里穴。

灸法:施灸时,将艾条的一端点燃,对准足三里穴,距离皮肤 2～3 cm,以局部有温热感而无灼痛为宜,灸 10～15 min,至皮肤出现红晕为止。一天之中最佳的艾灸时间是上午,因上午阳气升发;晚上 10 点之后最好不要施灸。

第九章　甲状腺癌术后

第一节　甲状腺癌概述

甲状腺癌是最为常见的一种内分泌恶性肿瘤,近年来,在包括我国在内的全球多个国家和地区,甲状腺癌的发病率呈现持续快速上涨的态势,2020 年全球新发甲状腺癌病例数约为 58 万例,发病率在所有癌症中居第 11 位;预计到 2030 年前后,甲状腺癌将成为发病率位列第四的常见癌症。甲状腺癌约占全身恶性肿瘤的 1%,包括乳头状癌、滤泡状癌、未分化癌和髓样癌四种病理类型。

甲状腺癌患者早期多无明显症状和体征,通常在体检时通过甲状腺触诊和颈部超声检查而发现甲状腺小肿块,典型的临床表现为甲状腺内发现肿块,质地硬而固定、表面不平是各型癌的共同表现。腺体在吞咽时上下移动性小。未分化癌可在短期内出现上述症状,除肿块增长明显外,还伴有侵犯周围组织的特性。

甲状腺癌患者晚期可产生声音嘶哑,呼吸、吞咽困难,交感神经受压引起霍纳(Horner)综合征,侵犯颈丛出现耳、枕、肩等处疼痛和局部淋巴结及远处器官转移等表现。颈淋巴结转移在未分化癌中发生较早。髓样癌由于肿瘤本身可产生降钙素和 5-羟色胺,从而引起腹泻、心悸、面色潮红等症状。病理检查方法主要包括手术前或复发性肿瘤/淋巴结超声引导下 FNA(ultrasonic guided-FNA,U g-FNA)、粗针穿刺、术中快速冰冻切片诊断和术后常规病理,以及分子病理检查。

病理检查是诊断甲状腺癌的"金标准",在甲状腺癌的术前评估、复发风险分层、指导临床诊疗过程中发挥着重要的作用。术后病理检查包括大体检查、HE 切片形态学观察、电镜观察、免疫组织化学检查和分子病理检测等方面,以便明确病变性质、肿瘤组织学类型及亚型、肿瘤大小、侵及范围、腺内播散、手术切缘、脉管侵犯、神经侵犯、淋巴结转移数和总数、TNM 分期。超声、CT、MRI、^{131}I 扫描、^{18}F-FD g-PET 等影像学技术对甲状腺癌的诊断/治疗方式的选择、疗效评价、随访监测等具有重要作用,在不同疾病阶段宜合理选择:对于初治患者,超声是最常用的影像诊断手段,CT、MRI 等是重要的辅助手段;对于持续/复发/转移患者,多种影像学手段相互结合可以更全面、准确地评估病情。

甲状腺癌的治疗原则为以手术为主的综合治疗,治疗方法主要取决于患者的年龄、肿瘤的病理类型、病变的程度以及全身状况等。治疗以手术为首选,术后辅以内分泌治疗,必要时选用放疗、化疗在内的综合治疗。明确分化型甲状腺癌的手术适应证,规范甲状腺癌的手术方法以及制定合理化、个性化的治疗策略,是手术治疗成功的关键。甲状腺癌的预后主要与病理类型、年龄、肿瘤大小等有关。

第二节 中医二十四节气在甲状腺癌术后慢病管理中的应用

中医疗法可以积极参与到甲状腺癌术后的全过程,对于疾病恢复有着良好作用。术后人的体质偏虚,通过配合相应的饮食运动、辅助疗法,能够助人更快地恢复正气,并免受邪气损伤身体,长期坚持对患者改善体质有明显效果,有利于术后患者生活质量的改善,减少复发风险。

一、立春,四时之始,万象更新

（一）饮食注意

立春是阳气生发的时节,宜吃性味发散的食物。甲状腺癌术后患者需要补充充足的热量、蛋白质、多种维生素及适量的微量元素,增强身体免疫力,这样有利于身体康复。在蛋白质方面,要尽量选择优质蛋白,比如豆制品、瘦猪肉、牛奶、鸡蛋等。

（二）适宜的茶饮——青栀茶

原料:青皮 5 g,栀子 5 g。

方法:将上述两味茶材分别用清水洗净,然后放入茶杯中,加适量沸水冲泡。盖盖浸泡半小时后,代茶饮用。

功效:清火利咽,化痰散结。

（三）适宜的药膳——清蒸甲鱼

原料:甲鱼 1 只,酒、酱油、姜片适量。

方法:甲鱼去内脏,加酒、酱油、姜片等佐料,上笼蒸熟,食肉喝汤。

功效:滋阴益气。

（四）运动疗法

患者可以练习打太极拳，能够促进人体气血阴阳保持平衡，保持旺盛的生命活力。打太极拳要求意、气、形的统一和协调，呼吸深长均匀十分重要，呼吸深长则动作轻柔。一般说来，吸气时动作为合，呼气时动作为开。要呼吸均匀，气沉丹田。

（五）情志调养

人的心理情绪影响着疾病的转归，如果长期处于一种焦虑、恐惧、抑郁的精神状态，则会影响自身免疫力，阻碍疾病向痊愈发展。甲状腺癌术后一般生存率很高，患者除了恰当的药物治疗外，应当结合心理治疗，调畅情志，鼓励患者以积极乐观的心态看待疾病。立春阳气生发，是调整情绪的好时节。

（六）足浴药方

原料：三棱 20 g，大黄 20 g，丹参 15 g。

方法：将所有药材放入锅中，加水煎煮 30 min，去渣取汁，将汁液倒入浴盆中，再加入适量开水，先熏蒸后浴足，熏泡，后待水温合适后（40 ℃左右）进行脚部按摩。每晚睡前泡脚半小时左右。

注意事项：时间不能太长，以身上微微汗出为宜；饭后半小时内不宜泡脚，以免影响胃的消化吸收；泡脚用具最好能让双脚舒服地平放，水位以浸泡到小腿为宜；皮肤有外伤者忌用此方法；患有严重疾病者请在医生的指导下应用。

（七）中医外治法

1.耳穴压豆

取穴：肝俞穴、肾上腺俞穴、脾俞穴、内分泌俞穴。

方法：耳郭常规消毒后，将胶布剪成 0.8 cm×0.8 cm 大小，放 1 粒王不留行籽粘上，随即贴压在所选耳穴上，由轻到重按压数十下。患者每日自己按压耳贴3～5 次，每次每穴按压 1～2 min。

疗程：每隔 1～2 d 换贴压另一侧耳穴，10 次为一疗程，休息 10～15 d 再做下一疗程治疗。

2.经络拍打——足厥阴肝经

足厥阴肝经是联系肝脏与其他脏腑的重要通路，通过拍打此经，可以起到疏肝理气、补益肝脏、调节体质的作用。

具体方法：可平坐亦可站立，手握空拳，以掌根自头顶沿着头两侧至两胁，再向下沿着大腿内侧至内踝拍打，以上为一次。每天循经拍打左右经脉各 100 次，力度要适中，可随时随地进行操作，不必拘泥。

3.穴位按摩——足三里穴

取穴方法：足三里穴在小腿外侧，犊鼻下 3 寸，犊鼻与解溪连线上。

操作方法:用拇指在穴位处做轻柔缓和的环旋活动,每天早晚各一次,每次2~4 min。

二、雨水,乍暖还寒,雨水始降

(一)饮食注意

雨水时节天气较为寒冷,患者术后免疫力低,故宜多吃具有增强免疫力作用的食物,如甜杏仁、柿饼、芦笋、薏米、甲鱼、乌龟、核桃、香菇、蘑菇等。刚刚做完手术的甲状腺癌患者要选择流质餐,随着时间的推移,慢慢增加软食或者硬食。可以采取少量多餐的原则,注意粗细粮食的搭配。

(二)适宜的茶饮——地丹茶

原料:丹皮5 g,生地5 g。

方法:将上述两味茶材分别用清水洗净,然后放入茶杯中,加适量沸水冲泡。盖盖浸泡半小时后,代茶饮用。

功效:滋阴益气,活血化瘀。

(三)适宜的药膳——茯苓清蒸鳜鱼

原料:鳜鱼1条,茯苓5 g,酱油、葱花适量。

方法:把茯苓、鳜鱼和水以及适量调味料一起放在锅中,蒸熟烂即可,吃鱼喝汤。

功效:健脾利湿,益气补血。

(四)运动疗法

雨水时节天气虽然并未完全转暖,但也要经常出去散散步,进行适当的体育锻炼,居家或者办公时不要一直盯着电脑、手机等电子产品看,每隔一段时间要进行休息,减少长期接触电子产品给身体带来的辐射。

(五)情志调养

雨水时节,万物生发向上,应保持良好的心理状态,培养自己的兴趣爱好,及时排解不良情绪。要学会顺情、怡悦、开怀。

(六)足浴药方

原料:川芎20 g,当归20 g,柴胡15 g。

方法及注意事项同前文所述。

(七)中医外治法

1.耳穴压豆

取穴:肝俞穴、心俞穴、胃俞穴、神门穴、内分泌俞穴。

方法及疗程同前文所述。

2.经络拍打——足太阳膀胱经

拍打足太阳膀胱经有助于通达全身经络,促进身体微循环,放松身体,促进排毒。

具体方法:拍打时,从头顶沿后背中线两侧两指至四指进行拍打,下沿至大腿、小腿后侧正中,每次拍打5遍,每天2次。力度要适中,可随时随地进行操作,不必拘泥。

3.针刺

取穴:人迎穴、廉泉穴、天突穴、风池穴。

方法:各穴均用平补平泻法,针刺每次留针20 min。此法有疏肝解郁、消瘿散结、调理气血的功效。

三、惊蛰,春雷乍动,蛰虫复苏

(一)饮食注意

惊蛰时节,天气已经较为暖和,甲状腺癌术后患者除了补充充足的优质蛋白质之外,也应该适当地补充糖类,多吃新鲜的水果蔬菜,忌辛辣刺激的食物,忌烟酒。

(二)适宜的茶饮——芪草茶

原料:夏枯草3 g,黄芪6 g。

方法:将上述两味茶材分别用清水洗净,然后放入茶杯中,加适量沸水冲泡。盖盖浸泡半小时后,代茶饮用。

功效:健脾益气,化痰散结。

(三)适宜的药膳——养生小米粥

原料:白芍50 g,白术50 g,陈皮30 g,小米50 g。

方法:将以上食材洗净,加水熬粥。

功效:健脾益气,疏肝解郁。

(四)运动疗法

惊蛰时节可以练习"易筋经"来强身健体,促进全身经络气血畅通,其要领有精神清静,意守丹田;舌抵上腭,呼吸匀缓,用腹式呼吸;松静结合,刚柔相济,身体自然放松,动随意行,意随气行,不要紧张僵硬;用力时应使肌肉逐渐收缩,达到紧张状态,然后缓缓放松。

(五)情志调养

许多甲状腺癌术后患者经常因疾病而感到压力,压力能够引起免疫功能下降、内分泌失调,压力也可导致精神紧张,引起气滞血瘀、毒火内陷等。保持精神愉快,防止情志内伤,能够有效促进身体的康复。

（六）足浴药方

原料：山豆根 20 g，猫爪草 20 g，牡蛎 15 g。

方法及注意事项同前文所述。

（七）中医外治法

1.耳穴压豆

取穴：肝俞穴、脾俞穴、胃俞穴、肾俞穴。

方法及疗程同前文所述。

2.穴位按摩——太冲穴

取穴方法：太冲穴在足背部，第 1～2 趾间，趾骨底结合部前方凹陷中，足背动脉搏动处。

操作方法：右手大拇指紧按右脚太冲穴，用拇指腹部做按压转动的动作，同时做顺时针滑动。然后换左手按摩左脚太冲穴，动作要领相同。用力需要轻柔、均匀、和缓，力度以感到舒适为度。每次按摩 50～100 次，每日早晚各一遍，左右两穴都需按摩。

3.针刺

取穴：风池穴、天突穴、血海穴、合谷穴。

方法：各穴均用提插捻转平补平泻法，针刺每次留针 30 min，每日一次。

四、春分，仲春之月，昼夜均分

（一）饮食注意

春分时节，肝的阳气生发，甲状腺癌患者除了食用一些补阳的食物，平时还需多吃一些其他的食物，比如海带、杏、萝卜、无花果、香菇、核桃、山药、茯苓、甲鱼、蘑菇、金针菇、山药、黑豆、石榴等。

（二）适宜的茶饮——参麦茶

原料：党参 3 g，麦冬 3 g。

方法：将上述两味茶材分别用清水洗净，然后放入茶杯中，加适量沸水冲泡。盖盖浸泡半小时后，代茶饮用。

功效：滋阴益气。

（三）适宜的药膳——当归萝卜粥

原料：当归 50 g，水萝卜 300 g，粳米 500 g。

方法：以上食材洗净，加水熬粥。

功效：养血活血，益气健脾。

（四）运动疗法

甲状腺癌术后患者可以练习气功，促进经络畅行，练功时要求呼吸深长、缓慢、均匀,此又称气息或练气。在自然呼吸的前提下,鼻吸、鼻呼或鼻吸、口呼,逐渐把呼吸练得柔和、细缓、均匀、深长。可以跟着网上视频教学学习气功,循序渐进地进行练习,不可急于求成。

(五)情志调养

人的精神状态与脏腑气血密切相关,应当树立良好的心态来应对压力,劳逸结合,保持精神饱满、心胸开朗的状态。当感到忧虑、恐惧时,可以积极寻求心理医师的帮助,及时消除忧虑、恐惧的情绪。

(六)足浴药方

原料:天葵子 20 g,夏枯草 20 g,海浮石 15 g。

方法及注意事项同前文所述。

(七)中医外治法

1.耳穴压豆

取穴:脾俞穴、胃俞穴、神门穴、三焦俞穴。

方法及疗程同前文所述。

2.穴位按摩——太溪穴

取穴方法:患者正坐,平放足底,该穴位于足内侧,内踝后方与脚跟骨筋腱之间的凹陷处,也就是说在脚的内踝与跟腱之间的凹陷处,双侧对称,也就是两个。

操作方法:右手大拇指紧按右踝太溪穴,用拇指腹部或指尖做按压转动的动作,同时做顺时针滑动。然后换左手按摩左踝太溪穴,动作要领相同。用力需要轻柔、均匀、和缓,力度以感舒适为度。每次按摩 50～100 次,每日早晚各一遍,左右两穴都需按摩。

3.针刺

取穴:肝俞穴、心俞穴、太冲穴、合谷穴。

方法:各穴均用平补平泻法,以泻法为主,针下得气后,捻转角度加大,操作时间加长,拇指向后,食指向前,每次针刺留针 20 min。此法有清肝泻火的作用。

五、清明,气清景明,草木始发

(一)饮食注意

清明时节花草逐渐盛开,可以适当吃一些具有时节特色的食物,比如青团、枣糕、馓子等,虽然在饮食方面强调营养充足,但是千万不要盲目地大食大补,要遵循适量适当的原则,必须要戒烟、戒酒、戒油腻。

(二)适宜的茶饮——沙玄茶

原料:北沙参 3 g,玄参 3 g。

方法：将上述两味茶材分别用清水洗净，然后放入茶杯中，加适量沸水冲泡。盖盖浸泡半小时后，代茶饮用。

功效：滋阴益气。

（三）适宜的药膳——薏米排骨粥

原料：红枣 20 g，薏苡仁 30 g，百合 20 g，排骨 200 g，食油、葱、蒜、食盐适量。

制法：将上述配料放入锅中炖 2 h，食肉喝汤。

功效：健脾益气，软坚散结。

（四）运动疗法

清明时节，刚刚做完手术的患者不可做剧烈运动，可适当做一些简单运动，比如卧床气功练习。随着病情逐渐恢复，可以适当进行散步、打太极拳、练气功等运动锻炼，适当增强运动强度，提升肌肉力量，增强自身免疫力。

（五）情志调养

甲状腺癌术后患者精神往往都处于紧张焦虑的状态，情志不舒会导致气机郁结，对此需要解除心理负担，气机舒畅有利于疾病的康复，可以通过咨询医生或者查阅正确的资料来了解疾病的治疗及预后。甲状腺癌预后一般良好，生存率也比较高。了解这些情况后，患者的焦虑情绪会大大减少。

（六）足浴药方

原料：香附 20 g，白芍 20 g，白芥子 15 g。

方法及注意事项同前文所述。

（七）中医外治法

1.耳穴压豆

取穴：肝俞穴、三焦俞穴、肾上腺俞穴、内分泌俞穴。

方法及疗程同前文所述。

2.经络拍打——足阳明胃经

拍打足阳明胃经能够促进全身气血畅行，有助于增强消化功能，促进排毒。

拍打方法：足阳明胃经起于（迎香穴），从喉咙向下后行至大椎，折向前行，下行穿过胃下行至腹股沟外（髀关穴），然后下行大腿前侧（阴市穴），经脉膝下（足三里穴）下行入足大趾内侧端（隐白穴），交于足太阴脾经。手握空拳，沿着经络的走向（补拍）或者逆着经络的走向（泻拍）拍打，腹部以上轻拍。力度要适中，可随时随地进行操作，不必拘泥。

3.艾灸

取穴：曲池穴。

灸法：曲池穴在肘横纹外侧端，屈肘时尺泽与肱骨外上髁连线的中点处。点燃艾条，将艾条悬于距曲池穴 2～3 cm 处，以局部有温热感而不至烫伤皮肤为宜，灸15~20 min,灸至局部皮肤微微发红即可。艾灸此穴位有祛湿、调理脏腑的作用。

六、谷雨,雨生百谷,滋养万物

(一)饮食注意

谷雨时节湿气较重,可以多食用一些具有健脾利水作用的食物,如核桃、黑大豆、山药、荔枝、桑葚、青鱼、淡菜、猪/羊肾、雀肉、鹌鹑蛋、石榴、梅子、薏米、扁豆、山药等,同时可以多吃具有丰富维生素的食物,如茯苓、山药、香菇、无花果、慈姑、萝卜、菱、杏等。

(二)适宜的茶饮——术贞茶

原料:白术 3 g,女贞子 3 g。

方法:将上述两味茶材分别用清水洗净,然后放入茶杯中,加适量沸水冲泡。盖盖浸泡半小时后,代茶饮用。

功效:健脾祛湿,滋补肝肾。

(三)适宜的药膳——夏枯草鸽子粥

原料:夏枯草 30 g,芦根 20 g,鸽子 1 只,食盐、油、葱、姜、蒜适量。

方法:将药材洗净包好,与鸽子一起炖 1~5 h,食肉喝汤,每日一剂。

功效:解毒散结。

(四)运动疗法

甲状腺癌术后患者颈部往往比较僵硬,术后一周后可以进行肩部及颈部的功能锻炼,包括前举、耸肩、后伸、内收、侧举、内旋及外转,上臂爬墙等肩部锻炼动作。拆线后,颈部可做前屈、后仰、左右旋转及左右侧弯等动作,即"米"字形的颈部锻炼。

(五)情志调养

谷雨时节,可以参考中医理论中的"精神内守",通过静志安神法调节情绪,此法为静坐或静卧,内忘思虑,外息静缘,使精神清净宁谧,真气自然从之,病气逐渐衰去。

(六)足浴药方

原料:三棱 20 g,莪术 20 g,黄药子 15 g。

方法及注意事项同前文所述。

(七)中医外治法

1.耳穴压豆

取穴:脾俞穴、胃俞穴、肾俞穴、三焦俞穴。

方法及疗程同前文所述。

2.穴位按摩——神阙穴

取穴方法:神阙穴在肚脐处。

操作方法:每晚睡觉前,将自己的双手焐热后,全身放松,左下右上叠放于肚脐,力度适中,顺时针揉转,每次100下,再逆时针揉转,每次100下。神阙穴是人体任脉上的阳穴,此穴为任脉上部经脉气血的重要来源,在中焦部位起到沟通上下之功效。

3.针刺

取穴:神门穴、行间穴、太冲穴、内关穴。

方法:各穴均用平补平泻法,以泄法为主,针下得气后,捻转角度加大,操作时间加长,拇指向后,食指向前,针刺每次留针30 min,每日一次。此法有泻火的作用。

七、立夏,夏之初始,万物旺盛

(一)饮食注意

立春饮食应该清淡易消化,少吃辛辣及肥甘厚味之物,不要暴饮暴食。要多吃新鲜的蔬菜水果,如西瓜、桃子、黄瓜等,也可以吃些苦瓜、蒲公英、苦菜、苦丁茶等,或可吃些凉性食物,如丝瓜、冬瓜、黄瓜、西瓜、甜瓜、番茄、生菜、芹菜等。要养成吃蔬菜、水果的习惯,一天吃2~4种水果,3~5种蔬菜,以保护甲状腺。

(二)适宜的茶饮——橘子茶

原料:橘子30 g,茶叶1包。

方法:将橘子肉和茶叶放入杯中,用开水冲泡,即可饮用。

功效:将处理干净的新鲜橘子皮和白糖一同冲喝,还具有理气消胀、清热止咳、生津润喉的作用。

(三)适宜的药膳——荷叶凤脯

原料:鲜荷叶2张,剔骨鸡肉300 g,火腿50 g,水发蘑菇30 g,玉米粉15 g,食盐、鸡油、白糖、绍酒、葱、姜、味精、胡椒粉、香油各适量。

方法:鸡肉、蘑菇均切成薄片,火腿切片,葱切短节,姜切薄片,荷叶洗净,用开水稍烫一下,去掉蒂梗,切成10块三角形的片备用。蘑菇用开水焯透捞出,用凉水冲凉,把鸡肉、蘑菇一起放入盘内加盐、味精、白糖、胡椒粉、绍酒、香油、鸡油、玉米粉、葱节、姜片搅拌均匀,然后分放在10片三角形的荷叶上,再各加一片火腿,包成长方形包,码放在盘内,上笼蒸约2 h,若放在高压锅内只需蒸15 min即可。出笼后,可将原盘翻于另一干净盘内,拆包即可食用。

功效:清肺养心,升运脾气。

（四）运动疗法

钓鱼可以说是一种超然脱俗的活动，动中有静、静中有动，对于净化人的心境、锻炼人的意志有着很好的作用。钓鱼可以很好地锻炼人的耐力，其过程需要消耗不少的体力，又可以调整心态，也是一个培养毅力的过程。

（五）情志调养

甲状腺癌术后患者宜静不宜躁。此节气天气燥热，容易导致心烦气躁、食欲缺乏，情绪易波动。怒则伤肝，肝属木，木生火，火属心，肝阳过盛会更加影响心脏，所以一定要保持情绪稳定，规律地生活。

（六）足浴药方

原料：川芎 15 g，三棱 15 g，海藻 30 g。

方法及注意事项同前文所述。

（七）中医外治法

1.耳穴压豆

取穴：肾俞穴、心俞穴、脾俞穴、小肠俞穴、交感穴。

方法及疗程同前文所述。

2.穴位按摩——足三里穴

取穴方法：足三里穴位于小腿外侧，犊鼻下 3 寸，犊鼻与解溪穴连线上。

操作方法：平时多点按足三里穴，有强壮脾胃、补益后天之功，能促进胃酸的分泌，有助于营养摄入和吸收。

3.艾灸

取穴：肩井穴。

方法：常用温和灸，每次 5～10 min，或艾炷灸 3～5 壮，隔日一次，每月不超过 10 次；孕妇忌用。

八、小满，雨水丰沛，谷趋盈满

（一）饮食注意

小满时节适合吃苦味的食品。中医认为苦味食品有清火的作用，淡淡的苦味还有健脾胃的作用。苦苦菜遍布全国，医学上叫它"败酱草"，李时珍则称它为"天香草"。这种植物苦中带涩，涩中带甜，清凉嫩香，新鲜爽口，营养丰富，富含多种维生素、胆碱、糖类、矿物质、核黄素和甘露醇等，具有清热解毒、凉血的功能。《本草纲目》中记载："（苦苦菜）久服，安心益气，轻身、耐老。"中医上多用苦苦菜来治疗热症，古人还用它醒酒。苦苦菜凉拌、做汤、热炒、煮面、做馅都各具风味，非常适合小满时节食用。

（二）适宜的茶饮——消脂饮

原料：山楂 15 g，陈皮 15 g，决明子 20 g，甘草 9 g。

方法：将山楂、陈皮、决明子、甘草洗净沥干；将所有药材置于杯内，加注开水冲泡；加盖焖泡 3 min，加入适量冰糖即可饮用。

功效：降脂消食，健脾开胃。

（三）适宜的药膳——三丁拌花生仁

原料：西芹 5 根，花生米 150 g，黄瓜 1 根，胡萝卜适量，盐、味精、香油各适量。

方法：花生米洗净；黄瓜、西芹、胡萝卜均洗净切丁。水烧开，放花生米、西芹、胡萝卜丁氽烫，捞出冲凉，再加入黄瓜丁、盐、味精、香油，拌匀即可。

功效：清热解渴，降血压，润肺止咳，健胃利血，健脑镇静，清肠利便。

（四）运动疗法

绘画不仅是一种陶冶性情的方法，也是一种独特的运动方式，无论是坐着还是站着，都要用到全身的力量，聚精会神。绘画时，手指、手腕、肘、肩协调一致同时运动。粗犷之处，大刀阔斧，一挥而就；细腻之处，发丝蝉翅，一丝不苟。当一幅好的作品完成时，绘画者会产生一种成功的喜悦，有益于身心健康。

（五）情志调养

小满时节要稳住心情，注意保持心情舒畅，以防情绪大起大落后引发高血压等心脑血管疾病。此时可多参与一些户外休闲活动，如下棋、钓鱼、书法等，可以怡养性情。同时，在小满节气前后，需要适当地进行一些运动，散步、慢跑等比较轻松的锻炼都是非常不错的选择，既锻炼了身体，又可以帮助患者调理心情。

（六）足浴药方

原料：桃仁 15 g，红花 15 g，昆布 30 g。

方法及注意事项同前文所述。

（七）中医外治法

1.耳穴压豆

取穴：肾俞穴、脑干俞穴、脾俞穴、内分泌俞穴、交感穴。

方法及疗程同前文所述。

2.穴位按摩——甜美穴

取穴方法：甜美穴位于列缺穴与阳溪穴之间，距桡骨茎突边缘约一拇指之柔软处，有明显压痛之凹陷点。

操作方法：每天上午、中午、晚上各按摩甜美穴 1 次，每次 10 min 以上，至局部有酸痛感为佳。在有吸烟欲望时，也应加强按压甜美穴。

3.艾灸

取穴:中府穴。

方法:常用温和灸,每次 5～10 min,或艾炷灸 3～5 壮,隔日一次,每月不超过 10 次;孕妇忌用。

九、芒种,有芒之谷,种植之时

(一)饮食注意

饮食清淡在中医治疗中有着重要的作用,如蔬菜、豆类可为人体提供所必需的糖类、脂肪、蛋白质和矿物质等营养元素及大量的维生素。维生素是人体新陈代谢所不可或缺的,而且可以预防疾病。蔬菜水果中的维生素 C 是人体内氧化还原反应的重要参与物质,它可以促进细胞对氧的利用,在细胞中一些激素的形成中起着至关重要的作用。除此之外,维生素 C 还能预防病变,促进抗体生成,提高机体的免疫力。

(二)适宜的茶饮——薏仁赤豆茶

原料:薏仁、赤小豆各 30 g,红枣 5 枚,白糖 1 匙。

方法:将薏仁、赤小豆洗净入锅,加适量水,小火慢煮 1 h 后加红枣、白糖,煮 10 min 后即可饮用。

功效:清热健脾,利湿养肝。

(三)适宜的药膳——花菇凉瓜煲鸡腿

原料:花菇 60 g,凉瓜 150 g,鸡腿 300 g,胡萝卜 60 g,姜 2 片,清汤、盐、味精、绍兴酒各适量。

方法:花菇泡透洗净,凉瓜去籽切件,鸡腿去尽表皮细毛,胡萝卜去皮切块,生姜去皮切片;锅内烧水,待水开时,投入鸡腿、凉瓜,用中火煮 4～5 min,倒出冲净;把鸡腿、花菇、凉瓜、胡萝卜、生姜放入瓦煲内,注入清汤,加盖,置于火上,用小火煲 1.5 h 后,调入盐、味精、绍兴酒、胡椒粉,再煲 15 min 即可。

功效:生姜含有跟一般营养要素不同的健康成分,最具代表性的是姜烯、姜油醇以及姜油酚。其中,姜油酚与姜油醇是构成生姜辣味的成分,其特征是具有极强大的杀菌能力,在预防食物中毒方面能发挥良好的效果。

(四)运动疗法

端坐,两臂自然放于两股之间,调匀呼吸,然后两手用力握拳,吸气时放松,呼气时紧握,可连续做 6 次。这种疗法具有调节气血的作用,随呼吸而用力,对于调气息及血液循环有好处。而且当用力握拳时,可以起到按摩掌心劳宫穴的作用,具有养心的功效。如在练习时手握住健身环,则效果更佳。

（五）情志调养

芒种时节的精神调养是重点，患者要让自己的情绪保持轻松愉快的状态，不可大怒抑郁，这样气机才能得以宣畅、通泄。患者宜晚睡早起，适当地晒晒太阳（要避免太阳直射，注意防暑），以顺应阳气的充盛，利于气血的运行，振奋精神。此节气夜短昼长，午睡半小时左右可消除疲劳，有利于身体健康。

（六）足浴药方

原料：郁金 30 g，山慈姑 30 g，莪术 15 g。

方法及注意事项同前文所述。

（七）中医外治法

1.耳穴压豆

取穴：肾俞穴、心俞穴、三焦俞穴、肝俞穴、交感穴。

方法及疗程同前文所述。

2.穴位按摩——鱼际穴

取穴方法：鱼际穴位于手拇指本节（第 1 掌指关节）后凹陷处，约为第 1 掌骨中点桡侧，赤白肉际处。

操作方法：点掐鱼际穴，拇指指甲缘或指腹置于穴位处，缓缓向下用力掐点。按摩鱼际穴可以起到祛肺火的作用，当出现嗓子嘶哑、疼痛时，对这个穴位进行点掐可起到较好的效果。

3.艾灸

取穴：足三里穴、中脘穴。

方法：常用温和灸，每穴 5～10 min，或艾炷灸 3～5 壮，隔日一次，每月不超过 10 次；孕妇忌用。

十、夏至，日长之至，阳极阴生

（一）饮食注意

夏至意味着一年中最热的时候就要到来。此时，人们往往很难拒绝冷饮的诱惑，冰镇饮料、冰棒等成了人们这个时节的最爱。过度食用冷饮制品会刺激胃肠道，导致各种消化酶减少，胃肠道的蠕动发生紊乱，出现胃痛、食欲缺乏、大便失调，最终造成脸色黄而晦暗、营养不良等症状。夏季应注意：吃饭前后不要吃冷饮，吃冷饮速度不要太快，剧烈运动后不要大量吃冷饮，婴幼儿、孕妇、肥胖者、老年人、胃肠道疾病患者、心血管病患者等不适宜吃冷饮。

（二）适宜的茶饮——麦冬金银花茶

原料：麦冬 15 g，金银花 20 g，胖大海 1 颗，枸杞子 15 g。

方法：将麦冬、金银花、胖大海、枸杞等放入杯中，加注热水冲泡；加盖焖泡

5 min后即可饮用。

功效:养阴润肺,清热去火。

(三)适宜的药膳——香菇炒菜花

原料:泡发香菇 20 g,鲜嫩西兰花 300 g,水淀粉、胡椒粉、精盐、味精各适量。

方法:西兰花择洗干净,掰成小块,放入开水中焯透捞出,用凉水漂透;香菇用开水稍煮,捞出沥干;锅中放油,同时放入西兰花、香菇稍炒,放入 1 杯开水,再把胡椒粉、精盐、味精同放入锅中,烧开,用水淀粉勾芡,汤汁收浓即可。

功效:香菇具有富含蛋白质、多糖、多种氨基酸和多种维生素的营养特点,有补肝肾、健脾胃、益智安神的功效。

(四)运动疗法

自然站立,双脚分开与肩同宽,双臂自然下垂,掌心朝内侧,中指指尖紧贴风市穴,拔顶,舌抵上腭,提肛,去除心中杂念。全身放松,两眼微闭或两眼平视,但要视而不见,两膝盖微屈,思想集中,呼吸绵绵,呼气时意念想全身毛孔都张开,向外排气,使一切病气、浊气都排出去,吸气时意念想全身毛孔都在采气,内脏各器官也与宇宙中之大气同呼吸,共命运。每次做 15 min,可达到较好的效果。

(五)情志调养

《素问·四气调神论》中指出,夏季的三个月是万物繁茂秀美的时刻,地气上升而形成云,天气下降而为雨,天地之气相交,万物方可生长旺盛。在这个节气里,人们应该晚睡早起,不要厌恶长日,要保持情绪稳定,不可恼怒忧郁;让自己的情绪与夏天的气候相适应,可使自己的心情畅达,气血宣畅,通泄自如,对外界事物产生浓厚的兴趣,这是适应夏季气候的一种不错的方法。

(六)足浴药方

原料:赤芍 20 g,皂角刺 30 g,山慈姑 30 g。

方法及注意事项同前文所述。

(七)中医外治法

1.耳穴压豆

取穴:神门穴、肾俞穴、脾俞穴、脑干俞穴、交感穴。

方法及疗程同前文所述。

2.穴位按摩——三阴交穴

取穴方法:三阴交穴在小腿内侧,当足内踝尖上 3 寸,胫骨内侧缘后方,正坐屈膝成直角取穴。

操作方法:点按三阴交穴。三阴交穴这个穴位是脾、肝、肾三条经脉交会之处,重点点揉此穴可以通畅三经,益气养颜。

3.艾灸

取穴:合谷穴。

方法:常用温和灸,每次 5～10 min,或艾炷灸 3～5 壮,隔日一次,每月不超过 10 次;孕妇忌用。

十一、小暑,出梅入伏,夏雷阵阵

(一)饮食注意

小暑时节,饮食上要适当地增加营养,多吃富含维生素、矿物质的食物以及清淡解暑的食物,如薏米、绿豆、绿豆芽、粳米、苦瓜、冬瓜、丝瓜、蚕豆、西红柿、黄瓜、芹菜、鸭肉、鸽肉、鸡肉、猪肉、猪心、墨鱼、鲫鱼、梅、莲子、木瓜、龙眼、西瓜、牛奶、桃、杏、椰子、金银花、菊花、绿茶等。

(二)适宜的茶饮——清心茶

原料:鲜竹叶心 9 g,麦冬 15 g,莲子心 15 g,鲜佩兰 6 g。

方法:将鲜竹叶心、麦冬、莲子心、鲜佩兰洗净晾干;将以上全部药材放入砂锅内煎 20 min;沥出药渣,晾凉饮用。

功效:具有解暑、健脾胃、助消化之功效。

(三)适宜的药膳——三花银耳明目汤

原料:鸡肝 60 g,银耳 15 g,枸杞 1 小匙,金银花、菊花、茉莉花各少许,盐、味精适量,姜汁半小匙,白糖 2 大匙,料酒半大匙。

方法:将鸡肝切片,银耳泡发;金银花、菊花、茉莉花洗净待用;把鸡肝、银耳与枸杞放入锅中,加 3 碗水烧沸;待鸡肝熟后,即可撒入三花,略煮后加入调料即可食用。

功效:清热解毒,养肝明目。

(四)运动疗法

此节气宜"少动多静",最好选择到大自然中去,在山径上散步,在森林中乘凉,也可以在环境清幽的室内读书写字、观景纳凉、品茶吟诗。运动最好选在早上和晚上,晨练不宜过早,以免影响睡眠。

(五)情志调养

小暑之季,气候炎热,人易感到心烦气躁,疲倦乏力,在自我养护的时候,应按照五脏主时。夏季为心所主,要保护心阳,平心静气,确保心脏机能的正常运行,以符合"春夏养阳"之原则。不同的情志刺激可伤及不同的脏腑,产生不同的病理变化。如喜过则伤心,心伤则心跳神荡,精神涣散,思想不能集中,甚则精神失常等。在情志方面,喜为心之志,这"喜"是在不过的情况下,能舒缓紧张情绪,使心情舒畅、气血和缓。

（六）足浴药方

原料：木香 30 g，苍术 15 g，密蒙花 30 g。

方法及注意事项同前文所述。

（七）中医外治法

1.耳穴压豆

取穴：肾俞穴、肝俞穴、脾俞穴、内分泌俞穴、心俞穴。

方法及疗程同前文所述。

2.穴位按摩——关元穴

取穴方法：关元穴位于脐下 3 寸。

操作方法：点按关元穴。关元穴为人身阴阳元气交关之处，为聚气凝神之所，艾灸关元穴可以助益健康。

3.艾灸

取穴：列缺穴。

方法：常用温和灸，每次 5～10 min，或艾炷灸 3～5 壮，隔日一次，每月不超过 10 次；孕妇忌用。

十二、大暑，炎热至极，湿热交蒸

（一）饮食注意

大暑饮食宜清淡调补，宜食清暑解热、化湿健脾的食物，如绿豆、蕨菜、丝瓜、冬瓜、黄瓜、茄子、西瓜、苦瓜、荷叶、豆腐、芹菜、鸡肉、鸭肉、猪肉等；不宜多食冷饮，否则会刺激胃肠道内壁，减少消化酶的分泌，发生肠胃疾病，出现食欲缺乏、消化不良等症状；宜多饮凉开水，还要忌食变质、不洁的食物，忌生食海鲜。

（二）适宜的茶饮——苦瓜茶

原料：苦瓜 1 个，绿茶 15 g。

方法：将苦瓜上端切开，挖去瓜瓤，装入绿茶，把瓜挂于通风处阴干后，取下洗净，连同茶切碎、混匀，取 15 g 放入杯中，以沸水冲沏，焖泡半小时即可饮用。

功效：此茶有清热、解暑、除烦之功效，适用于中暑发热、口渴烦躁、小便不利等患者。

（三）适宜的药膳——拌什锦

原料：豆腐 1 块，嫩豆角 60 g，西红柿 60 g，木耳 20 g，香油、植物油、精盐、味精、葱末各适量。

方法：将豆腐、豆角、西红柿、木耳洗净，切丁。锅内加水烧开，将豆腐、豆角、西红柿、木耳分别焯透（西红柿略烫即可），捞出沥干水分，装盘备用。炒锅烧热，倒油，放花椒爆锅，再将葱末、盐、西红柿、味精同入锅内，搅拌均匀，倒在烫过的豆腐、豆角、木耳上,淋上香油搅匀即可。

功效:生津止渴,健脾清暑,解毒化湿。

(四)运动疗法

大暑节气,海滨和山区的气温会相对较低,是旅游的最佳选地。海滨气候具备特有的综合作用,可协调机体各组织器官的功能,对许多慢性疾患都有一定的防治作用。去山区旅游也有不少好处,山区壮阔的自然景观、宁静透明的天际或变幻无穷的云海,都令人心旷神怡。人们可充分利用山地的自然条件作短期疗养,如避暑、爬山、游览和散步,通过这些活动,使心血管系统的功能得到锻炼。

(五)情志调养

不要大悲大喜,要学会释放心中的压力。释放心中的狂喜可以借助于朋友的温情、优雅的环境或者内心自设的"拳击台",一些心理承受能力较差但有智慧的人,或者由于身体原因而一时无法调和心理巨变因素的人,常常使用保守的方式来应对过度的兴奋或忧郁,这也是一种明智之举。

(六)足浴药方

原料:枳壳 30 g,海藻 30 g,昆布 15 g。

方法及注意事项同前文所述。

(七)中医外治法

1.耳穴压豆

取穴:肾俞穴、交感穴、脑干俞穴、三焦俞穴、内分泌俞穴。

方法及疗程同前文所述。

2.穴位按摩——承山穴

取穴方法:承山穴在小腿后区,腓肠肌两肌腹与肌腱交界处,当伸直小腿或足跟上提时,腓肠肌肌腹下出现的尖角凹陷中。

操作方法:按揉承山穴,时间最好选在下午 3～5 点。此外,也可以用拇指弹拨承山穴 100～200 次,每天坚持可治小腿疼痛。

3.艾灸

取穴:肺俞穴。

方法:常用温和灸,每次 5～10 min,或艾炷灸 3～5 壮,隔日一次,每月不超过 10 次;孕妇忌用。

十三、立秋,秋之初始,阴气渐长

(一)饮食注意

甲状腺癌术后患者在手术过程中大量耗伤津液,导致了患者阴虚火旺的体质。立秋之后,天气逐渐干燥寒冷,因此阴虚火旺体质之人应当食入滋阴食物,比如茯苓、百合、木耳等。同时,甲状腺癌术后患者不应食入辛辣刺激的食物。

（二）适宜的茶饮——麦冬滋阴茶

原料:麦冬 15 g,百合 15 g,枸杞 15 g。

方法:将上述三味茶材分别用清水洗净,然后放入茶杯中,加适量沸水冲泡。盖盖浸泡半小时后,代茶饮用。

功效:滋阴润肺,滋补肝肾。

（三）适宜的药膳——百合红枣粥

原料:江米 30 g,百合 9 g,红枣 10 枚,白糖适量。

方法:先将百合用开水泡一次,以除去一部分苦味。江米淘净,和百合、红枣用文火缓熬成粥,加入适量白糖即可。

功效:滋阴清热,养心补血。

（四）运动疗法

阴虚火旺的患者在日常生活中不可耗伤津液,可以在立秋时节适当"秋冻",暂时不添衣物,防止出汗过多。阴虚火旺之人更不应进行剧烈的运动,可以做八段锦等来锻炼。八段锦可以舒展筋骨,充分拉伸筋骨、疏通经络,并且与呼吸相配合,起到防病、治病、炼筋、炼骨的作用。

（五）情志调养

乞巧节与青苗会都在天气凉爽的立秋时节。七夕节是传说中牛郎与织女在鹊桥相会之时,青苗会是一年中期盼好收成的节日。甲状腺癌术后患者亦可将空余时间投入愉悦的节日中,期盼顺利的爱情与累累的硕果。情志对节气的寄托可使人们将消极情绪转移,将注意力转移到立秋时节秋叶落下的景象之外。

（六）足浴药方

原料:百合 15 g,枸杞 15 g,玉竹 10 g。

方法及注意事项同前文所述。

（七）中医外治法

1.耳穴压豆

取穴:心俞穴、肺俞穴、内分泌俞穴、脾俞穴。

方法及疗程同前文所述。

2.经络拍打——足太阴脾经

拍打足太阴脾经可以滋阴养血,缓解全身的疼痛与乏力症状。

具体方法:可平坐亦可站立,手握空拳,以掌根自锁骨下窝沿着前胸至平脐拍打,再向下沿着大腿内侧至大趾内侧拍打,以上为一次。每天循经拍打左右经脉各 100 次,力度要适中,可随时随地进行操作,不必拘泥。

3.穴位按摩——涌泉穴

取穴方法：取穴时，可采用正坐或仰卧、露足的姿势，人体涌泉穴位于足底部，在足前部凹陷处，第2～3趾趾缝纹头端与足跟连线的前1/3处。

操作方法：左手大拇指紧按右侧涌泉穴，用拇指腹部或指尖做按压转动的动作，同时做顺时针滑动。然后换右手大拇指紧按左侧涌泉穴，动作要领相同。用力需要轻柔、均匀、和缓，力度以感舒适为度。每次按摩100～160次，每日早晚各一遍。

4.刮痧

取穴：涌泉穴、劳宫穴。

操作方法：患者取仰卧位，刮涌泉穴、劳宫穴，以皮肤潮红为度。刮痧采用平补平泻法，刮至皮肤微有热感或皮肤微微发红即可，不必刻意追求出痧。刮痧后嘱患者多饮白开水，当天勿洗浴，注意保暖。

十四、处暑，暑气渐消，秋风渐肃

（一）饮食注意

甲状腺癌术后患者多因阴虚火旺体质而出现五心烦热、自汗盗汗、腰膝酸痛、头晕耳鸣等不适。处暑时节天气渐凉，秋风渐起，因此甲状腺癌术后患者可以食入枸杞、百合、鸭肉、大枣等滋阴药物。

（二）适宜的茶饮——莲子玄参茶

原料：莲子心15 g，玄参15 g。

方法：将上述两味茶材分别用清水洗净，然后放入茶杯中，加适量沸水冲泡。盖盖浸泡半小时后，代茶饮用。

功效：养阴生津，泻火解毒。

（三）适宜的药膳——桂圆红枣粥

原料：桂圆肉15 g，粳米30 g，红枣10枚，白糖适量。

方法：将红枣洗净，去核；桂圆去壳与核，取肉冲净。将水烧开后放入米，煮开后放入红枣煮粥，粥好后再放入桂圆肉和白糖，煮5～6 min即可。

功效：补血安神，开胃健脾。

（四）运动疗法

"处暑"中的"处"即为停止的意思，处暑时节暑气从此停止。阴虚火旺之人可以进行打太极拳、做五禽戏等健身运动，也可以每日练习瑜伽，并在出汗后注意保暖。每日进行瑜伽锻炼可以促进血液循环，并能帮助吐纳，以改善睡眠质量。

（五）情志调养

处暑时节天气转凉，心中燥热消退，人们的睡眠质量也会得到提高，甲状腺癌术后患者的失眠症状也会得到改善。甲状腺癌术后患者也可以通过睡前阅读的方式提高睡眠质量。同时,甲状腺癌术后患者也可以每日进行瑜伽锻炼,练习瑜伽可以放松身心、改善焦虑状态,并缓解抑郁症和焦虑症。

（六）足浴药方

原料:菊花 15 g,栀子 15 g。

方法及注意事项同前文所述。

（七）中医外治法

1.经络拍打——足少阴肾经

拍打足少阴肾经可以缓解阴虚火旺患者的五心烦热、腰膝酸痛、头晕耳鸣等症状,同时可以缓解小便不利、尿少口干的症状。

具体方法:可平坐亦可站立,手握空拳,以掌根自锁骨下窝沿着前正中线旁开 2 寸向下至第 5 肋间,再向下沿着前正中线旁开 0.5 寸至脐下,再沿大腿内侧向下至足心最凹陷处拍打,以上为一次。每天循经拍打左右经脉各 100 次,力度要适中,可随时随地进行操作,不必拘泥。

2.针刺

取穴:涌泉穴、太冲穴、照海穴。

方法:各穴均用平补平泻法,以泻法为主,针刺每次留针 20 min。此法有滋阴养血的作用。

3.刮痧

取穴:三阴交穴。

操作方法:患者取仰卧位,刮三阴交穴,以皮肤潮红为度。刮痧采用平补平泻法,刮至皮肤微有热感或皮肤微微发红即可,不必刻意追求出痧。刮痧后嘱患者多饮白开水,当天勿洗浴,注意保暖。

4.拔罐

取穴:肝俞穴、肺俞穴、脾俞穴。

方法:操作时,患者取卧位,选取中口径玻璃罐,以"闪火法"吸拔诸穴10 min。此法有滋阴清热的作用。

十五、白露,寒凝为露,天气渐凉

（一）饮食注意

白露时节燥邪伤肺,甲状腺癌术后患者也应滋阴润肺以缓解口干咽干等不适。甲状腺癌术后患者可以多食入像银耳、枸杞、绿豆、冬瓜等滋阴清热的食物。同时,阴虚火旺的患者不应食入肥腻的食物,饮食习惯应以清淡为主。

（二）适宜的茶饮——西洋参百合茶

原料：西洋参 10 g，百合 15 g。

方法：将上述两味茶材分别用清水洗净，然后放入茶杯中，加适量沸水冲泡。盖盖浸泡半小时后，代茶饮用。

功效：滋阴降火。

（三）适宜的药膳——百合龙眼粥

原料：百合 15 g，龙眼 15 g，小米 150 g，红糖适量。

方法：百合、龙眼洗净，放入锅中先煮，后放小米，煮熟后加入红糖即可。

功效：润肺止咳，清心安神。

（四）运动疗法

白露时节天地阴气较重，湿凝为露，甲状腺癌术后患者往往体质虚弱、阴虚火旺。因此，甲状腺癌术后患者在此时不可进行剧烈运动，应当循序渐进地进行运动，以轻微出汗为宜。

（五）情志调养

晏殊曾写过"明月不谙离恨苦，斜光到晓穿朱户"的句子，感叹白露时节的思乡之情，又借眼见的秋日萧瑟景象抒发无可奈何之情。甲状腺癌术后患者不应在此时思及悲伤之事，眼中的萧索景象也会使人情绪更加低落。相反，可以进行登山、游泳等有氧运动，适当进行运动可以促进血液循环，更能改善睡眠质量。

（六）足浴药方

原料：玉竹 15 g，石斛 10 g。

方法及注意事项同前文所述。

（七）中医外治法

1.耳穴压豆

取穴：肺俞穴、胃俞穴、肾俞穴。

方法及疗程同前文所述。

2.针刺

取穴：涌泉穴、太冲穴、照海穴。

方法：各穴均用平补平泻法，以泻法为主，针刺每次留针 20 min。此法有滋阴养血的作用。

3.艾灸

取穴：劳宫穴、涌泉穴、三阴交穴。

灸法：每次随症选取 1～2 个穴，艾条温和灸，每穴 2～3 min，或艾炷灸 3～5 壮。

4.拔罐

取穴:肝俞穴、肺俞穴、脾俞穴。

方法:操作时,患者取卧位,选取中口径玻璃罐,以"闪火法"吸拔诸穴10 min。此法有理气活血的作用。

十六、秋分,阴阳相半,平分秋色

(一)饮食注意

秋分节气后天气逐渐干燥,甲状腺癌术后患者又多因阴虚火旺出现口干咽痛等症状。因此甲状腺癌术后患者可以用开水冲泡胖大海代茶饮用,这样既能清热宣肺,又能润肠通便。甲状腺癌术后患者也可多食牛奶、苦瓜、鸭肉等滋阴降火的食物。

(二)适宜的茶饮——菊花养阴茶

原料:菊花 15 g,百合 10 g。

方法:将上述两味茶材分别用清水洗净,然后放入茶杯中,加适量沸水冲泡。盖盖浸泡半小时后,代茶饮用。

功效:滋阴清热。

(三)适宜的药膳——炖雪梨川贝

原料:雪梨 1 个,川贝母 6 g。

方法:雪梨清洗干净,挖核后备用。将川贝纳入梨中,盖好孔,用白线扎好,并且放入锅内水炖。1 h 后梨熟烂,饮汤食用即可。

功效:滋阴润肺,清热化痰。

(四)运动疗法

甲状腺癌术后患者在术后短时间内可以进行每日慢走的运动,在体质慢慢恢复的过程中逐渐加大强度,到户外散步,直到可以进行打太极拳等健身运动。打太极拳有锻炼肺功能、改善脾胃运化功能、强健心血管等作用,也能陶冶性情,维持平素情绪的稳定与平和。

(五)情志调养

秋分之后,丹桂飘香,蟹肥菊黄。甲状腺癌术后患者可以通过外出赏花、散步来调动情绪,保持愉悦的心情。秋分时节丹桂盛开,人们在外出散步时可以闻到若有若无的桂花香气,对保持平和的情绪有一定的作用。甲状腺癌术后患者平素也要保持平和的情绪,以沉着的心态对待困难。

(六)足浴药方

原料:生地 15 g,丹参 15 g,柴胡 10 g。

方法及注意事项同前文所述。

（七）中医外治法

1.耳穴压豆

取穴：心俞穴、肝俞穴、肾俞穴、三焦俞穴。

方法及疗程同前文所述。

2.经络拍打——手少阴心经

拍打手少阴心经可以缓解失眠多梦、眠差易醒、心悸心烦、胸闷心痛等的不适。另外，在濡养手少阴心经的过程中，午睡时间不应超过 1 h。

具体方法：可平坐亦可站立，手握空拳，以掌根自腋窝中央沿着上臂内侧向下至横平肘横纹拍打，再向下沿着小臂内侧至小指末节拍打，以上为一次。每天循经拍打左右经脉各 100 次，力度要适中，可随时随地进行操作，不必拘泥。

3.针刺

取穴：涌泉穴、鱼际穴、合谷穴。

方法：各穴均用平补平泻法，以泻法为主，针刺每次留针 20 min。此法有滋阴养血的作用。

4.刮痧

取穴：太冲穴、三阴交穴。

操作方法：患者取仰卧位，刮太冲穴、三阴交穴，以皮肤潮红为度。刮痧采用平补平泻法，刮至皮肤微有热感或皮肤微微发红即可，不必刻意追求出痧。刮痧后嘱患者多饮白开水，当天勿洗浴，注意保暖。

十七、寒露，寒湿凝露，秋意渐浓

（一）饮食注意

寒露节气后天气干燥，甲状腺癌术后患者素体阴虚火旺，因此在寒露节气后不应食性质燥热的食物，如羊肉、牛肉、韭菜等。甲状腺癌术后患者可多食银耳、枸杞、莲子等滋阴清热的食物。寒露时节也是多食芝麻的好季节，日常食芝麻不仅可以提高免疫力，还可以改善头晕眼花等不适，对于老年人来说十分适宜。

（二）适宜的茶饮——枸杞桑葚饮

原料：枸杞 15 g，桑葚 10 g。

方法：将上述两味茶材分别用清水洗净，然后放入茶杯中，加适量沸水冲泡。盖盖浸泡半小时后，代茶饮用。

功效：滋阴补血，安魂镇魄。

（三）适宜的药膳——参茸鸡肉汤

原料：高丽参 5 g，鹿茸 3 g，鸡肉 100 g。

方法:高丽参切薄片,鸡肉洗净去皮后切粒。将高丽参、鸡肉与鹿茸片放入炖盅内,加开水适量。炖盅加盖,文火隔水炖 3 h,调味食用。

功效:滋阴补肾。

(四)运动疗法

甲状腺癌术后患者可以在恢复后每日练习五禽戏。《后汉书·华佗传》中即云:"古之仙者,为导引之事,以求难老。吾有一术名五禽之戏。一曰虎,二曰鹿,三曰熊,四曰猿,五曰鸟。"五禽戏是以人的身体模仿虎、鹿、熊、猿、鸟的姿态,从而锻炼腰腹四肢的力量,增强背部力量,舒缓头颈部压力,以达到强身健体、帮助恢复的目的。

(五)情志调养

寒露后,天气逐渐干燥,会导致阴虚火旺体质的患者情志更加郁结。"乌桕平生老染工,错将铁皂作猩红",甲状腺癌术后患者可以外出欣赏秋日山中枫树与乌桕之美。登高远望,天色晴朗,高山挺拔,在天色与高山间,一片片枫树与乌桕打破了沉寂的氛围,更为这风景增添了一抹惊艳。欣赏秋日美景能有效缓解患者郁结的心情。

(六)足浴药方

原料:艾叶 15 g,栀子 10 g。

方法及注意事项同前文所述。

(七)中医外治法

1.耳穴压豆

取穴:肝俞穴、肺俞穴、胃俞穴、内分泌俞穴。

方法及疗程同前文所述。

2.穴位按摩——照海穴

取穴方法:患者取正坐或仰卧姿势,在足内侧,内踝尖下方凹陷处即为此穴。

操作方法:左手大拇指紧按右侧照海穴,用拇指腹部或指尖做按压转动的动作,同时做顺时针滑动。然后换右手大拇指紧按左侧照海穴,动作要领相同。用力需要轻柔、均匀、和缓,力度以感舒适为度。每次按摩 100～160 次,每日早晚各一遍。

3.刮痧

取穴:劳宫穴、三阴交穴。

操作方法:患者取仰卧位,刮劳宫穴、三阴交穴,以皮肤潮红为度。刮痧采用平补平泻法,刮至皮肤微有热感或皮肤微微发红即可,不必刻意追求出痧。刮痧后嘱患者多饮白开水,当天勿洗浴,注意保暖。

4.拔罐

取穴:肝俞穴、肺俞穴、胃俞穴。

方法:操作时,患者取卧位,选取中口径玻璃罐,以"闪火法"吸拔诸穴10 min。此法有滋阴清热的作用。

十八、霜降,气肃而凝,露结为霜

（一）饮食注意

霜降节气,降雨量也明显减少,甲状腺癌术后患者的阴虚火旺体质在干燥的环境中会更加明显,因此应当少食入燥热食物,如羊肉、牛肉等,饮食习惯也应以清淡为主,少加入辣椒、花椒、大蒜等燥热的调味食物。

（二）适宜的茶饮——玉竹滋阴茶

原料:玉竹 15 g,枸杞 15 g。

方法:将上述两味茶材分别用清水洗净,然后放入茶杯中,加适量沸水冲泡。盖盖浸泡半小时后,代茶饮用。

功效:养阴润燥,生津止渴。

（三）适宜的药膳——雪梨猪肺汤

原料:猪肺 500 g,雪梨 250 g,川贝母 20 g,食盐适量。

方法:雪梨洗净,连皮切成块,去核;川贝母洗净;猪肺洗净,切块氽水。将适量清水放入煲内,煮沸后加入以上材料,猛火煲滚后改用慢火煲 2.5 h,加盐调味即可食用。

功效:滋阴润肺,生津止渴。

（四）运动疗法

霜降节气后,降水量逐渐减少,天气逐渐干燥。甲状腺癌术后患者的运动方式应当循序渐进,不可进行剧烈运动,应以微微出汗为宜。因此,甲状腺癌术后患者可以每日进行打太极拳、做八段锦、做五禽戏等练习,以帮助调和阴阳,调节体质。

（五）情志调养

霜降之时,寒邪肆虐。寒邪性质收引,易导致气机郁闭,使患者情志不舒、好发抑郁,并能使甲状腺癌术后患者的失眠倦怠症状更加明显。甲状腺癌术后患者在每日感受疲惫之时,可暂时躺下休息片刻,同时在每日的中午多多静养或休息片刻。

（六）足浴药方

原料:枸杞 15 g,麦冬 10 g。

方法及注意事项同前文所述。

（七）中医外治法

1.耳穴压豆

取穴：肝俞穴、肺俞穴、胃俞穴、心俞穴。

方法及疗程同前文所述。

2.经络拍打——足阳明胃经

足阳明胃经是人体的后天之本，经常拍打足阳明胃经可以滋养胃阴，缓解汗多、牙痛、胃痛胃胀、消化不良等不适。

具体方法：可平坐亦可站立，手握空拳，以掌根自锁骨下窝沿前正中线旁开4寸至第5肋间拍打，再向下沿着大腿内侧至大趾内侧拍打，以上为一次。每天循经拍打左右经脉各100次，力度要适中，可随时随地进行操作，不必拘泥。

3.穴位按摩——太溪穴

取穴方法：取穴时，患者可采用正坐位，平放足底；或采用仰卧的姿势，太溪穴位于足内侧，内踝后方与脚跟骨筋腱之间的凹陷处。

操作方法：左手大拇指紧按右足太溪穴，用拇指腹部或指尖做按压转动的动作，同时做顺时针滑动。然后换右手大拇指紧按左足太溪穴，动作要领相同。用力需要轻柔、均匀、和缓，力度以感舒适为度。每次按摩100～160次，每日早晚各一遍。

4.针刺

取穴：涌泉穴、太溪穴、照海穴。

方法：各穴均用平补平泻法，以泻法为主，针刺每次留针20 min。此法有滋阴养血的作用。

十九、立冬，冬之初始，万物敛藏

（一）饮食注意

冬季干燥，容易大便干，口干爱喝水，舌红少苔，吃辛辣食物或熬夜容易上火，易失眠。为防止冬季的干燥症状，不妨从饮食着手来滋阴润燥。蜂蜜、核桃、百合、花生、大枣等食物能够养阴补虚，改善干燥症状，冬季可以适量食用。

（二）适宜的茶饮——枸杞五味茶

原料：枸杞6 g，五味子3 g，山萸肉6 g，绿茶5 g。

方法：把前几味药加入开水中，煎煮15 min，去渣取汁，用其冲泡茶叶饮用，冲饮至味淡。

功效：滋肾养阴，温阳化气。

（三）适宜的药膳——葱白粥

原料：粳米50 g，葱白1根，白糖适量。

方法:粳米淘洗干净,葱白切段。锅中放入适量清水,下入粳米,常法煮粥,粥熟时下入葱白段、白糖,再煮 3～5 min 即成。

功效:和胃补中,可预防感冒。

(四)运动疗法

立冬时,运动应以静态运动为主,养阳气,使阳气潜藏,可选择打太极拳、做八段锦、做十六段锦等,不适宜做太剧烈的运动。运动强度以微微出汗为佳,不宜过度运动,避免大汗出而使阳气外泄。

(五)情志调养

随着气温的下降,万物皆潜藏,人们也会相应地减少活动,这是适应节令的养藏行为。对于房事,古人主张"春一秋二夏三冬无"。冬季人的情绪欲望应当进行收敛,保养精神,把握"养藏、保精"的原则。经过冬季的涵养,身体正气会不断增长。

(六)足浴药方

原料:当归 10 g,白芍 10 g,川芎 10 g,桂圆肉 15 g。

方法及注意事项同前文所述。

(七)中医外治法

1.耳穴压豆

取穴:肝俞穴、肾俞穴、三焦俞穴、甲状腺俞穴、内分泌俞穴。

方法:操作前应准备耳穴贴、镊子、酒精、棉棒,找到相应穴位后,先用酒精棉棒消毒擦干,然后用镊子取下耳豆,垂直压于穴位上方,轻轻按揉,以发热为度,按揉 1～3 min,7 d 换一次。

2.穴位按摩——膻中穴

取穴方法:膻中穴位于人体两侧乳头之间,胸部正中线上。

操作方法:将掌根置于胸前膻中穴的位置,稍用力按下,轻轻揉动 5～10 min,有助于调畅人体气机,缓解胸闷气短症状。

3.艾灸

取穴:神阙穴。

灸法:在肚脐中央放入少许盐,上置一姜片(姜片提前用针扎数孔),将艾绒捏成圆锥状艾炷,点燃置于姜片上,灸 3～5 壮即可。

二十、小雪,寒气渐盛,雨凝为雪

(一)饮食注意

冬天应多吃富含蛋白质、糖、脂肪和维生素的食物,以补充因天寒而消耗的能量。冬季还宜常食羊肉、鸡肉、虾仁、龙眼、大枣等食物,这些食物中富含蛋白质和脂肪,产热较多,对于素体虚寒、阳气不足者尤宜。

（二）适宜的茶饮——四红茶

原料:红枣 3 枚,桂圆 10 g,花生 6 g,枸杞 10 g。

方法:将上述茶材分别用清水洗净,红枣去核,花生磨碎。把诸药放入开水中焖泡 15 min 左右,加入冰糖搅拌均匀,温度适宜时即饮用。

功效:健脾养胃,滋阴补气。

（三）适宜的药膳——核桃沙参玉竹粥

原料:玉竹、沙参、百合各 12 g,粳米 50 g,核桃 15 g,盐适量。

方法:锅中加适量清水,大火烧开后下入以上材料,大火煮开后转中小火,常法熬粥,待粥成时调入盐即可。

功效:滋阴润肺,补肾润肠。

（四）运动疗法

冬天天气好、太阳温暖的时候,甲状腺癌术后患者可以在户外晒晒背部,因为肾经和膀胱经互为表里,膀胱经循行在人体的背部,冬天晒晒后背有助于保护肾中的阳气,对心肺的健康也有好处。时间选择上午 10~11 点为佳,青壮年患者每次进行 30 min 左右,老年患者则 20~30 min 即可。晒后背的同时,可进行慢跑或者快走,可以达到疏通气血的目的,但不宜过于汗出,微微发汗即可;另外要及时更换清爽衣物,谨防感冒。

（五）情志调养

假如一个人长期待在屋子里,便会有被禁锢的感觉,由此就会产生沮丧、郁闷等不良情绪。小雪时节,心情不好的时候不妨走出屋子,到野外去欣赏大自然的美景,呼吸新鲜空气,这样会令心绪转变,沮丧、郁闷之情也会随之消失。当然,要注意做好户外的保暖。

（六）足浴药方

原料:艾叶 10 g,桂枝 15 g,川芎 10 g,羌活 10 g。

方法及注意事项同前文所述。

（七）中医外治法

1.耳穴压豆

取穴:肝俞穴、肾俞穴、神门穴、交感穴、内分泌俞穴。

方法及疗程同前文所述。

2.穴位按摩——劳宫穴

取穴方法:劳宫穴位于手掌心,第 2~3 掌骨之间,偏于第 3 掌骨,握拳屈指时,中指尖处就是劳宫穴。

操作方法:清泻心火要用强刺激,可内外劳宫(手心为内劳宫,对应手背处即为外劳宫)同时掐按,并朝第 3 掌骨桡侧方向用力,当麻胀感蹿至中指尖时,就到火候了。一般按揉劳宫穴 3～5 min,可起到清热解毒、镇静安神的功效,对于心烦意乱,遇事老爱着急,夜间浑身燥热而失眠、多梦、焦虑的患者有很好的疗效。

3.针刺

取穴:神门穴、内关穴、三阴交穴、太溪穴。

方法:各穴均用平补平泻法,以补法为主,针刺每次留针 20 min。此法有益气滋阴、养精益血的作用。

二十一、大雪,雪盛至极,千里冰封

(一)饮食注意

大雪之日,最好喝一些有营养的粥。中医提倡晨起服热粥,晚餐宜节食,以养胃气,特别是羊肉粥、糯米红枣百合粥、八宝粥、小米牛奶冰糖粥等最适宜。

(二)适宜的茶饮——甘草合欢茶

原料:甘草 8 g,合欢皮 15 g,合欢花 10 g。

方法:将上述原料洗净,甘草切片,合欢皮切成小块;先将甘草、合欢皮放入清水锅中,中火烧沸,煮 20 min 后放入合欢花,待水开之后滤渣取汁,即可当茶饮用。

功效:补气、生津、安神。

(三)适宜的药膳——胡萝卜羊肉粥

原料:胡萝卜 150 g,羊肉馅 50 g,大米 150 g,姜末 20 g,料酒 1 茶匙(5 mL),油 1 汤匙(15 mL),盐适量,胡椒粉适量。

方法:提前将大米洗净以后,用清水浸泡 30 min;胡萝卜洗净以后,去皮切成末或者用模具擦成细丝。锅中放入足够多的水,烧开以后放入泡好的大米,烧开,用勺子搅动避免大米粘锅,转小火加盖,使粥保持微开的状态,锅盖要留适量的缝隙避免粥溢出来,并且不断用勺子搅动,熬制 30 min 左右,直到粥变黏稠。炒锅烧热,放入油,再放入羊肉馅炒散,炒变色以后放入姜末和料酒炒匀。放入胡萝卜末或丝一起炒匀,当胡萝卜炒软以后加入少量盐炒匀。将炒好的羊肉及胡萝卜放入熬好的白粥当中,搅匀,用微火再熬 10 min,最后用盐和胡椒粉调味即可。

功效:补气和胃,增强免疫功能。

(四)运动疗法——抖手抖脚

抖手抖脚这个动作适合活动力强、身体灵活的青壮年患者。可以穿平底鞋,双脚分开与肩同宽,全身放松,做原地小跑、原地跳跃动作,同时双臂、双手放松,做快速抖动的动作,就像要甩掉手上的脏东西一样。这个动作每次做 5～10 min,以微微出汗为度,运动后补充一杯温热的白开水,会让人觉得既放松又暖和。

（五）情志调养

到了冬季,有些人可能特别容易感到累,对什么事情都提不起劲头,甚至睡眠变差、记忆力减退,这个时候要警惕慢性疲劳综合征。患者若出现了慢性疲劳的症状,最好的治疗办法是多参加运动,运动能促进新陈代谢,改善血液循环,舒缓压力,对情绪有很好的改善作用。

（六）足浴药方

原料:川桂枝 20 g,丹参、生黄芪各 20 g。

方法及注意事项同前文所述。

（七）中医外治法

1.穴位按摩——阳陵泉穴

取穴方法:患者可取坐位,屈膝成 90°,膝关节外下方,腓骨小头前缘与下缘交叉处有一凹陷,即是本穴。

操作方法:取穴后,右手大拇指紧按右腿阳陵泉穴,用拇指腹部或指尖做按压转动的动作,同时做顺时针滑动。每次按摩 100～160 次,然后换左手按摩左腿阳陵泉穴,动作要领相同,早晚各一遍。

2.针刺

取穴:足三里穴、三阴交穴、气海穴。

方法:各穴均用平补平泻法,以补法为主,针刺每次留针 20 min。**此法有补肾益气的作用。**

3.刮痧

取穴:足三里穴、悬枢穴、腰阳关穴、命门穴、肾俞穴。

操作方法:患者取俯卧位,刮足三里穴、悬枢穴、腰阳关穴、命门穴、肾俞穴,以皮肤潮红为度,不必刻意追求出痧。刮痧后嘱患者多饮白开水,当天勿洗浴,注意保暖。

二十二、冬至,寒冬已至,日行南至

（一）饮食注意

冬季适宜进补,很多人采用食补与药补,两者相比,食补长于防病、养生,药补擅长扶正、治病,对于身体基本健康的人来说,推荐注重日常食补,药补则要在医生的指导下应用。冬至可多吃花生、核桃等坚果,以及富含蛋白质的肉类,但也不可过补,平素多饮水,适当吃酸味水果。

（二）适宜的茶饮——桑萸茶

原料:山茱萸 6 g,桑葚 6 g,花茶 5 g。

方法:用开水冲泡后,焖 10 min 左右即可饮用,冲饮至味淡。

功效:补肝肾,涩精气。

(三)适宜的药膳——枸杞鸡肉汤

原料:鸡半只,枸杞子 15 g,淮山药 30 g,生姜片 15 g,精盐适量。

方法:将鸡肉洗净切块,倒入开水锅中烫一下取出,以去除腥味,然后把鸡块放入砂锅中,加入淮山药、枸杞子、生姜片及适量开水,用小火煮至肉烂汤香,调入盐,再煮沸即成。可作为主餐,随意食用。

功效:补肝益肾,温中益气。

(四)运动疗法

肾主骨,而齿为骨之余,冬天常常进行叩齿咽津的动作,可以补肾强身、坚固牙齿。方法是:每天早上起床后和晚上睡觉前各叩齿 36 下,同时将产生的口水咽下去。如果自身的牙齿不太坚固,可以减为每次叩 20 下,锻炼一段时间觉得适应了再增加次数。

(五)情志调养

甲状腺疾病多与肝气不舒有关,养肝的关键在于制怒,同时要注意休息,防止过度疲劳。因为身体劳累,就会使人情绪不稳而易怒,生活中要少食辛辣,勿过劳,禁酒。

(六)足浴药方

原料:当归 15 g,黄芪 20 g,红花 10 g,苏木 10 g,泽兰 10 g。

方法及注意事项同前文所述。

(七)中医外治法

1.耳穴压豆

取穴:脾俞穴、胃俞穴、肝俞穴、肾俞穴。

方法及疗程同前文所述。

2.穴位按摩——三焦俞穴

取穴方法:先确定第 7 颈椎,向下数至第 12 胸椎,下一个突起便为第 1 腰椎,在其棘突下左右各旁开 1.5 寸处为此穴。

操作方法:用两手手指指腹按压或揉压 3～5 min,以有酸胀感为度。

3.艾灸

取穴:肾俞穴、脾俞穴、气海穴、足三里穴。

灸法:每穴灸 20 min,以局部皮肤出现红晕、灼热感为度,每日一次,10 次为一个疗程。

二十三、小寒,天寒地冻,滴水成冰

(一)饮食注意

阳气对于人体的生命活动非常重要,寒冷的天气特别容易伤阳气,因此需要通过饮食和生活起居来养阳。小寒这段时间,饮食上要注意多吃温散风寒的食物,口味可以加重一些,如食用生姜、大葱、花椒、桂皮、羊肉等。

(二)适宜的茶饮——地玄茶

原料:生地 10 g,玄参 10 g,绿茶 3 g。

方法:用生地和玄参的煎煮液泡茶饮用,冲饮至味淡。

功效:滋阴养血。

(三)适宜的药膳——首乌煲鸡蛋

材料:鸡蛋 2 个,何首乌 30 g,山楂 15 g,陈皮 6 g,酱油、八角、精盐、白糖、山姜片各适量。

制法:将鸡蛋、酱油、精盐、八角、白糖、生姜片一并投入砂锅中,文火煮沸20 min,取出鸡蛋,浸泡于冷水中,剥去蛋壳,再将去壳的鸡蛋放入砂锅中,煮沸约 15 min,除药渣即成。

功效:健脾益肾,益气养血。

(四)运动疗法

冬季坚持锻炼对皮肤和代谢大有裨益。冬季皮肤比较干燥,而且由于流汗较少,故血液中的毒素难以排出,而坚持锻炼有助于排汗排毒。

(五)情志调养

冬季容易心情压抑。那么,该怎样遗忘那些不愉快的事呢? 最好的办法就是转移视线,分散注意力,如做做运动,和朋友聚会,为家人做一顿丰盛的晚餐等,让大脑和手脚都处于忙碌的状态,自然就没有心思再去想不愉快的事了,慢慢地大脑和身体就会放松下来,心情自然也会好起来。另外,平时也要注意调整心态,用平常心和感恩的心对待周围的人和事,这样就不容易觉得受委屈、心里不平衡了。

(六)足浴药方

原料:桂枝、附片、伸筋草、山萸肉、白芍各 15 g。

方法及注意事项同前文所述。

(七)中医外治法

1.耳穴压豆

取穴:肝俞穴、神门穴、内分泌俞穴、甲状腺俞穴。

方法及疗程同前文所述。

2.穴位按摩——神阙穴

取穴方法:肚脐的正中央即神阙穴。

操作方法:将双手搓热,一只手掌盖住肚脐,另一只手在其上进行摩压按揉,然后两只手交换进行,共做 3 min。

3.艾灸

取穴:三阴交穴、关元穴、足三里穴、神阙穴。

灸法:点燃艾条,对准所选穴位,距皮肤 2～3 cm 施灸,以局部皮肤温热无灼痛为宜。每穴灸 5～7 min,灸至皮肤出现红晕为度。女性患者可于月经干净后开始施灸,隔日一次,3 个月为一个疗程。

二十四、大寒,寒气逆极,岁终春来

(一)饮食注意

要使肾气结实,切忌摄入黏硬、生冷的食物,宜热食,防止损害脾胃阳气,但燥暖之物不可过食。食物的味道可适当浓一些,要有一定量的脂类,保证一定的热量。

(二)适宜的茶饮

原料:玉竹 10 g,绿茶 3 g。

方法:将茶材用开水冲泡后,焖 15 min 左右即可饮用。可加冰糖调味。

功效:养阴润燥,除烦止渴。

(三)适宜的药膳——山药黑芝麻糊

原料:山药 15 g,黑芝麻 100 g,粳米 100 g,冰糖 20 g,玫瑰 6 g。

方法:粳米用清水浸泡 1 h,捞出滤干。山药切成小颗粒。黑芝麻洗净后晒干,入锅炒香,加鲜牛奶和清水拌匀,磨成浆,滤出浆汁。锅中加适量水,放入冰糖,大火煮溶,将浆水倒入锅内,与冰糖搅匀,再加入玫瑰,边煮边搅拌成糊,熟后即成。可作为点心食用,每日 2 次。

功效:滋补肝肾。

(四)运动疗法

甲状腺癌术后患者应注重身体锻炼,可以根据自己的体质、习惯,选择合适的体育项目,如跑步、球类、游泳、气功、舞蹈等。进行体育锻炼要持之以恒,注意效果。对于中年人来说,时间较紧且工作和家庭压力较大,难以找出宽余的时间进行锻炼,这就要求充分利用晨练,以保证机体的运动量。

(五)情志调养

冬天易使人情绪低落,改善情绪的最佳方法就是运动,如慢跑、跳舞等都是保养精神的良药。甲状腺癌术后患者可积极与人交流,与亲朋好友聚会,可以调节心境。越是情绪消极的时候,越不能封闭自己,应积极与外界接触。

(六)足浴药方

原料:远志 15 g,夜交藤 30 g,酸枣仁 20 g,远志 20 g,合欢皮 10 g。

方法及注意事项同前文所述。

(七)中医外治法

1.穴位按摩——膻中穴

取穴方法:两乳头连线的中点,平第 4 肋间处即膻中穴。

操作方法:用食指或中指指腹按压膻中穴,力度适中,至胸闷缓解即可。

2.针刺

取穴:膻中穴、三阴交穴、太溪穴、足三里穴。

方法:各穴均用平补平泻法,以补法为主,针刺每次留针 20 min。此法有宽胸理气、益气养阴的作用。

3.艾灸

取穴:肾俞穴、次髎穴、关元穴、大赫穴。

灸法:每次灸 5～10 壮,每日或隔日灸一次,连续 10 次。

后　记

　　二十四节气是中华五千年文明发展史上的重要成果,是古人在天文历法方面优秀的智慧结晶。二十四节气发展到如今,已经不仅仅在农业生产上发挥着指导作用,更在健康管理方面有着突出的贡献。中医在看待人体生理病理的变化时,自古就有"天人合一"的思维特点,即顺着时令的变化趋势,就能更好地保持健康;而若逆势而为,违背自然变化规律,人的身体又会很容易被邪气所侵犯。本书的写作宗旨便在于将二十四节气与甲状腺疾病相结合,达到对疾病进行防治与健康管理的目的。

　　甲状腺疾病目前是临床上的常见病之一,且患病率呈明显上升趋势。甲状腺疾病的多发给社会带来了沉重的医疗负担,极大地影响了人们的美好生活。目前,大多数人已经渐渐脱离了较繁重的体力劳动,纷纷开始从事繁杂的脑力工作,这就导致精神压力成为当代一个普遍的社会现象。甲状腺疾病属于中医学中的"瘿病"范畴,而瘿病一个重要的病因便为情志内伤,肝气郁滞。本书在内容中以顺时养生为纲,从几种主要的甲状腺疾病入手,进行了食疗、代茶饮、情志调节、运动以及一系列中医辅助疗法的整理与介绍,相信对于甲状腺疾病的慢病管理来说,定会收获良好的效果。

阴永辉

2022 年 6 月